# 元气论：自然国学的哲学与方法论基石

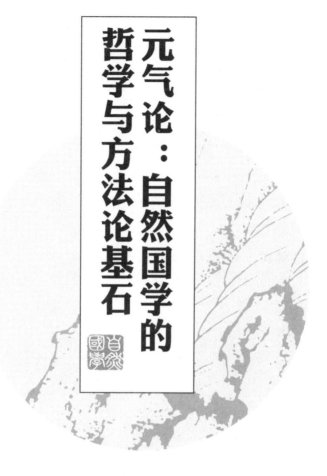

姚春鹏 ● 著

海天出版社（中国·深圳）

## 图书在版编目（CIP）数据

元气论：自然国学的哲学与方法论基石 / 姚春鹏著. — 深圳：海天出版社，2016.12
（自然国学丛书）
ISBN 978-7-5507-1696-4

Ⅰ．①元… Ⅱ．①姚… Ⅲ．①元气－研究 Ⅳ．①R223.1

中国版本图书馆CIP数据核字（2016）第159629号

## 元气论：自然国学的哲学与方法论基石
Yuanqi Lun: Ziran Guoxue De Zhexue Yu Fangfalun Jishi

| | |
|---|---|
| 出 品 人 | 聂雄前 |
| 出版策划 | 尹昌龙 |
| 丛书主编 | 孙关龙　宋正海　刘长林 |
| 责任编辑 | 廖　译 |
| 责任技编 | 蔡梅琴 |
| 封面设计 | 风生水起 |

| | |
|---|---|
| 出版发行 | 海天出版社 |
| 地　　址 | 深圳市彩田南路海天大厦（518033） |
| 网　　址 | www.htph.com.cn |
| 订购电话 | 0755-83460293（批发） 83460397（邮购） |
| 设计制作 | 深圳市同舟设计制作有限公司　Tel：0755-83618288 |
| 印　　刷 | 深圳市新联美术印刷有限公司 |
| 版　　次 | 2016年12月第1版 |
| 印　　次 | 2016年12月第1次 |
| 开　　本 | 787mm×1092mm　1/16 |
| 印　　张 | 18 |
| 字　　数 | 250千 |
| 定　　价 | 44.00元 |

海天版图书版权所有，侵权必究。
海天版图书凡有印装质量问题，请随时向承印厂调换。

# 总 序

　　21世纪初，国内外出现了新一轮传统文化热。人们以从未有过的热情对待中国传统文化，出现了前所未有的国学热。世界各国也以从未有过的热情学习和研究中国传统文化，联合国设立"孔子奖"，各国雨后春笋般地设立孔子学院或大学中文系。显然，人们开始用新的眼光重新审视中国传统文化，认识到中国传统文化是中华民族之根，是中华民族振兴、腾飞的基础。面对近几百年以来没有过的文化热，这就要求我们加强对传统文化的研究，并从新的高度挖掘和认识中国传统文化。我们这套《自然国学》丛书就是在这样的背景下应运而生的。

　　自然国学是我们在国家社会科学基金项目"中国传统文化在当代科技前沿探索中如何发挥重要作用的理论研究"中提出的新的研究方向。在我们组织的、坚持20余年约1000次的"天地生人学术讲座"中，有大量涉及这一课题的报告和讨论。自然国学是指国学中的科学技术及其自然观、科学观、技术观，是国学的重要组成部分。长久以来由于缺乏系统研究，以致社会上不知道国学中有自然国学这一回事；不少学者甚至提出"中国古代没有科学"的论断，认为中国人自古以来缺乏创新精神。然而，事实完全不是这样的：中国古代不但有科学，而且曾经长时期地居于世界前列，至少有甲骨文记载的商周至17世纪上半叶的中国古代科学技术一直居于世界前列；在公元3世纪至15世纪，中国科学技术则是独步世界，占据世界领先地位达千余年；中国古人富有创新精神，据统计，在公元前6世纪至公元1500年的2000多年中，中国的技术、工艺发明成果约占全世界的54%；现存的古代科学技术知识文献数量，也超过世界任何一个国家。因此，自然国学研究应是21世纪中国传统文化一个重要的新的研究方向。对它的深入研究，不仅能从新的角度、新的高度认识和弘扬中国传统文化，使中国传统文化获得新的生命力，而且能从新的角度、新的高度认识和弘扬中国传统科学技术，有助于当前的科技创新，有助于走富有中国特色的科学技术现代化之路。

本套丛书是中国第一套自然国学研究丛书。其任务是：开辟自然国学研究方向；以全新角度挖掘和弘扬中国传统文化，使中国传统文化获得新的生命力；以全新角度介绍和挖掘中国古代科学技术知识，为当代科技创新和科学技术现代化提供一系列新的思维、新的"基因"。它是"一套普及型的学术研究专著"，要求"把物化在中国传统科技中的中国传统文化挖掘出来，把散落在中国传统文化中的中国传统科技整理出来"。这套丛书的特点：一是"新"，即"观念新、角度新、内容新"，要求每本书有所创新，能成一家之言；二是学术性与普及性相结合，既强调每本书"是各位专家长期学术研究的成果"，学术上要富有个性，又强调语言上要简明、生动，使普通读者爱读；三是"科技味"与"文化味"相结合，强调"紧紧围绕中国传统科技与中国传统文化交互相融"这个纲要进行写作，要求科技器物类选题着重从中国传统文化的角度进行解读，观念理论类选题注重从中国传统科技的角度进行释解。

由于是第一套《自然国学》丛书，加上我们学识不够，本套丛书肯定会存在这样或那样的不足，乃至出现这样或那样的差错。我们衷心地希望能听到批评、指教之声，形成争鸣、研讨之风。

《自然国学》丛书主编

2011年10月

# 目录

前言 ············································································· I

第一章 元气论的历史进程 ················································ 1
    一、先秦时期 ···························································· 5
    二、汉唐时期 ·························································· 31
    三、宋明清时期 ······················································ 50

第二章 元气论的主要内容 ·············································· 67
    一、气与道、易、无（太虚）、太极——元气之异名同谓 ··· 69
    二、精、气、神：元气的三个基本面相 ······················ 88
    三、大无外、细无内：元气的基本性质，与原子论比较 ······ 98
    四、气、形转化：元气与天地万物 ··························· 113
    五、阴阳、五行：气化万物的机制 ··························· 128
    六、心与气通：气的发现与元气概念的形成 ············· 146
    七、象：元气生化万物的表征 ································ 157
    八、物物感通：元气生物的全息性 ··························· 168

第三章 作为自然国学科学方法论的元气论 ····················· 183
    一、科学认识方法论 ·············································· 185
    二、实践操作方法论 ·············································· 199
    三、实践指导方法论 ·············································· 215

第四章　元气论与自然国学的基本特征 …………………… 233
　　一、整体性 …………………………………………… 235
　　二、功能性 …………………………………………… 244
　　三、时间性 …………………………………………… 252
　　四、主体性 …………………………………………… 260

参考文献 ………………………………………………………… 269
索　引 …………………………………………………………… 273

# 前 言

中华民族是有着悠久历史和灿烂文化的古老而永新的民族。不但有以儒、释、道为代表的道德修养、社会治理的人文传统,更有以天文、农、医为代表的科学传统。近代以来随着资本主义商品贸易的发展,西方文化科学传入中国,并逐渐在我国取得主导地位。随着清王朝的覆灭,中国传统的学问即所谓"国学"淡出国人的社会生活,有的仅仅作为某种现代的"学问"留存于学者的书斋中。经过一百多年的历史变迁,中国的综合国力不断提升,国人的文化认同意识开始复苏、自觉和加强。改革开放以来,文化热、国学热不断兴起和发展。其中人们所关注的主要还是以儒、释、道为代表的人文传统,而中国传统文化中的科学传统并未引起社会的广泛关注。为此,一批从事中国传统科学以及科学思想史、方法论研究的学者提出了"自然国学"的概念,以期唤起人们对中国科学传统的关注和研究。学者们做了大量工作,其中就包括编写这套自然国学丛书。

自然国学包括传统科学、科学思维、方法论等方面,这是与我们所熟悉的源自西方的自然科学完全不同的一套系统的学问。自然国学是有其哲学世界观和方法论基础的。这就是发源于远古、形成于先秦、成熟于两汉,贯穿中国五千年历史的元气论哲学自然观。元气论决定了自然国学的整体风貌和独特特征,也是我们理解自然国学的一个重要切入点。为了能够讲清楚元气论与自然国学的关系,本书分为四章展开论述。

**元气论：自然国学的哲学与方法论基石**

第一章按照历史的发展脉络对元气论的产生、各个时代的主要代表以及重要思想观点，做一概要的介绍和讨论，以便读者了解元气论的概貌，为理解元气论与自然国学打下基础。

第二章是全书的重点，通过八个问题探讨元气论自然观的主要内容。前三节是对元气的名称及其属性、特点的阐释。第四、五、六节论述元气与天地万物的转化关系、元气化生万物的机制，以及作为万物生化表征的"象"。第七节论述元气化生万物的全息性质，揭示元气论自然观不同于"原子论"自然观的世界图景。第八节阐释"气"的发现与元气概念的形成。"气"作为哲学范畴，其形成是古人多种实践经验的概括总结，其中除了一般的经验观察和思辨外，还与古人特殊的生命实践——行气（气功）实践有密切关系。中国古代的元气论能够成为带有泛生命色彩的哲学及生命科学基础，与此有着直接关系。

第三章主要以"内丹"学、中医学、农学和兵学等自然国学学科为例，从科学认识方法论、实践操作方法论和实践指导方法论三个方面，讨论元气论自然观作为一种科学方法论是如何在自然国学的各学科中运用和发展的。

今天我们还讨论自然国学而不是中国科技思想史，就是因为自然国学不仅具有历史价值还具有现实价值。自然国学虽然在总体上落后于现代自然科学，但其中的核心理念和方法仍然具有独特的价值。可能成为未来人类科学发展的先导。因此，有必要揭示自然国学不同于现代科学的主要特征，这就是第四章的内容，也是本书最后要讨论的问题。包括四个方面：1.整体性；2.功能性；3.时间性；4.主体性。

本书是笔者应刘长林先生和丛书编委会之邀而写的。我是在北京大学攻读博士学位时结识先生的，先生是我的博士论文答辩导师之一。由于相似的专业背景和共同的人生价值观，我与先生情谊日增。特别是在学问上，先生对我耳提面命，不吝赐教，使我能够坚定自己的研究方向，并逐步深入。先生是我国中医哲学和自然国学领域的翘楚，有很多原创性的思想问世，日益受到学界重视。本书能够在比较短的时间内完成，完全得益于先生的前期工作。本书虽然是笔者独力撰写，其中也不乏己见，然先生对自然国学的基本思想观点成为本身写作的灵魂，还有一些具体的材料也得益于先生的著述。不能一一列举，这里一并致谢。

最后介绍一下本书的一点特点，与研究元气论的其他著述比较，本书是立足于元气论与自然国学关系的角度展开的。与一般著述把元气仅仅理解为思辨的哲学概念不同，本书认为元气同时也是具有可操作性的科学概念。中国传统的哲学与科学的关系不同于西方的哲学与科学的关系，唯此，自然国学才能够成立，才具有不同于现代科学的特点。

黄海不孤儒姚春鹏于曲阜师范大学静远斋

2016年4月

# 第一章 元气论的历史进程

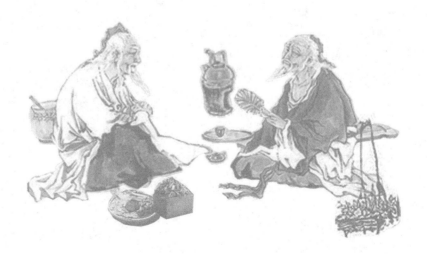

# 第一章 元气论的历史进程

元气论也称为气论，是中国古代哲学和自然国学以及中国传统文化诸多领域的核心概念。为便于读者理解，首先把元气论与气论这两个概念的关系逐一说明。元气论和气论是学术界研究中国古代自然观时创造的两个概念。元气和"气"是古代文献中本来存在的，加上"论"字表示它们是某种关于自然界、关于天地万物生成演化发展乃至消亡的理论。元气概念是由"元"与"气"构成，显然元气概念的形成应该在"元""气"两个字以及它们所代表的观念之后，甚至是相当长的时间之后。那么，元气与"气"或者元气论与气论是什么关系呢？关于这个问题，学术界有不同看法。

有的学者认为元气论就是气论，二者并没有本质的不同；有的学者认为，元气论与气论是中国古代两种不同的自然观。前者以程宜山先生为代表，其著作名为《中国古代元气学说》。作者同时论述元气与"气"而没有加以区分。后者以周桂钿先生为代表。他认为，气一元论与元气一元论是唯物论的两种不同形式，其不同有三个方面："1.元气一元论认为元气是宇宙的本原，宇宙万物都是从元气派生出来的，所以元气一元论又叫元气本原论。……气一元论则不同，它认为气是宇宙的本体，宇宙中万物本质上都是气。看得见摸得着的东西都是气聚合成的，空间也充满着气。……2.它们说明万物差异的方法也不同。元气一元论认为万物的差异在元气中就存在着的，由元气的精粗、厚薄、正邪、轻重、清浊、阴阳等的差别，产生了各种不同的物体。所以，元气是混沌的、'万精合并'的，包含万物的种子的。这是决定万物差异的根本原因。气一元论认为天下只有一种单纯的气，所以它只能用气的动静、聚散来说明万物的差异和变化。3.元气一元论认为宇宙演化的过程，万物出现有时间上的顺序性，……气一元论不说演化过程。它认为宇宙就是气，气随时都在聚合而成万物，同时万物也在消灭而复归于气。"① 根据周桂钿先生的论述，可知在他看来，元气一元论偏重于宇宙万物的演化过程，更富有科学的味道，而气一元论则偏重于气与宇宙万物之间本体与现象关系的探究，更富有哲学味道。

我认为对元气论和气论可以作广义与狭义两种理解。严格说来，任何两个语词或者概念的内涵都不会完全相同，总会多少有些差异。因为没有必要用两个语词或者概念表达完全相同的内涵。从狭义看，元气概念较"气"增加了"元"的概念，所以，元气的内涵应该比"气"的内涵更具体、明确，其指称的范围也应该较"气"为窄。从广义看，我们可以把元气与"气"理解为相同的概念，进而把元气论与气论理解为相同的理论。这是因为，"气"在中国古代是一个内涵和使用范围极其广泛的概念，就如同今天"力"的概念。我们在解释各种事物现象时总喜欢用"某某力"来说明。本书要讨论的"气"不是古代文化中泛指一切的"气"，而是指作为生成天地万物以及人的本原的"气"，古人为了区别这种异于一般意义的"气"也称之为"元气""精气"等。"元"是对"气"的限定，指这种"气"不是一般的"气"而是本原之气。而气论的"气"也可以看成是元气的简称。如《黄帝内经》中的"精气"概念，就常常简称"气"。另外，上面已经说明，元气论偏重于对天地万物演化生成的说明，富于科学的味道，而本书是在"自然国学"的视域中探讨气论这一话题的，因而采用元气论更为合适些。下面就依据历史行程对元气论的产生及发展过程作一鸟瞰。

---

①周桂钿.《中国传统哲学》.34页.北京师范大学出版社，1990.

## 第一章 元气论的历史进程

### 一、先秦时期

元气论作为一种系统的哲学自然观和自然国学的理论基础,自然有其产生、发展、丰富、完善的过程。为了更好地理解元气论,对其产生、发展、变化过程作一了解和探究是有必要的。

#### (一)"气"字与气概念的发生

任何思想理论的形成一般都要以某种特定的实践活动及其过程为基础,并由此而形成某种核心概念,然后以这一概念为根基,以实践活动为背景而生成某种思想理论,并且在实践与思辨的互动中,不断完善与发展。元气论的产生也不例外。由于本书在第二章还要专门论述"气"的发现与元气概念的形成,这里主要从"气"字发生的角度,对此问题略作论述。

现代思想学术理论的创建也要创造自己具有独特内涵的核心概念,但其核心概念的创造一般是借用语言中已有的词汇,而赋予其特殊含义,或者是把两个已有概念进行某种组合而形成新概念。而元气论是一种伴随着中华民族的文明起源而来的古老思想理论,因而其核心概念"气"或元气的产生与中华民族的文字发生时间差不多。也就是说,中华民族在具有了文字创造能力的"同时",也在实践活动中形成了"气"的概念。当然,这里的"同时"是在一个比较宽泛的意义上说的。因为远古的文献资料匮乏,我们只能在比较大的时间尺度上理解问题。

元气论的核心概念是"气"。说起"气",人们很容易就想到自己的呼吸之气,自然界的云气,烟气等等。"气"是宏观世界物质存在的三种形态之一,而且是最富于变化的一种形态,是很容易引起人们关注并产生各种联想的一种物质形态。因此,"气"也是很早就为我们的祖先所关注并影响其生活与文化创造的一种特殊事物。当然,由于远古时期还没有文字来记录人们的生产、生活经验,对于远古时期人们对"气"的认识情况只能根据古籍中有关的神话传说及考古学出土的实物证据做些推测。

远古先民关于"气"的认识所形成的物化表达——文字,最早可考的是甲骨文。甲骨文是19世纪末20世纪初在河南安阳发现的,其主要内容与占卜有关,所以又称甲骨卜辞。甲骨文的发现引起了文字学和思想史学者的兴趣。文字学家于省吾先生最早在甲骨文中发现了"气"字。"气"在甲骨文中的写法是"☰",根据发现的卜辞,于省吾先生把"☰"释读为:"乞求""讫至"和"迄终"三义。陈梦家先生则提出"乞取"之说。由此,日本学者前川捷三断定:"在甲骨文中,'气'字不是名词,而是作为动词(或副词)来使用的。"①鉴于这一研究结论,李存山先生认为,日本学者小野泽精一等人的春秋之前没有名词的"气"字的看法,"与春秋以后出现的大量的气的思想相比,形成了一个'大的断层'"②。我认为"断层"之说不是很贴切。因为所谓"断层"是某种连续的事物或状态在某处断开,而关于"气"的思想在春秋之前是见不到的,似乎是突然"涌现"的。用"涌现"可能更好些。

李存山先生从文字发生学规律断定,"春秋和春秋之前有名词的气字"③。李先生的认识是正确的,我完全赞同。于省吾先生把甲骨文的"☰"释读为"气",是完全正确的,是一个重大发现,其功甚伟。他对发现的几条甲骨卜辞的释读也是正确的,日本学者前川捷三先生的"在甲骨文中,'气'字不是名词,而是作为动词(或副词)来使用的"的结论,则是需要检讨的。就已经发现并释读的卜辞来说,前川先生的结论可能是对的。但仅仅根据这几条卜辞就断定在甲骨文中"气"字不是名词而是动词,则有武断冒失之嫌。

我们知道,中国文字是表意文字,汉字的造字方法有六种即所谓"六书"。"六书"是象形、指事、会意、形声、转注和假借。其中,

---

① [日]小野泽精一、福永光司、山井涌编著,李庆译.《气的思想》.14页.上海人民出版社,1990.
② 李存山.《中国气论探源与发微》.15页.中国社会科学出版社,1990.
③ 李存山.《中国气论探源与发微》.17页.中国社会科学出版社,1990.

象形和指事，特别是象形，是最基本的造字方法。所谓"象形"就是所造字"象"其所表达的事物之"形"。由于人创造的"文字"具有相对简单性的特点，而其所表达的事物则具有相对复杂性的特点，因此，所谓的"象形"只能是用有限的线条来模拟复杂事物的主要特征。如"人"字，就模拟了人鼎立于天地之间的不同于动物的基本特征。"象形"字，顾名思义必须有"形"可"象"，因此，象形字所表达的都是有具体形象的事物。象形字是最基本的文字，也是人们最早创造的文字。

当然，世界并不只是孤立静态事物的机械集合而是运动变化的整体。人们要完整地表达思想光有"名词"是不够的，必须还要有表达运动的"动词"等其他词类。但运动本身是无形的，是无形可象的，因此，汉字的六书造字法是不能直接创造动词等词类的。但是，运动并不是脱离事物的纯粹运动，而是具体事物的具体运动。运动总是一定事物的运动，是与运动的事物联系在一起的。所以，在语言的发展中，人们就用已经创造的"名词"来表达某种事物的运动形式。从语言文字学来看，是"名词"本义的引申发展，是"名词"的动词化。所以，可以肯定地说，在汉字、汉语的发展中，一定是先有"名词"然后由"名词"而引申为"动词"。

根据以上所述语言文字学的基本规律，可以肯定"气"字在造字之初也一定是"名词"而非"动词"或"副词"。甲骨文中的"动词""副词"用法是其引申义。甲骨文对于我们来说是可见的最古老的汉字；但就甲骨文自身来说，却已经是发展得相当充分的文字体系了，并不是处于文字初创的草昧时期。于省吾指出，甲骨文的"三"即今之"气"字，它与数字之"三"的区别是中间一画短。自东周以来，因其与"三"字易混，故金文变作"气"；取其上下对称，再变而为"气"。

虽然目前可以看到并释读的甲骨文资料中的"气"没有名词性用法，但我们仍然可以非常肯定地说甲骨文时代的"气"字首先是名词。

元气论：自然国学的哲学与方法论基石

除了上述的文字发生学规律之外，还有"气"自身的理由。因为"气"作为物质的一种形态是到处可见，很容易被人发现的。首先，在一定温度条件下，地面的水会变成蒸汽；其次，天空中可以看见飘动的云气；最后，人自身的呼吸之气也很容易被发现，特别是在温度较低时口中会呼出白色"气体"。原始人就能发现人活着有气的出入，死了就没有气了。从对自身及自然界的观察及实践活动中，古人就会逐渐形成"气"与人的生命乃至天地万物有关的意识。因而，在学会造字之后不久就可能造出"气"字，来表达对自然界和万物生命活动的看法。

在甲骨文中"气"字多为动词，"乞求"义，如何解释这一问题？"气"一方面普遍存在于自然界、万物及人身体之中，同时，古人也逐渐认识到"气"与人的生命及生活密切相关。如地气上升成为"云气"，"云气"又变成雨水降下，滋润万物生长。把生米做成熟饭也需要热气的熏蒸。"气"是生活不可缺少的。缺乏时，古人就会向神灵乞求。因而，"气"字很容易引申为"乞求"之义。

许慎《说文解字》说："气，云气也。象形。凡气之属皆从气。"段玉裁《说文解字注》说："象云起之貌。三之者，列多不过三之意也。是类乎从三者也，故其次在是。"段玉裁的意思是"气"的写法像"云气"涌起的样子。"气"的"三画"是造字中表达"多"的意思时不超过三。"气"这个字和含有"三画"的字是同一类的，所以，其写法的次序就是如此。举例来说，人手有五指，但"手"字不用五指全部画出，画出三指即可。左手之"左"字，古文作"ナ"，篆书作"ᄐ"；右手之"右"字作"又"，篆书作"ᄏ"。都是画出三指示意图的象形字。再如"草"字的象形字作"屮"或"艸"，画出三片草叶，以示草木之繁茂。"云气"虽然是有形可见的事物，但又与有固定形体的事物有所不同，具有形状多变，飘忽不定的性质，所以用弯曲的三条线来表示。

我们知道，在古籍中的"气"字，一般写作"氣"。一般认为"气"是简化字，"氣"是繁体字。其实，二者是文字学上的古今字关系。所谓古今字当然是古字在前，今字于后。但并不是所有先造字与后造字都是古今字关系。一般是今字在古字基础上增加了表意的形符。一个古字可以增加多个形符，所以古今字往往是一多关系。"氣"就是"气"加了"米"字而成的今字。《说文解字》："氣，馈客刍米也。从米气声。""氣"是馈赠客人以刍米，与表述"云气"的"气"字本无关系。由于在中国文字发展史上曾经出现过"古字"分化、繁化为"今字"的运动，故古籍以"氣"取代了"气"，严格说来，这一做法并不对。

在古籍中还有"炁"字，道教中以之为先天之气，而以"氣"为后天之气。其根据似乎是"炁"从"灬"即"火"，代表先天；而"氣"从"米"代表后天。"炁"由"旡""灬"组成。《说文》："旡，饮食气屰（逆）不得息曰旡。从反欠。"意思是"旡"表示由于饮食不畅，呃逆上气，不能正常呼吸。是"欠"字的反写。《说文》："欠，张口气悟也。象气从人上出之形。""欠"是正常的张口出气貌，"旡"是出气不畅貌，所以二字的字形恰好相反。篆文"旡"作"㐬"，"欠"作"㫃"。可见，二字下皆从"人"，上面三条曲线表示气息，因为一为正常，一为异常，故方向相反。上面的三条曲线的用意与"气"字相同。可以认为"旡""欠"是"气"的衍生字。"气"字是表示各种"气"的母字，为了区别不同事物发出的"气"，古人又造出了新字。表示人发出的气息有如"旡""欠"等。"炁"不见于《说文》。"旡"加"灬"为"炁"当是后人据"旡"为表示人气之字，再加"灬"表示"气"得阳热而蒸腾生化之义。不过这里有一点不易理解的是，为什么不用表示顺气的"欠"字而用表示人之逆气的"旡"字？个中原因我认为可能是这样。因为"欠"是表示顺气之义的字，所以以"欠"为形符的字非常多，而"旡"是表示人之逆气之义，这种异常情况比较少，所以以"旡"为形符的字比较少，《说文》中仅有两个字。日久，"旡"的本义就渐渐隐晦了。但其字义确实与人气有关，所以道教创造了"炁"字表示人的先天之气，以示其神秘。

元气论：自然国学的哲学与方法论基石

由于火和热量在物质从液态向气态转变过程中具有非常重要的作用，因此，在"气"字的不同写法中往往出现了火字。除了"炁"外，还有"烎""昑"。"烎"字出现在考古发现的战国初期的剑柲铭文中。从有关"气"字的不同写法，"气""氣""炁""烎""昑"可知，"气"或元气概念的产生不是简单的事件，而是古人仰观天文，俯察地理，内视自身，综合各种因素而形成的。元气概念的形成对本书而言，是非常重要的问题，这一问题将在下一章详细论述。

在现有的殷商甲骨文和西周、春秋时期的金文中，"气"字不是名词而是动词、副词性的用法，与春秋以后出现的大量的气的思想相比，形成了巨大的"断层"①。但，这只是历史的表象而不是思想史的真实情形。任何事物都必然遵循由小而大、由隐而显的发展逻辑，思想史也不会例外。春秋时期"气"思想的"涌现"也必定是此前思想累积发展的结果。此前的"气"思想的发展状况或因为文献资料的遗失而埋藏于历史的长河中，或尚在人们的思想中酝酿而未形诸文字。不过，经过对史料的爬梳，西周晚期的元气论思想开始向我们挥手致意了。

## （二）《国语》《左传》中元气论的萌芽

西周宣王即位后没有按照传统参加籍田，受到了周卿士虢文公的批评。虢文公说：您这样不行。国家的大事就是农业生产，祭祀上帝，人民生活，国家开支，和谐各国关系都依赖于农业产出。接着虢文公讲了一大段农事活动的事情，其中涉及了元气论思想。

> 古者，太史顺时覛土，阳瘅愤盈，土气震发，农祥晨正，日月底于天庙，土乃脉发。先时九日，太史告稷曰："自今至于初吉，阳气俱蒸，土膏其动。弗震弗渝，脉其满眚，谷乃不殖。"……先时五日，瞽告有协风至，……稷则遍诫百姓，纪农

---

① 李存山.《中国气论探源与发微》.15页.中国社会科学出版社，1990.

# 第一章 元气论的历史进程

协功,曰:"阴阳分布,震雷出滞。"土不备垦,辟在司寇。

(《国语·周语上》)

古时的太史到春天要按时观察土壤的变化情况,看见日照时数逐渐增加,冻结的土地开始回暖,房星在正月的早晨出现在南方的天幕上,日月交会在北方营室星所在的天空,立春时节土气开始充盈升腾。在此前九天,太史向大农官稷说:"从今天到初吉这段时间,阳气使解冻的土地暖气升腾,土壤滋润充满生机。这时候如果不适时翻动,土质会壅滞不通,谷物不能繁茂丰产。……此前的五天盲人乐师报告有春天的和风降临,……大农官稷通告全国百姓,要齐心协力搞好农事,说:"春天昼夜长短差不多,春雷震动,蛰虫复苏,开始活动,正是春耕大好时节,不努力耕作的,由大司寇治罪。"

虢文公劝谏周宣王"不籍千田"的时间是宣王即位的公元前827年。文字较长,涉及的内容也较多,我们只对其中的元气论做分析。从文中的论述可知,那时的人已经认识到,自然界的阳气决定植物在一年中的生长收藏,因而与农业生产密切相关。人类应该顺应阳气在一年中的周期变化来安排农事活动。天地之间阳气的变化可以通过一些征象来观察了解。在地面上由于日照的增加,冻结的土壤开始回暖松解,土壤中可见蒸汽升腾。文中用了与人的血脉有关的两个字:"覛""脈"。这两个字皆从"𠂢"。"𠂢"是水的支流。《说文》:"派,别水也。从水,从𠂢。"水的支流为"派",人身的血管就像大地上河流的分支,故称"脈"。《管子·水地》说:"水者,地之血气,如筋脉之通流者也。"可见,古人认为大地的河流与人身的血脉是同一类事物。"覛"字从"𠂢"从"見",是会意字,即视脉,观察大地的脉气的发动情况。在大地阳气充盈到一定程度,必须加上人力疏导以助其畅通,才有益庄稼生长。这段话虽然出自虢文公之口,显然不是他的独创而是当时知识精英的共识,其形成应当更早。而且文中出现了"阳气""阴阳"等概念和天文观测的内容,已经是一种比较复杂的思想了。可以说,至迟在西周中晚期,已经形成了以"气"作为解释天地自然变化以

元气论：自然国学的哲学与方法论基石

及万物生长消亡动因的思想了。

幽王与其父亲宣王一样是个不合格的统治者而且是亡国者。不过，历史却因为他而保留了一段元气论的思想资料。《国语·周语上》记载：

> 幽王二年，西周三川皆震。伯阳父曰：周将亡矣！夫天地之气，不失其序，若过其序，民乱之也。阳伏而不能出，阴迫而不能烝，于是有地震。今三川实震，是阳失其所而镇阴也。阳失而在阴，川源必塞；源塞，国必亡。夫水土演而民用也。水土无所演，民乏财用，不亡何待？昔伊、洛竭而夏亡，河竭而商亡。今周德若二代之季矣，其川源又塞，塞必竭。夫国必依山川，山崩川竭，亡之征也。川竭，山必崩。若国亡不过十年，数之纪也。夫天之所弃，不过其纪。是岁也，三川竭，岐山崩。十一年，幽王乃灭，周乃东迁。

周幽王二年西周都城镐京所在的汉水、渭水、洛水一带发生地震。伯阳父（宣、幽王时太史，生卒年月不详）说：周快要灭亡了！天地之间的阴阳二气，不能失去次序，如果失去次序，便是人的动乱造成的。阳气镇伏于下不能生发，阴气压迫使之不能升腾，于是发生地震。现在三川震动，是阳气失去生发的处所而被阴气所镇压的结果。阳气失所而滞留于阴气之下，川源必定阻塞，川源阻塞，国家必定灭亡。水土滋养万物，人民赖以为用。没有了水土滋养万物，人民财用匮乏，国家不亡还等什么？从前伊水、洛水枯竭而夏朝灭亡，黄河枯竭而商朝灭亡。现在周的德行和夏商末期差不多了，川源已经阻塞了，阻塞后河水必枯竭。建立国家必依赖于山川，山陵崩塌、河水枯竭，就是灭亡的征兆。河流枯竭了，山陵必定崩塌。国家如果要灭亡不会超过十年，这是数的规律，上天要抛弃一个朝代，不会超过这个数的规律。果然，这年三川枯竭，岐山崩塌，十一年幽王灭亡，平王东迁。

从伯阳父的论述可知，那时元气论自然观已经基本形成。这种自然观认为天地万物乃至人类的社会生活都决定于依照一定次序运动的天地之气，万物与人类都必须顺应这一规律发展。如果阴阳二气不能依照一定的次序有规律地变化而出现错位失序，就会导致天地万物生化运动混乱。阳气不能按时向上升腾而为阴气镇压，但阳气终究要向上升腾，便与压制它的阴气发生激烈冲突而发生地震。阳气失去其应有的居所还会导致川源的阻塞，川源阻塞，没有了水土的滋养，民用匮乏，则国家必亡。

在伯阳父看来，天地之气的运行本来是有其自然次序的，天地之气失序是人的动乱干扰的结果。这种认识在今天看来不易理解，但在元气论自然观看来却是自然而然的。因为人本来是元气化生的万物中的一部分，人类的活动依然属于天地生化的一部分，因而人类的活动必然对元气主导的天地生化运动产生影响。人类顺应元气生化规律的活动会促进天地万物的生化；反之，会破坏天地万物的生化。这就是古人所谓的"天人感应"论。这种理论在今天往往被视为迷信，其实，其中还是包含合理思想的。人类活动规模比较小时，对自然界的影响不明显，可以忽略；但当人类活动规模足够大时，对自然界的影响是明显的，也是不容忽视的。如当今大工业生产造成的环境污染问题，直接破坏了自然界的生态平衡而危及人类自身的生存。因而元气论自然观的"天人感应"论对人类的持久生存发展是有积极意义的。在伯阳父的论述中提到"周德"问题，有人会认为这是唯心主义的道德决定论。不能这样认识这个问题。道德并不是抽象的，小至一个人大至一个时代的道德会影响人们和社会的行为，错误行为的积累会导致社会的质变而影响到国家兴亡。从一个社会的道德状况是可以预测其未来命运的。

到了伯阳父的时候元气论自然观已经基本形成。因为在伯阳父的论述中明确讲到"天地之气，不失其序"，已经肯定元气是充满天地并有规律地决定着万物生命运动的生化过程。而虢文公议论依据"土气"变化情况安排农事活动时虽然也论及"阳气""阴阳"，但还没有提升到"天地"的高度，显然，伯阳父的论述比虢文公更进一步。可以认为伯阳父的论述标志着元气论自然观的初步形成。

元气论：自然国学的哲学与方法论基石

元气论自然观产生后作为一种全新的世界观还处于被压制的状态，但元气论自然观的生命力终将冲开旧传统而向前发展。《左传·僖公十六年》（前644）载：

> 十六年，春，陨石于宋五，陨星也。六鹢退飞，过宋都，风也。周内史叔兴聘于宋，宋襄公问焉，曰："是何祥也？吉凶焉在？"对曰："今兹鲁多大丧，明年齐有乱，君将得诸侯而不终。"退而告人曰："君失问。是阴阳之事，非吉凶所生也。吉凶由人。吾不敢逆君故也。"

天上落下五颗陨星，六只鹢鸟退飞，是自然界罕见的现象。宋襄公认为是警示人事吉凶的征兆。虽然在形式上是宋襄公向内史叔兴发问，但其问题已经规定了回答的方向即答案的论域，宋襄公需要的只是问题的具体内容。所以，叔兴只能按照宋襄公的思路来回答。但这并不是他真实的看法。他私下和人说：国君的问题不对。五陨石和六鹢退飞都是自然界阴阳二气的变化引起的现象，与人事的吉凶无关。从叔兴的表述可知，元气论自然观虽然已经产生，但还没有成为人们的共识，传统的鬼神论自然观还统治着大多数人的思想。但新思想终究要以某种方式来展现自己，叔兴还是忍不住以私人谈话的方式传播了新的世界观。

以上所述还是以元气解释自然事物生存发展的动因，而作为具有普遍解释效力的世界观必须能够解释一切现象，其中也包括人的生理、生命现象。古人通过长期的观察思考，又提出了"血气"这一解释人与禽兽生理活动基础和生命活动本质的概念。古人很早就能发现人和禽兽的呼吸现象，而当人和禽兽死亡后呼吸则消失了。人和禽兽被杀时会有血液流出，当血流停止时，人和禽兽就死了。综合这两种现象，加之已经形成的元气是天地万物生化动因的概念，而提出了"血气"作为人与禽兽生命活动本质和基础的思想。

古籍中较早"血""气"并用的例子见于《左传·僖公十五年》（前645）。文中记载晋惠公与秦国交战，骑了一匹郑国献的马，遭到晋大夫庆郑的反对。他说：

## 第一章 元气论的历史进程

> 古者大事，必乘其产。生其水土，而知其人心；安其教训，而服习其道；唯所纳之，无不如志。今乘异产以从戎事，及惧而变，将与人易。乱气狡愤，阴血周作，张脉偾兴，外强中干。进退不可，周旋不能，君必悔之。

这段文字的大意是：古时候遇有重大战事一定乘骑本地产的马匹。因为出产本地，与当地人心相通；会听从教训，按照要求做，人也能够实现自己的目的。现在您乘骑外国的马匹作战，如果马匹受到惊吓，就会丢掉主人逃跑。这是由于马匹受惊而呼吸急促，气机逆乱亢盛，血液运行加速而血脉扩张，导致"外强中干"。所谓"外强中干"是气血逆乱扩张于外，而内里气血不足，生命活动失去气血的支撑。战马不能自由进退周旋，您一定会后悔的。从这段文字可知，古人已经认识到气血是动物生命活动的内在物质和能量基础，气血必须按照一定的规律循行体内才能保证生命活动正常进行。如果因为外因扰乱了气血正常循行，就会导致生命活动发生异常变化，失去正常功用。

根据李存山先生的研究，"在先秦史籍中，气与血连用，此为首见；但'气''血'还没有合成一个词"[①]。这是用"气""血"说明禽兽生命活动内在本质和基础的例子。说明"血气"是人的生命活动基础的用例，在较早的古籍中有如下一些：

《国语·周语上》记载了"夏父弗忌改昭穆之常"的故事。鲁国大夫夏父弗忌担任掌管宗庙昭穆祭祀之礼的宗伯之职。所谓"昭穆"即左昭右穆，是用来区分辈分先后的。夏父弗忌认为鲁僖公的德行比鲁闵公完美，要改变闵公与僖公的昭穆之序，受到众人批评。夏父弗忌依仗自己的权势一意孤行，还是把僖公的神位置于闵公之上。

展禽（柳下惠，前720—前621）评论说：夏父弗忌必有灾祸。太庙主管官员说的合乎祭祀的顺序，僖公也不是多么完美。人道、鬼道都违背了能没有祸殃吗？侍者问会是什么祸殃呢，展禽说："未可知也。若

---

[①] 李存山.《中国气论探源与发微》.45页.中国社会科学出版社，1990.

元气论：自然国学的哲学与方法论基石

血气强固，将寿宠得没，虽寿而没，不为无妖。"（《国语·周语上》）展禽认为夏父弗忌的悖逆行为必然给自己带来祸殃，但具体是什么祸殃、什么时候发生不可知。并特别提出，"若血气强固，将寿宠得没"，即如果血气机能强健，可以寿终正寝。这意味着"血气"是"寿"的决定因素，而"寿"是身心健康的结果。这也就意味着"血气"是生命活动正常展开，身心健康的基础。当然，其前提是"血气"必须"强固"。最后，夏父弗忌的灾殃发生在死后下葬时被人焚烧了他的棺椁。

《国语·周语中》记载了定王议论不用"全烝之故"的故事。古代礼仪有严格的规定，定王在接见晋国使臣随会时，用"肴烝"（断骨碎肉的烹饪方法，类似今日排骨）招待。随会怀疑降低了规格。定王告诉他，"全烝"（整体烹饪）、"房烝"（半体烹饪）、"肴烝"是适用于三种不同场合的宴飨之礼。"全烝""房烝"虽然丰厚，但不是宴飨亲戚的礼仪。晋国与周王皆姬姓，故为亲戚。在议论中，定王说了这样一句话："夫戎狄，冒没轻儳，贪而不让，其血气不治，若禽兽焉。"那些戎狄之人，粗俗无礼，贪婪不知礼让，不能控制自己的生理欲望，如同禽兽一般。从以上两例可知，古人认为"血气"是人与禽兽共同的维系生命活动的物质基础和动力源泉，所以"血气"禀之于天地，具有生理学属性。人不但具有和动物相同的"气血"这一生理学基础，而且具有能够驾驭"气血"这种生理能量的道德理性。这是人与禽兽的本质区别。当然，人的道德理性并非天然的而是后天教化的结果。定王认为由于戎狄之人没有受到华夏文明的熏染，不能很好控制自己的"血气"生理，贪婪无礼，如同禽兽。

《左传·襄公二十一年》记载：楚国子庚死了，楚王打算让蒍子冯为令尹。蒍子冯就此事询问了申叔豫，申叔豫说：国家宠臣多，国王又年轻，国家治理不好。于是蒍子冯就以有病推辞。在酷暑天气，挖地放下冰，冰上安床，身穿两层棉衣和皮袍，不大吃东西，躺在床上。楚王派医生去诊病，医生回复说："瘠则甚矣，而血气未动。"瘦弱到极点了，但血气正常。蒍子冯装病，所以，虽然从表面上看病得不轻，但维系生命活动的"血气"是正常的。

　　古人认识到"血气"是人生命活动的基础之后,"血气"渐渐地就与"养生""修德"联系起来了。《管子·中匡》记载:齐桓公问如何"为身"(养生修身),管仲回答说:"道(导)血气以求长年、长心、长德。此为身也。"管仲认为疏导血气,使之正常循行就能达到延年益寿,心胸宽广,增进道德的目的。

　　管仲之后的孔子也谈到过"血气"与修身的关系问题。孔子说:"君子有三戒:少之时,血气未定,戒之在色;及其壮也,血气方刚,戒之在斗;及其老也,血气既衰,戒之在得。"(《论语·季氏》)孔子已经发现,"血气"不仅是生命活动的基础,而且在人生的不同阶段"血气"具有不同特性,对人产生不同影响。因而,孔子提出依据"血气"的不同状态采取不同的修身方法。青少年时期,血气未定,没有完全发育成熟,应禁戒女色,以免过早耗伤血气。人到壮年,血气充盛,身强体壮,应禁忌意气用事,与人打斗。及至老年血气衰弱,各种生理机能减退,应禁戒贪得,特别注意不能贪食,以免虚弱的血气无力消化饮食。

　　"血气"主要是生理学的概念,是人与禽兽共同的禀之于先天的生理基础。孔子用"血气"概念讨论养生和道德修养是还没有明确区分"血"与"气"的不同的结果。孔子之后,在讨论道德修养时,大多不再谈"血气"而只谈"气"了。因为,古人在"行气"修炼中发现,"气"是人心能够操控的对象,而"血"则纯然是自然的生理物质,非人力可以操控。

　　西周末年伯阳父提出了阴阳二气依循一定次序推动并维系天地万物生化发展的元气论的基本思想体系。春秋时期,这一思想又有了进一步的发展,形成了以"六气五行"解释天地万物运行规则的新学说。

　　　　夫礼,天之经也,地之义也,民之行也。天地之经,而
　　　　民实则之,则天之明,因地之性,生其六气,用其五行。气为

17

五味，发为五色，章为五声。……民有好恶喜怒哀乐，生于六气。

（《左传·昭公二十五年》）

天有六气，降生五味，发为五色，徵为五声。淫生六疾。六气曰阴、阳、风、雨、晦、明也，分为四时，序为五节。

（《左传·昭公元年》）

天六地五，数之常也。经之以天，纬之以地。经纬不爽，文之象也。

（《国语·周语下》）

夫六，中之色也，故名之曰黄钟，所以宣养六气、九德也。

（《国语·周语下》）

"六气"依据《昭公元年》的说法是阴、阳、风、雨、晦、明，依据后世的说法是风、寒、暑、湿、燥、火。五行，即木、火、土、金、水。综合以上文献可以看出，古人认为"天有六气""地有五行"是宇宙的基本结构，所谓"天六地五，数之常也"。"天六""地五"之间又有转化关系，"六气"降生为"五行"。"五行"又具体表现为"五味""五色""五声"等等，由此而构成了一个既丰富多彩又具有严整结构的世界。

## （三）《道德经》：最早的隐秘元气论

无论是"阴阳二气""六气""五行"还是"血气"，虽然对自然万物及人与禽兽的生成运化机理都有了一定程度的理解，但还没有实现对天地万物的整体理解，客观世界的统一性要求人类思维形成统一的理解。在这样的思想背景和时代呼唤下，中国思想史、中国哲学史上元气论自然观的第一个系统化哲学以隐晦的方式诞生了。这就是老子的《道德经》。

一般认为《道德经》的作者是老子，但老子到底是谁则不是很清楚。司马迁的《史记》记载了三个老子：老聃、老莱子、太史儋。前两

## 第一章 元气论的历史进程

位是春秋末期人,约与孔子同时期。最后一位是战国时人。学术界一般认为老子是老聃(约生于公元前581或公元前571年,卒年不详)。姓李名耳,字伯阳,谥号聃。老子提出了"道"作为解释天地万物和宇宙人生的最高范畴,所以,后世称老子创立的学派为道家。既然老子提出了以"道"为最高范畴的宇宙论体系,我们为什么又说老子的《道德经》是元气论自然观的第一个隐晦的哲学体系呢?

诚然老子没有提出一个明确以元气命名的宇宙论体系,"气"字在《道德经》中也仅仅出现三次,但却不能说老子的"道论"哲学与元气没有关系。在我们看来,老子的"道论"哲学恰恰是以元气为底蕴的。

老子之前的古代思想家认为世界上的万物是由天地所化生的。如《易传》就说:"有天地,然后有万物。"虽然一般认为《易传》要晚于老子,是战国时期儒家的作品,但《易传》说的这句话是继承了先前的认识。老子虽然不一定反对"天地生万物"的说法,但在他看来,天地不是始源性的存在,天地也是被生出来的。老子认为宇宙中始源性的存在就是"道":

> 有物混成,先天地生。寂兮寥兮,独立不改,周行而不殆,可以为天地母。吾不知其名,强字之曰道。强为之名曰大。
>
> (《老子·二十五章》,下引只注章序)

马王堆本"天下母"作"天地母",更切合本义。老子的这段话告诉我们,"道"是在天地产生之前就存在的。那么还有没有比"道"更早的东西存在呢?老子没有说过有比"道"更早的东西,《道德经》全书始终把"道"作为最高范畴来讨论问题,可以认为"道"是本始性的存在。道家后学庄子则明确了这一观点。庄子认为"道"是"自本自根,未有天地,自古以固存"的。天地万物各有其特定的形态,那么作为生成"天地万物"的"道"又是什么形态的呢?老子说:

> 道之为物,惟恍惟惚。惚兮恍兮,其中有象。恍兮惚兮,其中有物。窈兮冥兮,其中有精。其精甚真,其中有信。自古

及今,其名不去,以阅众甫。吾何以知众甫之状哉!以此。

(《二十一章》)

视之不见名曰夷。听之不闻名曰希。搏之不得名曰微。此三者不可致诘,故混而为一。其上不皦,其下不昧,绳绳不可名,复归于无物。是谓无状之状,无物之象,是谓惚恍。迎之不见其首,随之不见其后。执古之道,以御今之有。能知古始,是谓道纪。

(《十四章》)

从以上论述可知,"道"是看不见、听不到、触不到的超出人类感知能力之外的东西,是一种恍恍惚惚,似有非有,似无非无的东西。"道"是既无"首"也无"尾",既无"上"也无"下",既不光明(皦)也不暗昧(昧)的东西,是"无物""无状"。但是,"道"绝不是什么也没有的非存在,而是"有物""有精""有信"的,而且是"自古及今,其名不去",即"自古固存"的。老子关于"道"的这些说法,在一般人看来是很难理解的。因为一般人都局限于人类有形有限的感知经验,对于超出感知之外的东西是难以想象的。在人类可以经验的世界中,任何事物都是具体的,都有其存在的特定时间和空间。换言之,任何具体事物自身的形态都有一定的空间边界和活动范围,都有其生灭的特定时间。"道"作为生成具体事物的本原性存在必定具有与具体事物完全不同的性质。如果"道"也如某种具体事物有某种特定的形态,就不能生成千姿百态,无以计数的万物。具体事物虽然生生灭灭,占有特定空间,但整个宇宙却在时间、空间上是无限的。因而,"道"作为宇宙万物的生成与覆灭者在时间、空间上也必定是无限的。"道"虽然不像具体事物具有特定的形态和时空局限性,但"道"决不能是什么也没有的绝对"虚无"。因为绝对的"虚无"不可能产生天地万物。"道"是自古固有的永恒的真实存在,只是不能为人的感官感知。但老子以他特有的方式"感知"到了"道"的生生不息。

## 第一章 元气论的历史进程

"道"作为老子发现的"先天地生","可以为天地母"的那种真实存在的名称,其实并不贴切,而是一种"强名"。"名"是人类以声音或文字符号赋予事物的代号,这样人就可在思维中以观念的方式把握事物及其运动了。对于人类的感官可以直接感知的经验世界中的事物,"名言"能够比较好地实现以观念的方式把握世界的目的。因为经验中的事物都有其不同于其他事物的个体或类别特性,因而,可以用特别的"名言"来表示某个或某类事物。

如"马"这类动物具有不同于"牛""羊"等动物的特征,因而,可以用象形的方法描摹"马"类动物的特征,创造"馬"字,并赋予其"mǎ"这个读音,来指称现实世界中的"马"。但是作为天地万物本原的"道"完全不具备像"马"这种具体事物所具有的可以用感官感知的鲜明特征,而是不可视、听、触、嗅,"混成""寂寥"的,就不像感官可感的事物可以用恰当的"名言"指称和表达。所以,用"道"来称呼创生天地万物的本原性存在是一种勉强的事。老子说:"吾不知其名,强字之曰道。强为之名曰大。""不知其名",说明这种东西本身是存在的,只是不知道它的名字。这就像见到一种从未见过的东西,而无法称呼。当然,在人类感官可以经验的世界中的事物虽然暂时没有名称,但终究可以找到合适的称谓。但,"道"的情况不同,老子虽然实实在在感受到了它的存在及作用,由于"道"不是感觉经验的事物,所以,适用于感觉经验中的事物的"名言"并不适合于"道"。但人类除了适用于感觉经验世界的"名言"之外并没有其他的"名言"系统,这样,就只能借用感觉世界的"名言"来表达超感觉世界中的存在。由于是"借用"只能是"强名",即"道"这个"名"并不能把它所指称的东西的内涵完全揭示出来。这样,"道"所指称的东西的"名"就不止"一个"。老子在"强字之曰道"的同时,又"强为之名曰大"。

在《道德经》中,老子为"道"从不同角度赋予了不同甚至相反的称呼。《三十四章》:"大道汜兮,其可左右。……衣养万物而不为主,常无欲,可名于小。万物归焉而不为主,可名为大。"这是说,

元气论：自然国学的哲学与方法论基石

"道"从"无欲"的角度可称为"小"，从"万物归焉而不为主"的角度可称为"大"。《道德经》称"道"为"小"的例子还有："道常无名，朴虽小，天下莫能臣也"（《三十二章》），"见小曰明"（《五十二章》）。另外，"朴""素""柔""雌""婴儿""水"等都是对"道"的称呼和描述。

"道"是什么样子的存在呢？或者用哲学语言说"道体"为何？根据上面引述的文献可知，"道"是无法用视、听、嗅、触等具体感官的感觉感知的，也就是说"道"没有具体的形象、声音、气味、软硬等物理的性状。但"道"不是"虚无"。《四章》："道冲而用之，或不盈，渊兮似万物之宗。……湛兮似或存，吾不知谁之子，象帝之先。""冲"是"虚"的意思，"道冲"即道好似空虚的，但却永远用不完。老子用了"渊兮""湛兮"两个形容词形容"道"。"渊"是深渊，"湛"是水大，二字合用是形容"水"深不见底，广大无边。"道"就好像是广大无边、深不见底的大水，本身似有似无，却是产生万物的祖宗。《二十五章》说："道"是先于天地产生的"混成"之物，是"寂寥"安静，既是独立不变，又是运行不息的。根据老子对"道"的描述，我们完全可以用另一个名称——"气"或元气，来称呼它。

很多研究者认为老子的"道"也就是"气"。而有的研究者认为老子以"道"为最高范畴，老子哲学是"道本"论。而"道"往往被理解为如"理"一样的"法则""规律""原则"等意思，遂判定老子的哲学是唯心主义的。而"气"则为某些研究者判定为物质，因而，把"道"理解为"气"，则判定老子哲学是唯物主义的。有的学者对老子哲学唯心唯物性质的判定前后有过反复。开始认为是唯物主义，后来认为是唯心主义，最后又认为是唯物主义，甚至认为难以判定。我认为之所以出现这种情况，在于研究者为西方哲学划分唯心、唯物论的窠臼所束缚而不能自拔。哲学唯心、唯物论的划分在西方哲学中自有其重要意义，但并不适合于中国哲学史或中国思想史的实际。无论把"道"理解为"规律",还是把"气"理解为"物质"都是很武断的说法。"道"与"气"在中国哲学史上并不是像西方哲学中的"物质"与"精神"那样处于截然对立状态,而往往是从不同角度对天地万物本原的描述。

把"道"理解为唯心主义的"精神"或"观念",这样,"道"生天地万物就变成了"精神"或"观念"生天地万物,而"精神"或"观念"往往是主观世界的东西,以此解读中国古典哲学是难以让人理解和信服的。因为老子明明白白地告诉我们"道"是真实存在的,并不是主观的"精神"或"观念"。把"道"理解为元气与老子对"道"的描述是符合的。

老子把"道"与"气"联系起来的论述见于《四十二章》。这一章是关于"道"生化万物图式的著名论述:"道生一,一生二,二生三,三生万物。万物负阴而抱阳,冲气以为和。"冯友兰(现代哲学家)先生说:"这里说的有三种气:冲气、阴气、阳气。我认为所谓冲气就是一,阴阳是二,三在先秦是多数的意思。二生三就是说,有了阴阳,很多的东西就生出来了。那么冲气究竟是哪一种气呢?照后来《淮南子》的宇宙发生的程序说,在还没有天地的时候,有一种混沌未分的气,后来这种气起了分化,轻清的气上浮为天,重浊的气下沉为地,这就是天地之始。轻清的气就是阳气,重浊的气就是阴气。在阴阳二气开始分化但还没有完全分化的时候,在这种情况中的气就叫做冲气。'冲'是一种性质,'道冲而用之或不盈'(四章)这种未完全分化的气与道差不多,所以叫冲气。也叫做一。"①

我认为冯友兰先生的讲法比较符合老子原意。因为"一生二,二生三"无论所生的具体内容为何,总是实际生成过程。这样,"道生一"的"生"也只能理解为实际的"生",否则前后文意就不连属了。如果"道生一"的"生"确实不是生成的"生",那么老子一定会用另

---

① 《老子哲学讨论集》.第41页.转引自陈鼓应.《老子注释及评介》.235页.

一种说法，这是显而易见的。当然，把"一"理解为"道"本身也是可以的。在万物生成之前的东西都可以称为"道"。在老子哲学中，"道""有""无"异名而同谓。老子以最终的本原为"道"（最狭义的），"道"生出"一"也就是"无"（无形无状的混沌，或者如冯友兰所谓的"冲气"）。此即"混成"之"有物"，以其混成不分，只能称"一"。"一"生出"二"也就是"有"（无形而有象的阴阳二气），"二"生"三"（"三"是阴阳合气，也包含"一"或"无"，又叫做"冲气"）。在老子哲学中首先存在或生成的也仍然存在于后来的生成之物中。从生成来说，"三"包括始生的"一"和次生的"二"，合计为"三"。这样，生成万物的条件就具备了。老子认为万物都由阴阳二气生成，但阴阳二气能够生物，还要有居间的沟通调和者，就是"冲气"。这样才能完整地生物。可见，在老子的宇宙生成论中，"气"是天地万物生成的承担者，是"道"的实质。"气"就是"道"，"道"也就是"气"。

问题是既然"道"实质上就是"气"，为什么老子不直接称之为"气"或元气呢？我想可能是这样："气"这个字是象形字，气的本义是自然界中的"云气"，这样容易与具体的有形之物纠缠在一起，难以分别，而老子时代还没有元气"真气""灵气"等区别于常识之"气"的概念。因而，直接用"气"来称呼生成天地万物的本原容易为人误解。而"道"从"辶"从"首"，表示人所走的路，是会意字，相对比较抽象。《说文》释"道"："所行道也。"强调的是"道"的供人行走的功能，而不是"道"的具体形象。老子用"道"来命名他发现的生成天地万物的本原，意在强调本原如道路一样布满天地万物之间独立不改，周行不息，是从本原的功用着眼的。作为生成天地万物本原的存在之"体"是无形、无色、无味的，是虚性存在，是很难找到恰当的名称命名的，所以，老子就从本原之"用"的角度强名之曰"道"。从老子对"道体"的描述看，只能把"道"理解为"气"或元气，而不是什么"客观精神"或"客观观念"。所以说，老子的"道论"哲学是第一个系统而隐晦的元气论哲学。

### （四）《管子》《庄子》的元气论

元气论哲学自然观在老子那里还处于隐秘的状态，但到了后来道家学派则将其明朗化了。《管子》中的《内业》《心术上》《心术下》《白心》四篇文献，据郭沫若先生考证属于道家后学稷下学的作品。稷下学把"道"与"精气"结合起来，赋予"道"以"精气"的内涵，不仅深化了"道"的认识，而且使"道"成为可以操作的概念，使元气论哲学具有了科学方法论的意义。

《内业》说："凡道，无根无茎，无叶无荣。万物以生，万物以成，命之曰道。"这是说"道"没有可感的具体形象，但却是万物得以生成的根本。《心术上》也说："虚无无形谓之道。""道"是虚无无形的存在。那么，"道"是不是什么也没有的绝对空无呢？不是。《内业》说："夫道者，所以充形也，而人不能固。""道"是充满包括人身在内的一切有形之物的东西，道是周流循环的，人不能使之固定不动。《心术上》说："道，不远而难极也，与人并处而难得也。""道"不远又很难穷尽它，与人共处又很难把握它。为什么呢？《心术上》中的传文解释说："道在天地之间也，其大无外，其小无内，故曰'不远而难极也'。虚之与人也无间，唯圣人得虚道，故曰'并处而难得'。""道"，其外无限大，故难极；其内无限小，故不远。"道"是空虚性存在，与人没有间隙，就是说"道"不是与人和万物相对立的，而是与之融为一体的存在。所以，人不能用感觉器官感知"道"，只有"圣人"能够用"心术"掌握"虚道"，所以说"并处而难得"。这就是"心术""内业"之名的缘由。所谓"心术"就是修心得道之术。而"内业"即内在的事业，不过是"心术"的别名。《心术下》说："气者，身之充也"，而《内业》说："道者，所以充形"。由此可知"道"就是"气"，这种只有用"心术"才能把握的虚无之"道"也就是"精气"。《内业》：

> 凡物之精，化则为生。下生五谷，上为列星。流于天地之间，谓之鬼神；藏于胸中，谓之圣人。是故此气，杲乎如登于天，杳乎如入于渊，淖乎如在于海，卒乎如在于己。

"精气"是地上的五谷，天上的群星，天地之间的鬼神和圣人（人），所有一切事物的生成者。"精气"如登上高天之光明，又如沉入深渊之幽暗；如海洋之辽远，又如山岩之窄狭。就是说"精气"是充满整个世界的，无论光明幽暗还是辽远窄狭。

关于"精气"的生化作用，《内业》说："精存自生，其外安荣，内藏以为泉原，浩然和平，以为气渊。渊之不涸，四体乃固；泉之不竭，九窍遂通。"这里"精""气"并举，认为"精气"是万物和人类生生不息、繁荣昌盛的内在源泉。又说："精也者，气之精者也。气，道乃生，生乃思，思乃知，知乃止矣。"明确肯定了"精"是"气之精"，即"精气"。精气能够产生生命乃至人的思想和智慧。为了说明"精气"在形成思想、智慧中的作用，《内业》又说："思之，思之，又重思之。思之而不通，鬼神将通之。非鬼神之力也，精气之极也。"人在思考新的理论问题或解决实际问题时往往百思不得其解，然而只要坚持下去，就会在某个时刻或由某种契机而豁然开朗。好像有鬼神在暗中帮助，《内业》作者认为不是鬼神的功劳而是精气作用发挥到极致的结果。

庄子作为老子之后最著名的道家后劲，也是元气论自然观的继承和发展者。《知北游》说："夫昭昭生于冥冥，有伦生于无形，精神生于道，形本生于精，而万物以形相生。"这是说有形有象的东西是从无形无象的东西那里化生而来的。这是指整个世界中有形之物与无形之道的关系。万物都有其特异的形体与主宰形体的精神，精神化生于道，形体化生于精。这里"道"与"精"相对，是更细致的区分。古人认为"精神"无形，"形"有形，所以化生"精神"的本原比化生"形"的本原更精微。从根本上看，"精"与"道"都属于无形之气的范畴。具体的万物则是有形之父母繁衍化生而来。

# 第一章 元气论的历史进程

庄子认为万物生化的具体过程仍然是阴阳二气交合作用的结果。《则阳》说:"是故天地者,形之大者也;阴阳者,气之大者也。"《秋水》说:"自以比形于天地而受气于阴阳。"这是说包括天地在内的一切有形之物都是禀受阴阳之气而化生的。如果阴阳二气运行不畅,万物就不能正常生化。《大宗师》认为"子舆"的病是"阴阳之气有沴"所致。《在宥》说:"天气不和,地气郁结,六气不调,四时不节。今我愿合六气之精以育群生。""六气"即前文的"阴""阳""风""雨""晦""明",是阴阳二气的细化和丰富。

关于人的生死,庄子明确肯定是气聚散的结果。《知北游》说:"人之生,气之聚也;聚则为生,散则为死。……故曰:通天下一气耳。"个体的生命历程就是从无到有,再从有到无的过程。《至乐》篇的故事说,庄子的妻子去世,好朋友惠施去吊唁。却发现庄子蹲在地上敲着盆歌唱。惠施批评庄子说,和人家过了一辈子,孩子大了,身体老了。人家死了不哭就够可以了,反而敲盆唱歌,不是太过分了?庄子说:不是这样啊,她刚死时,我怎么能无动于衷呢?然"察其始而本无生,非徒无生也,而本无形,非徒无形也,而本无气。杂乎芒芴之间,变而有气,气变而有形,形变而有生,今又变而之死,是相与为春秋冬夏四时行也"。就是说原本世界上没有她这个人,不仅没有这个人,连她的"形"和"气"都没有。混杂在恍惚之间,经过变化有了她的"气",再变化有了她的"形",再变而有了她的生命,现在又变化死去。这就像春夏秋冬四季往复循环一样啊。

还有一部叫《鹖冠子》的书。作者是战国时期楚国人,因为他平常总爱戴着一顶用鹖的羽毛装饰的帽子,人称鹖冠子。这本书是战国时期黄老学的重要著作。书中出现了元气概念,学术界认为是现在可见的元气一词的最早出处。《鹖冠子·泰录》说:"天地成于元气,万物乘于天地。"又说:"天者,气之所总出也;地者,理之必然也。"可见,鹖冠子认为天地由元气生成,而万物存在于天地之间,言外之意,万物由天地生成。这样,其宇宙生成论就是:元气→天地→万物。这个宇宙生成论模式与先秦时期的一般模式没有什么不同，所不同者是把始源称为元气而不是"气"，强调能够成为天地万物化生之源的"气"不是普通的"气"，只有元气才具有这样的功能。

### （五）孟子、荀子的元气论

先秦道家的元气论自然观不仅对道家自身而且还对包括儒家在内的其他各家思想产生了重要影响。《论语》中孔子的思想还没有系统的"天道"观，正如子贡所说："夫子之言性与天道，不可得而闻也。"其后的孟子虽然其最大的愿望是学孔子，继承了孔子的仁学思想体系，但在天道观上接受的是稷下道家的元气论自然观。孟子一生两度游齐，居稷下。稷下学与孟子思想之间存在着复杂的互动关系。稷下学对孟子思想产生了重要影响。孟子在道德修养方面提出了著名的养"浩然之气"的方法。孟子的"浩然之气"不是源自孔子而是来自稷下学。前面已经说过，孔子还是以局限于生理学范畴的"血气"状态作为阐释修身根据的，还没有上升到自然本原的元气论范畴。

关于"精气"对于人的意义，《内业》曾说："精存自生，其外安荣，内藏以为泉原，浩然和平，以为气渊。渊之不涸，四体乃固；泉之不竭，九窍遂通。乃能穷天地，被四海。中无惑意，外无邪灾，心全于中，形全于外，不逢天灾，不遇人害，谓之圣人。"这是说只要精气存在，自然就会生化，表现为外部的安定荣华，精气储藏于体内，浩然和平，成为生命活动的内在根据和动力源泉即气渊。只有作为气渊的源泉永不枯竭，四肢才能坚固，九窍才能畅通，才能成为具有认识天地四海的超越能力，不会遭遇天灾人害的圣人。圣人不是天生的而是修炼的结果。这里的"浩然和平，以为气渊"为孟子所接受，发展成"我善养吾浩然之气"的修养方法。

在孟子与公孙丑的对话中，孟子说自己有两个特长，其中之一就是"我善养吾浩然之气"。公孙丑问："敢问夫子恶乎长？"孟子说："我知言，我善养吾浩然之气。"公孙丑追问："敢问何谓浩然之气？"孟子说:"难言也。其为气也,至大至刚,以直养而无害,则塞于天地之间。其为气也,配义与道,无是,馁也。是集义所生者,非义袭而取之也。行有不慊于心则馁矣。"(《公孙丑上》)孟子说"浩然之气"是难以用语言说明的,因为"浩然之气"不是存在于外部世界的有形的物理实体而是人内在修炼的主观体验,对于没有这种生命体验的人是难以言表的。但是,我们不能因为"浩然之气"难以言表就否定其存在。比如人的精神世界是每个人都能感受到的主观存在,是不能外化的,但是没有人否定其存在。虽然难以言表,孟子还是勉强地说浩然之气是极为广大、极为刚强的。要用正直来涵养而不能伤害,它是充满天地之间的。这与《内业》的说法是一致的。当然,在浩然之气的涵养中,孟子加入了道义的主导,浩然之气要与道义配合,如果没有道义的配合及支撑则虚馁。可见,孟子一方面汲取了《内业》的养气论,同时又坚持儒家的基本立场,以道义来涵养浩然之气,这就使《内业》的自然养气论发展为道义养气论。这是孟子的一大贡献。所以,后世儒家的养气与道家的养气差异的大端就在于此。

和孟子一样,先秦最后一位大儒荀子也深受稷下学浸染。荀子在稷下"三为祭酒","最为老师"。其思想吸收了元气论自然观的丰富内容。《荀子·王制》(下引只注篇名)说:

> 水火有气而无生,草木有生而无知,禽兽有知而无义,人有气、有生、有知,亦且有义,故最为天下贵也。

这里荀子把世界上的事物按照"有气""有生""有知""有义"分为四个层次,这四个层次人皆具有,所以是最高贵的。这里暗含的前提就是世界上的一切事物皆有气,都是由气化生的。因此,气是一切事物存在的基础。对人而言,气的状态决定生命的状态,荀子提出了"治气"以"养生"的观点。其《修身》说:"以治气养生,则后彭祖。"就是说调治好人身之气就能超过彭祖的年寿。至于这种"后彭祖"的养生术如何修炼,荀子没有具体讲。庄子曾经说:"吹呴呼吸,吐故纳新,熊经鸟申,为寿而已矣;此道引之士,养形之人,彭祖寿考者之所好也。"(《庄子·刻意》)可见彭祖一派的修炼术确有"治气"内容——吹呴呼吸，吐故纳新。不过和孟子一样，荀子并没有局限于稷下道家的自然养气论，而是像孟子更加强调"道义"在"养气"中的主导作用。在荀子则是强调"礼"及"乐"在养气中的意义。荀子说：

> 治气养心之术：血气刚强，则柔之以调和；知虑渐深，则一之以易良；勇胆猛戾，则辅之以道顺；齐给便利，则节之以动止；狭隘褊小，则廓之以广大；卑湿重迟贪利，则抗之以高志；庸众驽散，则劫之以师友；怠慢僄弃，则照之以祸灾；愚款端悫，则合之以礼乐，通之以思索。凡治气养心之术，莫径由礼，莫要得师，莫神一好。夫是之谓治气养心之术也。

（《修身》）

荀子提出无论是在生理（血气）、思想（知虑）、性格（勇胆），还是在行为方面（齐给便利，……愚款端悫）出现的偏失都可以用相反的方法来对治。最后，荀子总结说"治气养心"之术的关键在于"礼""乐"。"礼""乐"才是"治气养心"的总原则。荀子说：

> 血气和平，志意广大，行义塞于天地之间，仁智之极也。夫是之谓圣人；审之礼也。

（《君道》）

> 故乐行而志清，礼修而行成，耳目聪明，血气和平，移风易俗，天下皆宁，美善相乐。

（《乐论》）

在荀子看来，"礼""乐"修养具有"治气养心"达到"血气和平"的效果。可见，荀子和孟子一样，虽然强调社会性的"礼乐""道义"，但仍然肯定和重视自然性的"气"在人类生活中的基础地位和作用。社会性的道德修养必须以自然性的"气"为基础，而"道义""礼乐"又可以提高自然性的"气"的机能水平。

## 二、汉唐时期

汉唐时代，元气论自然观由先秦时期的发轫累积变得更加清晰而且体系更加细密完善了。很多思想家直接以元气作为哲学的最高范畴，元气论自然观在哲学以及天文、历法、地理、农学、医学等科学的各个领域获得了长足发展。

### （一）《淮南子》、董仲舒的元气论

淮南王刘安（前179—前122）召集门客所著的《淮南子》一书，在自然观上全面继承了先秦道家的元气论传统并且将其具体化了。用冯友兰先生的话说，就是从本体论发展为宇宙发生论。所谓"本体论"讨论的是世界万物在本质上是什么，如人们熟悉的"世界究竟是物质还是精神"这样的问题；而宇宙发生论讨论的是宇宙及万物是如何发生演变来的。比较而言，宇宙发生论更具有科学的味道，讨论的问题也更具体细致些。《淮南子》把先秦道家的元气论自然观更加细致化，而富有宇宙发生论的特点。

从老子关于"道"的描述可以得出"道"是实际存在的结论，但老子的描述本身还比较模糊，《淮南子》关于"道"的实存性的描述则是非常清晰的。

> 夫道者，覆天载地，廓四方，柝八极，高不可际，深不可测，包裹天地，禀授无形；原流泉浡，冲而徐盈；混混滑滑，浊而徐清。故植之而塞于天地，横之而弥于四海；施之无穷，而无所朝夕。舒之幎于六合，卷之不盈于一握。约而能张，幽而能明，弱而能强，柔而能刚，横四维而含阴阳，纮宇宙而章三光。甚淖而滒，甚纤而微。"

（《原道训》）

这段话的大意是"道"充满整个宇宙，无始无终，从其"形象"

元气论：自然国学的哲学与方法论基石

看，如泉水涌出，由混浊变得澄清（浊而徐清），"道"混融如稀饭汁液，所谓"甚淖而滒，甚纤而微"。"道""横四维而含阴阳"，这样的"道"就是混沌未分的元气。

> 天地未形，冯冯翼翼，洞洞灟灟，故曰太昭。道始于虚廓，虚廓生宇宙，宇宙生元气。元气有涯垠，清阳者薄靡而为天，重浊者凝滞而为地。清妙之合专易，重浊之凝竭难，故天先成而地后定。天地之袭精为阴阳，阴阳之专精为四时，四时之散精为万物。积阳之热气生火，火气之精者为日；积阴之寒气为水，水气之精者为月；日月之淫为精者为星辰，天受日月星辰，地受水潦尘埃。
>
> （《天文训》）

古人在生活中直观可见的是动植形生、山河大地，称之为"万物"。而"万物"又生存在"天地"之中，古人认为"天地"是有形之大者。因此形成了"天地"生"万物"的观念，而所谓"天地"生"万物"实际上是天地所蕴含的"形""气"生万物。"天地"虽然是形之大者，古人渐渐认为天地也不是自古固有的，而是生成的。既然是生成的，就要思考天地生成之前世界是什么样子。当然，这是人类经验无法感知的，只能想象。既然是天地还没有产生，那只能是"无形"的，所谓"冯冯翼翼，洞洞灟灟"依古人之说就是无形的样子。古人称这个阶段的世界为"太昭"，有学者认为"太昭"就是"太始"，是世界的初始时期。

天地的生成，是宇宙亦即有形世界的开始，天地之前是什么情况，天地是怎么具体生成的，无论古人还是今人都是无法知道的，但人类又不甘心"无知"，因而就会根据已有的知识和思维力来推求、想象。《天文训》把天地之前的生成过程分为四步：《天文训》继承了老子思想，把生成的主体称为"道"，"道"生成天地之前分为"虚廓""宇宙""元气"三个阶段。这三个阶段本无法实证，应该是思辨的结果。"道"可能被想象为"宇宙"的起始点，起始点产生一无所有的空无的"虚廓","虚廓"分出"宇宙"即时间和空间,"宇宙"生出"元气"。《天文训》对宇宙发生过程的猜想有点类似于现在的"宇宙大爆炸"理论。由此看来,元气虽然是产生天地的直接原因,但并不是宇宙最初始的东西而是被生成的。但是,如果把元气理解为"物质性"的东西,而把元气之前的存在理解为"精神性"的东西恐怕也不符合古人思想。因为"虚廓""宇宙",显然不是西方哲学理解的不占有时空的"精神性"存在。

《天文训》认为"元气有涯垠",就是说元气有"限量"。《天文训》这样说,我认为可能是古人已经认识到在人类与万物生活的"天地"之外,还有更广大的空间,元气只是生成天地的材料。元气之"清阳者"形成天,"重浊者"形成地。古人认为先生成天,后生成地是因为"清妙之合专易,重浊之凝竭难"。天地生成,也就是天地分隔后,天地中的精气形成阴阳,阴阳再凝聚为四时,四时的不同精气生成万物。热气积聚成火,火气中的精气成为日;寒气积聚为水,水气的精气成为月;日月富余的精气成为星辰,天接受了日月星辰,地接受了水潦尘埃。通过《天文训》关于宇宙生成过程的叙述可知,宇宙生成分为两个大阶段,天地之前和之后。天地之前是无形的,古人依据想象分为三个阶段。其结果是生成元气,由元气而生成天地万物。这一段是有形的生成。古人以对世界的直观感受,以元气或"精气"为线索对天地万物的结构、状态做出了理论说明,构画出了一幅完整的宇宙图式。

与淮南王刘安差不多同时代的董仲舒(前179—前104)被称为汉代孔子,通晓五经,尤精公羊学。他确立了儒学在国家及社会生活中的指导地位,对汉朝乃至整个中国古代社会产生了极其重要的影响。他的著作大多佚失,流传下来的只有《春秋繁露》。董仲舒建立了以"天"为最高范畴的哲学体系,而阴阳五行的元气论则是他的哲学自然观基础。根据董仲舒对"天"的表述,很多哲学史家认为董仲舒的哲学属于唯心主义神学目的论体系。不过,正如很多哲学史家指出的那样,董仲舒的"天"具有"自然""主宰""道德"等多重属性,与西方的宗教神学

元气论：自然国学的哲学与方法论基石

并不是一回事。我认为自中国思想史发轫以来，中国古人就以天人合一或者天人相应为思想的基本底色，在认识自然（天）时，往往把人的属性、愿望附加于自然，而在认识人时则把天的规律直接比附于人。实则是古人把天人一体的整个世界看成是一个有机的生命体，颇具今天生态自然观的色彩。对中国传统哲学的唯心、唯物划分，除了具有哲学批判或肯定的意义外，没有太多意义。本书不再沿袭这一思路，而是从天人一体的生命哲学视域来重新理解和审视中国传统思想。

董仲舒说："天、地、阴、阳、木、火、土、金、水，九，与人而十者，天之数毕也。"（《春秋繁露·天地阴阳》，下引该书只注篇名）这就是董仲舒所理解的宇宙的基本结构。其中还可以分为天地人与阴阳五行两组。天地是人及万物展开生命活动的时空条件，而阴阳五行则是运行于天地人及万物之中的元气，是宇宙生命体生成发展的动力源泉。阴阳五行是元气在天地人物中的动态功能和时空结构。董仲舒说："天地之气，合而为一，分为阴阳，判为四时，列为五行。"（《五行相生》）可见，阴阳、五行在董仲舒的哲学中不是机械的并列关系，而是生成展开而互见互用的关系，即天地之气，展开为阴阳，阴阳展开为四时，而四时中含有五行。由于董仲舒哲学是非常复杂的体系，篇幅所限不能展开，只对其元气论自然观略作叙述。董仲舒论述阴阳之气对人的作用，说：

> 天地之间，有阴阳之气，常渐人者，若水常渐鱼也，所以异于水者，可见与不可见耳，其澹澹也，然则人之居天地之间，其犹鱼之离水一也，其无间，若气而淖于水，水之比于气也，若泥之比于水也，是天地之间，若虚而实。

（《天地阴阳》）

董仲舒认为天地之间存在着阴阳之气，阴阳之气总是对人发生微细看不见的作用。就像水总是对鱼发生作用一样。水与气的区别只是前者可见，后者不可见而已。人与阴阳之气混融无间就像鱼与水混融无间一样。董仲舒认为水与气的关系就像泥与水的关系，天地之间虽然感觉是空无的，但实际上是有阴阳之气充满其中的，阴阳之气是真实存在的。

董仲舒对五行学说也有详细的论述。他说：

> 天有五行：一曰木，二曰火，三曰土，四曰金，五曰水。木，五行之始也，水，五行之终也，土，五行之中也，此其天次之序也。木生火，火生土，土生金，金生水，水生木，此其父子也。木居左，金居右，火居前，水居后，土居中央，此其父子之序，相受而布。是故木受水而火受木，土受火，金受土，水受金也。诸授之者，皆其父也；受之者，皆其子也；常因其父，以使其子，天之道也。

（《五行之义》）

五行即木、火、土、金、水。所谓木为五行之始，水为五行之终。土为五行之中，是指五行在一年中发生的时间顺序；而木居左，金居右，火居前，水居后，土居中央，则是五行在空间的分布情况。所以，五行是元气依时空分布发展的动态结构。五行之间的相生关系，一般称为"母子"关系，而董仲舒则称之为"父子"关系。五行之间除了相生关系外，还有相胜关系，即"金胜木"，"水胜火"，"木胜土"，"火胜金"，"土胜水"。五行通过相生相胜关系构成了整体动态平衡结构。严格说来，这些思想并不是董仲舒的发明，而是当时普遍的思想观念。董仲舒把阴阳五行思想与他对天地万物及人类社会的理解结合起来创造了以天为最高范畴，以元气论的阴阳五行为基本内容，以服务于人生、政治、社会为主要目的的哲学体系。同时，也就把阴阳五行的元气论自然观系统化、理论化了。

董仲舒所讲的阴阳有多种含义，但其基本的意思是指决定一年寒暖变化的阴阳二气。他认为阴气与阳气各有始出、循行和所居之位。他说："阳气始出东北而南行，就其位也，西转而北入，藏其休也；阴气始出东南而北行,亦就其位也,西转而南入,屏其伏也"(《阴阳位》)。所以,阳气以南方为所居之位,以北方为休息之处;阴气以北方为所居之位,以南方为隐伏之处。阳气到了所居之位,则天气大暑;阴气到了所居之位,则大寒。在阴阳二气中,董仲舒也承认事物的正常发展需要阴阳和调,孤阴不生,独阳不长;但在阴阳二者之间,阳气是居于主导地位的方面,是事物成败的决定因素。他说:"阳始出,物亦始出;阳方盛,物亦方盛;阳初衰,物亦初衰;物随阳而出入。"(《阳尊阴卑》)董仲舒的这一思想对后来的中国文化的各个方面产生了重要影响,如中医学中就有重阳学派。

董仲舒的另一重要思想认为阴阳与五行之间不是机械并列的关系,而是交互作用的。他说:"金木水火各奉其主,以从阴阳,相与一力而并功,其实非独阴阳也,然而阴阳因之以起,助其所主。故少阳因木而起,助春之生也;太阳因火而起,助夏之养也;少阴因金而起,助秋之成也;太阴因水而起,助冬之藏也。"(《天辨在人》)这是说虽然金木水火五行之气各自要供奉所主养之物,但又都要顺从阴阳的法则,相互之间集中力量,为同一目标努力。其实也并不是局限于阴阳,阴阳也是为了天地万物的整体目标而发生作用。少阳之气是顺应木气而发用,以辅助春天万物的生发之性;太阳之气是顺应火气而发用,以辅助夏天万物的养长之性;少阴之气是顺应金气而发用,以辅助秋天的成实之性;太阴之气是顺应水气而发用,以辅助冬天的收藏之性。董仲舒把阴阳与五行的作用综合起来考虑,使元气论自然观能更加深刻而系统地阐释天地万物的生化规律,对包括医学在内的传统科学和技术都产生过重要影响。

### (二)《内经》、王充的元气论

《黄帝内经》(简称《内经》)是中医学的奠基之作,是春秋战国至汉代中医理论与实践经验总结的汇编。《内经》虽然是一部医学著作,但涉及天文、地理、历法、心理、社会、政治各个方面,还蕴含着丰富的元气论内容，可以说中医学的理论体系就是以元气论自然观为基础建立起来的。《内经》认为人是元气化生的，"人以天地之气生，四时之法成"。（《素问·宝命全形论》）《内经》元气论自然观以"气"（精气、元气）为天地万物生化之源，以阴阳五行为元气的展开与万物的禀赋，构建了一个整体动态的医学宇宙观体系。《素问·天元纪大论》说：

> 五运阴阳者，天地之道也，万物之纲纪，变化之父母，生杀之本始，神明之府也，……夫变化之为用也，在天为玄，在人为道，在地为化，化生五味，道生智，玄生神。神在天为风，在地为木；在天为热，在地为火；在天为湿，在地为土；在天为燥，在地为金；在天为寒，在地为水。故在天为气，在地成形，形气相感而化生万物矣。

《内经》认为阴阳五行是天地万物的总规律，是万物产生、消亡、变化、发展的起因，是万物生机蓬勃、神妙灵明的内在动力。阴阳五行的变化功用：在天形成玄妙的日月星辰，在人形成人道规范，在地形成动植物的生化，生化生成五味，人道生成智慧，天之玄妙生成神奇妙用。神妙功用：在天为风，在地为木；在天为热，在地为火；在天为湿，在地为土；在天为燥，在地为金；在天为寒，在地为水。也就是天之五气和地之五行。总之，在天形成无形之气，在地生成有象之形，在天之气与在地之形相互交感，化生万物。这就是《内经》以阴阳五行为主要内容的元气论自然观的集中表述。中医学对人体生命活动规律、疾病发生规律乃至养生、治疗规律的认识都是建立在这一基础之上的。中医学形成这样的理论形态不是偶然的，而是与先秦以来，特别是汉代如董仲舒哲学的交流影响密切相关的。董仲舒关于阴阳五行的论述与《内经》中的阴阳五行思想在根本上是一致的。

王充（27—约97），东汉伟大的哲学家，"自然元气论"自然观的系统阐述者，经过他的努力"自然元气论"哲学观念得以确立，而且对后来的思想家产生了重要影响。中国古代天人合一的思想观念把天地万物看成是大生命体，特别重视和强调天人相同的方面。这样往往把自然万物作拟人化的理解，这种取向在董仲舒哲学中已经很明显，发展到东汉时期就更加严重了，认为天是有情感、意志，和人一样能够发号施令，主宰世界，人是天有目的、有意识创造出来的等等。如此理解当然是非常肤浅的，这也是当代哲学史家将其视为神学唯心主义的根据。王充在对这种浅薄目的论的批判中，形成了"元气自然论"的自然观。

王充的"元气自然论"是继承道家思想而来的。他说："黄老之家，论说天道得其实矣。"（《论衡·谴告》，下引《论衡》只注篇名）所谓"得其实"就是说道家对天道的认识是天地万物的生化都是自然而然的，而不是由某种神灵或神秘力量有意识创造的，这是符合实际的。王充认为，人与物一样都是由元气化生并没有什么特别之处。他说："人，物也；物，亦物也。"（《论死》）人是万物中的一种，一般的物也是万物的一种。又说："人，物也。万物之中有知慧者也。其受命于天，禀气于元，与物无异。"（《辨祟》）人虽然有知慧，但人类生命的来源与其他物类没有区别，"俱禀元气，或独为人，或为禽兽"。（《幸偶》）在王充看来，万物都是禀受元气而生成的，"天地合气，万物自生"，"夫天覆于上，地偃于下……万物自生其中间矣"。（《自然》）

从以上论述可见，王充认为人与万物生成的场所是天地，万物生成的材料是元气。那么，元气和天地是什么关系呢？他说："天禀元气，人受元精"（《超奇》）。从这句话看，王充似乎认为先有元气，后生成天地。王充引用前人之说：

> 说《易》者曰：元气未分，混沌为一。儒书又言：溟涬蒙澒，气未分之类也。及其分离，清者为天，浊者为地。如说《易》之家、儒书之言，天地始分，形体尚小，相去近也。
>
> （《谈天》）

## 第一章 元气论的历史进程

王充对元气化生天地，天地复化生万物的说法是了解的，对此也没有提出异议。不过，王充对于这些玄虚的问题似乎不感兴趣。他不但没有像《淮南子》那样把元气之前的宇宙发生划分为三个阶段，而且，对天地是否由元气化生，还是自古固存，都没有明确的答案。在他看来，只要明确了万物是由天地之间的元气自然生成的，就可以了。他说："元气，天地之精微也。"（《四讳》）元气是天地之间的精微之物，是生成万物的材料。他强调的是天地中的元气化生万物的自然、无为的特性。王充认为天之所以运动不息就是因为"施气生物"的缘故。他说：

> 天之行也，施气自然也，施气则物自生，非故施气以生物也。不动，气不施，气不施，物不生，与人行异。日月五星之行，皆施气焉。
>
> （《说日》）
>
> 天之动，行也，施气也，体动，气乃出，物乃生矣。由人动，气也；体动，气乃出，子亦生也。夫人之施气也，非欲以生子，气施而子自生矣。天动不欲以生物，而物自生，此则自然也。施气不欲为物，而物自为，此则无为也。谓天自然无为者何？气也。恬淡无欲，无为无事者也。
>
> （《自然》）

这是说天在运动中把气施放出来，万物就由此产生了。如果天不运行，气就不能施放，万物就不能生成。王充强调元气化生万物是自然、无为的过程，是没有主观目的性存在其中的。因此，王充的自然观是元气自然论的，也可以称为"自然元气论"自然观。王充之后的哲学家对元气论的理解就没有类似神学目的论的讲法了。明确肯定元气生化万物的自然性是王充的重大贡献。对于天地是不是生成的，乃至于天地之前宇宙状态的向往，在王充看来是不可能知晓的玄虚问题。王充仅就现实可以把握的天地、元气、人与物，来探究自然生化的规律。王充这种"疾虚妄"而务实的思想性格影响了后来的元气论思想家，不再去探讨玄虚的宇宙生成问题，而主要去探讨天地万物的本体论问题了。不过，

元气论：自然国学的哲学与方法论基石

宇宙的生成过程毕竟是让人难以忘怀的，虽然哲学家不再关心它，但科学家还是不能不对此倾注心血和笔墨。

## （三）张衡的元气论

张衡（78—139）就是在王充后不久以元气论探究宇宙生成的古代著名科学家。为了说明天体构成与运行，他在《灵宪》一书中提出了完整的宇宙发生论：

> 太素之前，幽清玄静，寂漠冥默，不可为象，厥中惟虚，厥外惟无。如是者永久焉，斯谓溟涬，盖乃道之根也。道根既建，自无生有。太素始萌，萌而未兆，并气同色，浑沌不分。故道志之言云："有物浑成，先天地生。"其气体固未可得而形，其迟速固未可得而纪也。如是者又永久焉，斯为庞鸿，盖乃道之干也。道干既育，有物成体。于是元气剖判，刚柔始分，清浊异位。天成于外，地定于内。天体于阳，故圆以动；地体于阴，故平以静。动以行施，静以合化，堙郁构精，时育庶类，斯谓太元，盖乃道之实也。在天成象，在地成形。天有九位，地有九域；天有三辰，地有三形；有象可效，有形可度。情性万殊，旁通感薄，自然相生，莫之能纪。①

从上文可知，张衡认为，宇宙的发生分三个阶段。第一阶段叫"溟涬"，这时候什么也没有。但有"永久""中""外"的说法，即已经有时空的存在了。这被称为"道根"。有了"道根"就从无生有，宇宙发生进入第二个阶段。"太素"开始萌芽，但还没有征兆，宇宙是同一颜色混沌不分的气的状态，这个阶段的气还没有凝结为形体显现出来，气的运行速度也无法测度。这个阶段叫"庞鸿"。这被称为"道干"。有了"道干"就可以发育成有形体的万物，宇宙发生进入第三阶段。元

---

① 转引自中国科学院哲学研究所中国哲学史组编.《中国哲学史资料选辑（两汉之部）》.431页. 北京：中华书局，1962.

气开始分化，刚柔之性分离，清浊各居不同位置。天在外形成，地在内形成。天体从阳来，所以天圆而动；地体从阴来，所以地体平而静。天动以施气，地静而与天施之气结合生化，如氤氲①之气构精而生育万物。这个阶段叫"太元"。这被称为"道实"。在天上形成各种形象，在地上形成各种形体。天可分为九重，地可分为九州；天有日月星三辰，地有高下平三形。总之，有象就可以把握，有形就可以度量。万事万物性质各不相同，但都是相互作用，自然产生的，具体是无法计数的。

张衡的宇宙发生论是继承了老子和《淮南子》《易纬》等成果而形成的。张衡继承了老子把宇宙生成始源称为"道"的传统，并把"道"生成宇宙的过程分为："道根""道干""道实"。好比树木，有"根"而生成"干"，而结出"实"。张衡继承了《淮南子》把"道"生成宇宙分为三个阶段的思想。不过《淮南子》宇宙发生三阶段的"虚廓""宇宙"元气，论述比较笼统，张衡的说法就非常清楚了。"道根"阶段是只有时间和空间的绝对虚无状态。"道干"阶段是混沌为一的同气状态。"道实"是有形之物开始生成并形成万物的阶段。从《淮南子》到张衡的《灵宪》，元气都不是从来就有的，而是宇宙发生到一定阶段的产物。具体说，在即将形成有形之物时出现元气。元气似乎是万物之始。张衡又把天地生成后天地之气交合生化的阶段称为"太元"，即可见其意。这个阶段似乎是万物之祖发生的时期，由万物之祖再生出万物即我们生活的现实世界。

"太素"是《易纬》中的概念，《易纬》根据有形无形把宇宙的生成分为"太易""太初""太始""太素"四个阶段。《易纬》云：

> 夫有形生于无形，乾坤安从生？故曰：有太易，有太初，有太始，有太素也。太易者，未见气也；太初者，气之始也；

---

① 氤氲，即温和混沌飘荡的云气。《周易·系辞》：天地氤氲，万物化醇；男女构精，万物化生。

> 太始者，形之始也；太素者，质之始也；气形质具而未离，故曰混沦。混沦者，言万物相混成而未相离。视之不见，听之不闻，循之不得，故曰易也，无形无垺。

太易是还没有气的阶段，相当于张衡所谓"溟涬"的"道根"阶段；太初是开始有了气的阶段，相当于张衡所谓"庞鸿"的"道干"阶段；太始是开始有形的阶段，相当于张衡所谓的"太元"的"道实"阶段；而"太素"是开始有了质的阶段，则相当于张衡的由"太元"进而衍生万物的阶段，也属于大的"道实"这一阶段。可见，《易纬》的"太素"仅是宇宙发生过程的最后一个阶段，而张衡所理解的"太素"则是涵盖了除"道根"之外，"道干""道实"两个阶段；相当于《易纬》除太易之外的太初、太始、太素三个阶段。

张衡作为科学家一方面继承了此前哲学和科学发展的成果，同时又以他的科学研究为依据，因而其宇宙发生论则较之过去的说法更为清楚。张衡根据其浑天仪模型计算认为八极的周围，直径二亿三万二千三百里，南北则减少千里，东西则增加千里。从地到天，是八极的一半，地的深度也是如此。张衡是用勾股算法得出的结论："将覆其数，用重钩股，悬天之景，薄地之义，皆移千里而差一寸得之。"（《灵宪》）超出这个以外的，就不得而知了。这个不得而知的就是"宇宙"，"宇之表无极，宙之端无穷"。可见，在张衡乃至古代一般人的观念中，"宇宙"是指整个世界，而天地则是与人和万物生活密切相关，而且可以测量的部分。天地包括其中的万物只是宇宙中的一部分。所以，张衡才说，在"太素之前""厥中惟虚，厥外惟无"。既然"太素之前"是绝对的虚无，就不应该有什么"中""外"之分。他所谓的"中"应该是指宇宙形成后天地所占据的部分，"外"则是天地之外不可测量的宇宙。

本书前面讲过，对元气可以有广狭二义的理解，狭义的元气论是探讨宇宙生成的理论。一般认为，汉代是狭义元气论的形成时期。如前面提到的《淮南子·天文训》《灵宪》都是汉代著作。这里,再对"元气"一词在史籍中的使用略作梳理。较早的如《鹖冠子》说过:"天地成于元气,万物乘于天地。"《吕氏春秋·应同》说:"芒芒昧昧,因天之威,与元同气。"这里元气不是一个词,而"元""气"并用。既然说"与元同气",显见"元"也是"气",不过没有明言而已。医典《难经》有"原气"一词。《三十六难》:"肾两者,非皆肾也。其左者为肾,右者为命门。命门者,诸神精之所舍,原气之所系也;男子以藏精,女子以系胞。""原气"就是元气。古代"原""元"通用。

董仲舒在《春秋繁露》中多次提到"元",他认为"元"是"始",所以"元"非常重要。《玉英》:"谓一元者,大始也。……惟圣人能属万物于一,而系之元也。……是以春秋变一谓之元,元犹原也。"又说:"故元者,为万物之本,而人之元在焉,安在乎?乃在乎天地之前,故人虽生天气,及奉天气者,不得与天元、本天元命而共违其所为也。"《春秋繁露》直接使用元气的地方有两次。《王道》:"王者,人之始也。王正,则元气和顺,风雨时,景星见,黄龙下。"《天地之行》:"布恩施惠,若元气之流皮毛腠理也。"从以上引文可见,董仲舒元气的用法是广义的,而不是狭义的天地初创时期的元气。而东汉何休对元气的阐释则是狭义的。"元者,气也。无形以起,有形以分,造起天地,天地之始也。"(《公羊传解诂·隐公元年》)何休认为"元"就是"气"。无形的事物是由它而生起,有形的事物也是因它而分离成形,天地由它创造,是天地的始因。可见,在古人那里对元气就有广义和狭义的不同理解。

### (四)魏晋时期的元气论

魏晋时期,儒学衰微,玄学兴起,玄学关注的多是有无动静之辩等较为抽象的哲学问题,而对万物生化规律关注不多,这一时期元气论哲学处于相对沉寂的状态。不过,也不是完全没有人关心这个问题。竹林七贤之首的嵇康说:

> 夫元气陶铄，众生禀焉。赋受有多少，故才性有昏明。唯至人特钟纯美，兼周内外，无不毕备。降此以往，盖阙如也。
>
> （《明胆论》）

嵇康以元气为宇宙的终极本原，并以元气禀生的差异说明人与人、物与物的种类和个性差别。受西方传来的佛教的刺激，东汉末年产生了道教。道教以"道"为根本，但其宗教实践需要以元气为基础，所以元气论是道教的理论基石。《太平经》说：

> 天地开辟贵本根，乃气之元也。
>
> （《修一却邪法》）
>
> 元气乃包裹天地八方，莫不受其气而生。
>
> （《分解本末法》）
>
> 元气行道，以生万物，天地大小，无不由道而生者也。故元气无形，以制有形，以舒元气。
>
> （《守一明法》）

元气思想甚至为佛教所吸收。晋慧远和尚《弘明集》说："夫禀气极于一生，生尽则消液而同无。"其所谓"禀气"即元气。慧远认为元气虽然可供给一生之用，但生命终结则消散，而元气所化之"神"却是不生不灭的。至唐宗密和尚则把元气归于"心"之所生，来论证其"心外无别法"的佛教主张。

## （五）柳宗元、刘禹锡的元气论

唐代以元气论自然观作为自己思想理论基础的主要有柳宗元和刘禹锡。柳宗元的元气论自然观主要是通过他的两篇谈天的文章——《天说》《天对》体现出来的。《天说》是柳宗元为回答韩愈的问题所作。韩愈提出了一个比较奇怪的说法。他认为人是元气阴阳败坏产生的。所以，他认为如果谁能够破坏人类的生存就是有功于天；反之，就是天的仇人。有功的该受天赏，有仇的该受天罚。柳宗元不同意韩愈天有意志，能赏罚的观点。他认为天不过是我们看到的"苍天"，"地"不过

## 第一章 元气论的历史进程

是我们脚踩的大地,天地不过像大瓜果,天地间充满了元气,元气分为阴阳二气,阴阳二气相互作用,生成世界万物。他说:

> 彼上而玄者,世谓之天,下而黄者,世谓之地;浑然而中处者,世谓之元气。……天地,大果蓏也;元气,大痈痔也;阴阳,大草木也。

(《天说》)

柳宗元的这段话如果不联系上文不太好理解。他是接着韩愈的话讲的。韩愈说:"夫果蓏饮食既坏。虫生之。人之血气败逆壅底,为痈疡、疣赘、瘘痔,……木朽而蝎中,草腐而萤飞。"柳宗元以"果蓏""痈痔""草木"说明"天地""元气""阴阳",并不是对这三个词语的严格释义而是一种比喻,强调它们都是自然的,并没有意志,具备赏罚能力。

在《天说》中柳宗元还只是概要地表达了自己的元气论自然观,在《天对》中则对此作了较为细致的阐述。《天问》是屈原对包括天地形成、人类起源、天体构造、动植产生等问题的追问。《天问》是以追问的方式写的,虽然其中也包含着作者的认识,但终究是发问。《天对》就是柳宗元对《天问》的回答。屈原在《天问》开始提出了几个理论问题。大意是:宇宙有没有"极"(尽头)?有没有创造者?最初的创造是谁来传道的?在上下形状没有产生之前如何认识、研究?柳宗元回答说:

> 本始之茫,诞者传焉。鸿灵幽纷,曷可言焉?晢黑晰眇,往来屯屯,庞昧革化,惟元气存,而何为焉?

他认为宇宙由元气形成,没有什么东西主宰创造,关于宇宙本原的神秘说法都是荒诞的人传说的,是不可信的。关于天地是否有开始,柳宗元在《封建论》中说:

> 天地果无初乎?吾不得而知也。生人果有初乎?吾不得而

知也。然则孰为近？曰：有初为近。

柳宗元认为无论人类整体还是个体都只是天地之中的一部分，都不可能直接看见天地是否有开始，也不能看见人类自身的开始。有开始和没有开始哪个更接近实际呢？从道理上看，还是有开始接近些。不仅个体即便是人类整体依然是有限的，所以人类能够经验到的事物也是有限的，对超出人类经验之外的事物的直接认识是不可能的。但人类的求知欲又不会止于经验，而总要根据已有的经验和理性来类推不能直接经验的事物。古今中外关于宇宙起源的学说都是以已有的有关经验加上逻辑推理形成的。当然，在这个问题上有的人走得远些，如《淮南子·天文训》、张衡的《灵宪》；而有的人则强调经验，而不去作过度的推测。柳宗元就是如此。他只承认宇宙由元气形成，天地有始为近似。其他的则是"诞者"的妄想而已。

关于宇宙乃至万物的生成规律，屈原问到"阴阳三合，何本何化"。这是说，任何事物都是由阴阳两个方面形成的，阴阳是二，阴阳相合产生一个新事物就是三。这是屈原的认识，他要问的是：阴阳能够化合产生新事物的根据是什么，是如何生化的？柳宗元回答说：

合焉者三，一以统同。吁炎吹冷，交错而功。

阴阳能够结合为新事物就是三，能够使阴阳结合为三的是"一"，即一元之气。一元之气分化为阴阳二气。元气之所以分为阴阳二气是因为元气在运化中的速度不一致，有快有慢，就像人慢呼出热气，快吹出冷气一样。由于热气、冷气性质不同，二者交互作用而产生新事物。在宇宙、天地乃至万物生化的内在关联问题上，柳宗元排除了外在创造者的观念，明确肯定在阴阳二气之外，没有其他神秘力量，只是阴阳二气自身的相反相成，它们的"交错而功"是事物发展的内在根源。关于天地的生成，屈原问道："圜则九重，孰营度之？""圜"即天，九重之天是谁经营制造的？柳宗元回答说：

冥凝玄离，无功无作。

## 第一章 元气论的历史进程

"冥"即暗,指沉浊的阴气,阴气凝聚形成地。"玄"指天,《千字文》云:"天玄地黄。"阳气清扬离散而形成天。柳宗元对于天地形成的认识与前人的认识是一致的,也认为是阴阳二气不同的性质和运动方式形成的。

刘禹锡在思想上持与柳宗元相似的观点,被柳宗元引为同调。刘禹锡看到柳宗元的《天说》,认为讲解不够全面。于是发挥其说,写成《天论》三篇,详细地阐发他的哲学思想。刘禹锡把《天论》送给柳宗元看,柳宗元回信说:"详读五六日,求其所以异吾说,卒不可得……若子之说,要以乱为天理,理为人力耶?谬矣。……独所谓无形为无常形者,甚善!"柳宗元认为刘禹锡的《天论》与自己的《天说》在根本观点上没有什么不同,可以说二人同调。不过,柳宗元指出了两点:一点他认为是错误的;一点是他赞赏的。

刘禹锡写作《天论》的主要目的是论证"天与人交相胜"的道理,即自然与人类各有短长,在不同的方面各有胜过对方之处,并不是专门讨论自然观的文章,不过从其文章也可以窥见其自然观之大概。他说:

> 今夫人之有颜、目、耳、鼻、齿、毛、颐、口,百骸之粹美者也。然而其本在乎肾、肠、心、腹;天之有三光悬寓,万象之神明者也。然而其本在乎山川五行。浊为清母,重为轻始。两位既仪,还相为庸。嘘为雨露,噫为雷风。乘气而生,群分汇从。植类曰生,动类曰虫。倮虫之长,为智最大,能执人理,与天交胜,用天之利,立人之纪。
>
> (《天论下》)

> 阳而阜生,阴而肃杀;水火伤物,木坚金利;壮而武健,老而耗眊,气雄相君,力雄相长:天之能也。
>
> (《天论上》)

刘禹锡从人身粹美的百骸推论其根本在肾、肠、心、腹,即五脏精气的生化之功滋养人身百骸;天上三光和万象神明的根本在山川五行,即阴阳五行之气生化出这一切。浊为清母,重为轻始,浊与清、重与轻，即阴与阳。从刘禹锡的表述看，他认为在阴与阳之间，阴比阳更为根本，这就是为什么他说"天之有三光悬寓，万象之神明者也。然而其本在乎山川五行"的道理。古人认为在天地产生之前是混沌的一团元气，元气运动，其中重浊的停留在中心，形成地；轻清的向外扩散形成天。这就是柳宗元说的"冥凝玄离"。这样的宇宙观显然是以地为中心的。这是符合人类认识规律的，人总是从自身或自身存在的地方为出发点来认识世界，自然以自身及其所在为中心。这种说法与当今的宇宙大爆炸学说也有相似之处。所谓大爆炸即是说宇宙是从一个极其微小而质量无限大的质点瞬间爆炸而形成的。

"两位既仪"的两仪之说来自《易传》的"易有太极，是生两仪"。两仪，有说指天地，有说指阴阳。我认为二者可以合一，即指天地阴阳。这是说天地各居其位，而天地的阴阳则"还相为庸"，即交互作用而产生雨露、风雷这些自然现象。所谓"嘘""噫"是拟人化的说法。万物都是凭借元气而产生，即"乘气而生"；万物因其阴阳种类的不同而分为不同的群落，即"群分汇从"。天地阴阳之气所化的有生命之物，总的可以分为动植物两大类。植物类称为"生"，动物类称为"虫"。"虫"在古代是广义概念，泛指一切动物。其中，人为"倮虫之长"，"倮"即"裸"，无毛动物，人是无毛动物中最高贵的。因为人的智慧最发达。所以，人能够懂得道理，与天相比，有胜出天的地方，人可以利用天为人提供的物质利益，确立人道法则。

关于阴阳的关系，刘禹锡一方面认为阴是阳的基础，一方面又认为阳在自然生化中起积极作用而阴则起消极作用。所谓"阳而阜生，阴而肃杀"，是说阳气使万物繁荣生长，而阴气使万物收敛消亡。关于五行，刘禹锡认为五行之间不仅存在生克关系，五行不仅是人类生活不可或缺的五种基本物质，也会产生利弊不同的作用。如水火能伤人伤物，木材坚硬金属锐利。元气的盛衰强弱决定生物一生的不同生命状态，凡生物在轻壮时都强壮，在年老时都衰弱，气力超群的就可以为物类之长。

刘禹锡在《天论中》提出的甚为柳宗元称许的"无形为无常形"的

## 第一章 元气论的历史进程

命题对后世产生了非常重要的影响。他说:

> 若所谓无形者,非空乎?空者,形之希微者也。为体也不妨乎物,而为用也恒资乎有,必依于物而后形焉。今为室庐,而高厚之形藏乎内也;为器用,而规矩之形起乎内也。音之作也有大小,而响不能逾;表之立也有曲直,而影不能逾。非空之数欤?夫目之视,非能有光也,必因乎日月火炎而后光存焉。所谓晦而幽者,目有所不能烛耳。彼狸、狌、犬、鼠之目,庸谓晦为幽邪?吾固曰:以目而视,得形之粗者也;以智而视,得形之微者也。乌有天地之内有无形者耶?古所谓无形,盖无常形耳,必因物而后见耳。乌能逃乎数耶?

刘禹锡认为所谓的"无形"就是"空"。"空"不是什么也没有的绝对空无,而是极希极微的不能感知之"形"。这种"空"从"体"来说,不会妨碍有形之物;从"用"来说,总是资助有形之物。"空"一定是依赖有形之物来显现自己的存在。比如,人们建造房屋,房屋的高厚的形状就隐藏在"空"中;制造器物,规矩的形状就在"空"中产生了。声音的发作有大小,但音响不能超出"空"的界限;树立的圭表有曲有直,但圭表的影子不能超出"空"之外。这些不都是"空"可以度量的数吗?再如,人的视力不能没有光,一定是靠着日月火焰才有光的存在。所谓的隐晦幽暗,是目所不能视的结果。对于狐狸、猩猩、狗、老鼠这些动物的眼睛来说,还有所谓的晦暗幽微吗?所以,刘禹锡认为用耳目感官感知,能够认识显著存在的"形";用理智思考能够认识隐微的"形"。天地之间不存在无形者。古人说的无形是无常形,无形一定是凭借有形之物来显现,怎么能没有数的规律呢?

这里,刘禹锡把"形"分为"粗""微"两种。就"形"的本义而言是指可见的有形之物,即刘禹锡的"形之粗者"。刘禹锡把"形"分为"粗""微"两种,实际是扩大了"形"的内涵。这种包括"粗"和"微"的"形"已经不是本来的形的概念了,而是相当于现代哲学所谓的"存在"概念。不过，刘禹锡的时代还不能有这样的概念，只能以扩充"形"的意义内涵的方法表达。刘禹锡"无形为无常形"的思想之所以重要，是因为他彻底否定了绝对虚空的存在。我们知道，古人的宇宙发生论认为，在宇宙发生之初，元气产生之前有一个绝对虚空的时期，此后才有元气，由元气而生化天地万物。这种宇宙发生论虽然对宇宙的过程作了比较细致的划分，但实际上是存在逻辑矛盾的，即绝对的虚空的"无"如何产生作为"有"的元气？当然，这个矛盾在刘禹锡之前可能没有为人们意识到。刘禹锡的"无形为无常形"的思想虽然还没有意识到无形即气，但开启了这样思考的可能性，为后来张载的"太虚即气"思想的提出做了理论准备。这是刘禹锡的独特贡献。

## 三、宋明清时期

中国元气论自然观肇始远古，发轫先秦，成形于汉唐，至北宋张载则完全成熟，宋以后元气论自然观的发展基本是对张载元气论自然观的补充、完善以及在各个具体学科中的发挥和运用。

### （一）张载的"太虚即气"

张载（1020—1077），字子厚，北宋著名哲学家。张载是宋明道学（理学）中气学的创始人。宋明道学（理学）是汉末、魏晋、唐以来儒、释、道三教冲突融合的产物，是儒学在回应、批判释、道的挑战，并积极吸收释、道有益的思想资源之后，建构的包括天道自然观在内的儒学新道统。其内部涵括了"理学""气学""心学""性学"诸分派，统称宋明道学，因其理学一派以朱熹而大盛，故一般多称宋明理学。张载则是道学中与理学相对的气学一派的创始人和代表人物。

张载在元气论自然观发展中的重要贡献在于首先明确提出"太虚

即气"的命题。前面我们已经多次论及,在宇宙发生论问题上,古人根据生活中有关经验的类比和逻辑推理认为天地万物由元气化生,而在元气之前还有一个绝对虚空的时期。这种思想的形成应该与古人在生活中经常遇到的自然界中出现的水蒸气、云气等现象有关。由于生命的形成发展离不开水、气等物质,所以,形成了元气生成万物的观念。而水蒸气、云气虽然没有具体形状,但还是可见并占据有限的空间,而水蒸气、云气之外,在人的肉眼看来则是空无一物的空间。因而就可能形成如上的宇宙发生论思想。这样的思考虽然符合人的一般经验,但存在着逻辑的矛盾,即绝对的虚空怎么能够产生有形之物。当然,这一逻辑矛盾在相当长的时间里并没有引起人们的注意,直到唐代的刘禹锡才提出了"无形为无常形"的命题,但刘禹锡还没有把这个问题与元气论联系起来。张载在批判佛教、道教的基础上提出了"太虚即气"的命题。他说:

> 知虚空即气,则有无、显隐、神化、性命,通一无二,顾聚散、出入、形不形,能推本所从来,则深于易者也。若谓虚能生气,则虚无穷,气有限,体用殊绝,入老氏"有生于无"自然之论,不识所谓有无混一之常;若谓万象为太虚中所见之物,则物与虚不相资,形自形,性自性,形性、天人不相待而有,陷浮屠以山河大地为见病之说。此道不明,正由惜者略知体虚空为性,不知本天道为用,反以人见之小因缘天地。明有不尽,则诬世界乾坤为幻化。幽明不能举其要,遂躐等妄意而然。

(《正蒙·太和》)

张载认为懂得虚空就是气的道理,就能明白"有"与"无","显"与"隐","神"与"化","性"与"命"都是统一的,并不是完全对立的两回事。所以,对"聚"与"散","出"与"入","有形"与"无形"能够推求其发生的根源,就是对易学有深入理解的人。张载本人的学问主要就是通过深入阅读《周易》《中庸》等儒家经典而来的。在此基础上，张载批判了释、道关于世界的看法。张载认为"虚能生气"是老子的观点。这种说法并不准确，老子没有这样明确讲过。后来《淮南子·天文训》和张衡的《灵宪》中有这样的说法。张载认为这种观点存在逻辑上的矛盾。因为在这种观点看来，太虚无穷，元气有限，这样，作为产生元气的太虚之体与作为太虚产生的结果的元气之用之间存在矛盾。无限的本体，怎么会产生有限的功用？张载认为这就是老子的"有生于无"。其错误在于不懂得"有"（元气）与"无"（太虚）是交融为一的这样一种永恒规律。

张载认为佛教把自然界中的万象看成是太虚中变现出来的东西，这种观点的错误是万物与太虚不能相互资助，形（物）只是形（物），性（太虚）只是性（太虚），形与性、天与人不能相互依赖而存在。这就是佛教认为的山河大地并不是真实存在的，只是人的视觉幻象。佛教唯识宗认为世界的本质是根本识（阿赖耶识，根本的意识），根本识有性分和相分两部分，性分变现出人的意识，相分变现出天地万物。张载称此为"见病"。张载认为人们之所以不懂得"太虚即气"的道理，是有认识论根源的。有些懵懵懂懂的人大概体悟到了虚空为万物本性的根源，却不知天道（元气）是虚空的功用体现，不知道虚空与天道是通一无二的。由于受到了感觉器官的局限，就用人的有限认识能力去推测天道。这就是道家的"虚能生气"说。同样是囿于感官的局限，佛教却认为世界乾坤是幻化的结果。道家、佛教不懂有形与无形、幽微与显明的要领，就不顾逻辑矛盾，没有根据地提出了这些观点。"等"是等级、次序，"躐"是超越、跨越，"躐等"就是不按规则去做。这里可以理解为不按照逻辑规则，去胡思乱想。

在张载看来，万物由一气所化，而气只是太虚。太虚为气之本然，并不是由太虚生出气。太虚和万物是气的聚散状态，并不是实有的万物存在于空无的太虚之中，看似空无的太虚，实际是气的原始状态。而有形的万物都是由气化而成。张载说：

## 第一章 元气论的历史进程

> 气之聚散于太虚，犹冰凝释于水，知太虚即气，则无"无"。
>
> （同上）

为了便于理解，张载用"冰"与"水"的关系来比喻"气"与"太虚"。"冰"是"水"凝结而成的，"水"则由"冰"融化而来；"气"就是"太虚"的凝聚，"太虚"就是"气"的消散。所以，"太虚"与"气"虽然有感觉上的差异，但在本质上是同一的。"太虚"就是"气"，明白这个道理，就不会承认存在绝对虚空的"无"。张载认为"太虚"和"气"概念的形成都是以人的直观感觉为根据的，把能够观察到的水蒸气、云气等具有形象的东西称为"气"，而把观察不到任何形象存在的空间称为"太虚"。这是人的感知能力的局限性造成的错误观念。实际上，可见的"气"和不可见的"太虚"是一回事。这样，张载就把"气""太虚"化（虚化），"太虚""气"化了。"气"不再具有"象"的属性了。在古人的观念中，具有固定形体的东西称为"形"，没有固定形体而模糊变动的东西称为"象"。《周易》说："在天成象，在地成形。"这样，"气"或者说元气概念具有了更大的涵括性。虽然张载没有明确讲过，但这一思想显然是以刘禹锡的"无形为无常形"为理论前提的。

关于元气的虚无性，张载说：

> 太虚无形，气之本体；其聚其散，变化之客形尔。
>
> （同上）

"无形"的太虚就是气的"本体"，即本然的永恒状态。这里的"本体"并不是西方哲学的永恒不变的实体本体，而是中国哲学的虚性本体。张载曾经解释说："未尝无之谓体。"（《正蒙·诚明》）气之本体不是有形物之体，所以不好用语言说明。张载只好用了"未尝无"的双重否定来表达气之本体是一种虚性本体。虚性本体与西方哲学实体本体的本质区别在于后者是永恒不变的，而前者却是处于永恒的变化之中。它或者凝聚或者消散，都不过是处于变化过程中的临时形态，即所谓"客形"。

元气论：自然国学的哲学与方法论基石

张载说：

> 气本之虚，则湛一无形，感而生，则聚而有象。

（同上）

张载用了"湛""一""无形"来说明。"湛"是老子用来形容"道"的。"道，……湛兮似或存。""湛"字的本义是指极其广大的水，无限广大则似无矣。"一"是交融为一，不可分别之义。《说文解字》称"一"为太始之道。张载是以广大无边，交融同一的无差别性来形容"气"的无形性的。当然，在现实世界中，并没有一个纯粹的虚无本体世界，虚无本体与有形有象的世界是融为一体的。太虚之气交感而生物，凝聚而形成形象。

张载又说：

> 太虚不能无气，气不能不聚而为万物，万物不能不散而为太虚。循是出入，是皆不得已而然也。

（同上）

张载认为太虚中不能没有气，因为太虚就是气。气不能不凝聚为万物，万物不能不消散回归太虚。这是必然的宇宙规律。张载的宇宙运化总图式为：太虚（气）→万物→太虚。那么太虚之气生化万物的具体机制如何呢？张载说：

> 太和所谓道，中涵浮沉、升降、动静相感之性，是生絪缊、相荡、胜负、屈伸之始。

（同上）

"太和"这个概念源自《周易》乾卦彖辞："保合太和，乃利贞。""太和"与"太虚"都是张载对宇宙本体的称呼，不过二者侧重点不同。"太虚"侧重于宇宙之体，而"太和"侧重于宇宙之用，即宇宙的变化过程。太和称为道，气化也称为道，而太和就是宇宙整体的气化过程。太和的气化之所以能够发生，在于其中所蕴含着相反而又相感的本性。浮与沉、升与降、动与静都是相反的作用或力量，然而这些相反的作用或力量又具有相互交感的本性，是产生絪缊、相荡、胜负、屈伸等自然万象的本始性力量。"絪缊""相荡""屈伸"都是《周易》中的词语。"天地絪缊，万物化醇"，"八卦相荡"，"往者屈也，来者信也，屈信相感而利生焉。尺蠖之屈，以求信也"（均见《周易·系辞传》）。信，通"伸"。意思是说，无论是天地整体，还是具体的事物都是由两种相互作用的力量来维系其生化发展的。这两种相互作用的力量就是阴阳。

张载说：

> 一阴一阳，范围天地，通乎昼夜，三极大中之矩。
>
> （同上）

在张载看来，阴阳在空间上充满整个天地，在时间上贯通终而复始，永无休止的昼夜循环，是天地人三极之中最为中正的规律。"中"是儒家崇尚的中正之道，也就是中庸之道；是儒家根本的世界观和价值观。"矩"即规矩，也就是规律。在儒家看来，规律不仅是自然的客观规律，规律也体现了天地的至善品格，所以张载称阴阳之道为"三极大中之矩"。张载说："《易》所谓'絪缊'，……浮而上者阳之清，降而下者阴之浊。其感遇聚散，为风雨，为雪霜，万品之流形，山川之融结，……。"这是说天地之间的絪缊之气，其中上浮的是清阳，下降的是浊阴。阴阳相遇交感或聚或散，就产生了风雨、雪霜、各种各样变化的事物，乃至山川的融化与凝结。总之，阴阳是万物发生、发展、消亡的总根源。

## （二）沈括的元气论

沈括（1031—1095）是与张载同时代的中国古代著名的科学家，也是哲学家、思想家。他的《梦溪笔谈》博大精深，是一部百科全书式的著作。这部著作也是以元气论自然观为基础写成的；同时，由于这部书是科学著作，所以对具体的气化之理有较多的论述。沈括说："凡积月以为时，四时以成岁，阴阳消长，万物生杀变化之节，皆主于气而已。"（《梦溪笔谈》卷七）这是说世界万物的运动变化统属于气。

元气论：自然国学的哲学与方法论基石

既然万物的运动变化都统属于气，那么，气就是万物的根本，万物由气化生。沈括说："阴阳相错，而生变化。"（《梦溪笔谈·乐律一》）正是由于这种相错变化而化生万物。沈括认为从宇宙天体到微小之物本质上都是气。"日月，气也，有形而无质。故相值而无碍。"（《梦溪笔谈·象数一》）认为日月相遇是当时天文学的局限使然。沈括又从医药学论述气为万物本原，他说："天地之气，贯穿金石土木，曾无留碍"，"如细研硫磺、朱砂、乳石之类，凡能飞走融结者，皆随真气洞达肌骨"。（《梦溪笔谈·药议》）这是说气弥漫于天地之间，贯穿于金石土木乃至万物而没有障碍。

沈括所谓的"万物生杀变化之节"就是万物的气化之理，即自然之理，也就是今人所谓的客观规律。他说：

> 凡变化之物，皆由此道，理穷玄化，……深达此理，则养生治疾，可通神矣。
>
> （《梦溪补笔谈》卷三）
>
> 其造微之妙，间不容发，推此而求，自臻至理。
>
> （《梦溪补笔谈》卷七）

这是说事物的变化发展是由气化之理决定的，而气化之理可以通过研究获得，并运用于像养生治病这样的实践活动之中。不过，沈括认为气化之理有常有变，是常与变的统一。必须依据对事实的观察研究来发现变化之理，而不能根据已知的常理来处理一切问题。他说：

> 往来，一也。……以夜为往者，以昼为来；以昼为往者，以夜为来。来往常相代，而吾所以知之者，一也。故藏往知来，不知，怪也。圣人独得之于心而不可言喻，故设象以示人。象安能藏往知来，成变化而行鬼神？学者当观象以求。
>
> （《梦溪笔谈》卷二）

沈括以事物往来循环的规律说明气化之常理。事物的往来形成统一的循环。如果把夜晚作为过往，则白昼就是未来；如果以白昼为过往，则夜晚就是未来。来往总是相互代替的。我们之所以知道这种情况，是因为有往来循环的统一规律。所谓根据隐藏的过去就能知道未来。如果不知道，反而是奇怪的。但是，有些道理前人有所领悟而难以言表，所以设立卦象来指示后人。卦象怎能藏往知来，卦象怎么能是使事物发生变化的气化之理呢？"成变化而行鬼神"是《周易·系辞》里的话，意思是使事物发生如鬼神般神奇的变化。学者应该通过研究卦象来探究其中的特殊道理。这里的"象"也可以作一般的现象理解，即通过研究事物的具体现象来求得其特殊规律。沈括以中医学的运气学说中的常与变，以及某些药物的特殊功用说明事物的特殊规律是普遍存在的。

### （三）朱熹的理气一体论

元气论自然观是为中国古代各个思想流派普遍接受的解释天地万物发生的哲学。元气是产生天地万物的本始性存在，元气化生万物以及万物的生长壮老已都有其规律存在，这就是气化之理或气化之道。不仅自然万物存在着生化之理，即使人类社会要生存下去也需要遵循一定的规矩准则，这就是古人所谓的伦理之"礼"。"礼者，理也。"社会的"礼"也是"理"，是"理"的一种表现形式。所以，"理"无论对自然生化还是社会生活都是极其重要的。到了北宋的程颢为了突出"理"的重要性，把"理"提升到"天"的高度，称为"天理"，以"天理"作为其哲学的最高范畴，史称"理本"论。与程颢同时的张载提出"太虚即气"的命题，以气为其哲学的最高范畴，史称"气本"论。显然，"理本"论与"气本"论是相互对立的哲学。前者以"理"为宇宙本原，后者以气为宇宙本原。程颢就曾经站在自己的哲学立场上批评过张载，他说："或者以清虚一大为天道，则乃以器言，而非道也。"（《遗书》十一）这里的"或者"就是指张载。"清虚一大"就是张载的元气论自然观。

"理本"论与"气本"论哲学的矛盾在程颢、张载那里并不突出，因为毕竟是两个哲学体系。到了朱熹，"理本"与"气本"的矛盾就凸显出来了。朱熹（1130—1200），字元晦，号晦庵，宋代理学的集大成者，在古代被看成是仅次于孔孟的亚圣。朱熹的哲学是以程颢的天理论为主，同时吸收了周敦颐、张载、邵雍，乃至道佛的思想资源建立起来的极其复杂宏大的体系。由于朱熹把"理"与"气"同时纳入自己的哲学体系，而且是核心的范畴，自然就会产生"理""气"孰先孰后、孰本孰末等问题。"理"与"气"本来是分属不同领域的两个范畴。"气"是用来阐明宇宙本原及万物生化发展的动力源泉的自然观范畴；"理"则是用来阐明自然万物乃至人类社会发展所依循的规则的逻辑范畴。由于社会的伦理、法律等社会性的"理"即"礼"是人类社会能够存在和发展的重要保障，所以，古人非常重视社会性的"理"。到了程颢为了突出社会之理的重要性甚至把"理"提升到"天"这一最高的高度，称为"天理"。朱熹把"天理"与"气"这一标志宇宙本原的范畴结合在一个体系中，发生本末先后的争论是避免不了的。

由于朱熹把这样两个本来应该分属于不同领域的最高范畴，结合在一起使得他自己对这个问题的回答也表现出前后犹疑甚至矛盾的态度或说法。《朱子语类》卷一云：

> 或问：理在先，气在后。曰：理与气本无先后之可言，但推上去时，却如理在先，气在后相似。
>
> 或问：必有是理然后有是气，如何？曰：此本无先后之可言，然必欲推其从来，则须说先有是理。
>
> 或问：先有理后有气之说。曰：不消如此说；而今知得他合下是先有理后有气邪？后有理先有气邪？皆不可得而推究。然以意度之，则疑此气是依傍这理行。及此气之聚，则理亦在焉。盖气则能凝结造作，理却无情意，无计度，无造作。

关于理气先后的问题或者朱熹本人讲过或者其他人从朱熹关于理气的论说中自然推出的问题，看来，这两种情况都有。但朱熹即便讲过也应该是没有讲清楚，否则就不会有人发问了。从这三条语录看，朱熹首先肯定"理与气本无先后之可言"。因为在我们看来，这两者是分属于不同领域没有可比性的问题。对此,朱熹也是有所领悟的,所以才有"本无先后"之说。但,"理"与"气"之间又存在着密切的关系,所以有人就非要问个先后本末。朱熹认为如果一定要分个先后本末的话,似乎是理本气末,理先气后。不过,朱熹随即又否定说"不消如此说",强调"理""气"的不同:"气则能凝结造作,理却无情意,无计度,无造作。"

关于理气关系,朱熹说:

> 天下未有无理之气,亦未有无气之理。
>
> 天地之间有理有气,理也者,形而上之道也,生物之本也。气也者,形而下之器也,生物之具也。是以人物之生,必禀此理然后有性,必禀此气然后有形。

朱熹认为理气是不可分离的。理是形而上的道,是生成万物的根本、根据;气是形而下的器物,是生成万物的工具、材料。人与万物的生成一定是禀受了理才有自己的本性,禀受了气才有自己的形体。在朱熹看来,理好比是制造某种东西的图纸,制造器物必须依照图纸进行,器物的本性决定于图纸。气好比是制造器物的材料,气决定制造物的形貌。从这样的比喻可以看出,理作为制造的图纸比材料要重要,所以就有了理先气后、理本气末的说法了。程朱一派重视事物之理的思想是非常重要的,因为人的实践活动无不以一定的理为指导。程朱把人的制造活动类比于天地自然的生化过程,意识到天地万物的生化不是杂乱无章而是依照一定的法则进行的。这种思想无疑也是非常宝贵的。但是,程朱学派为了突出"理"的重要性,把理从自然万物中抽象出来,认为理似乎是独立存在的认识则是有问题的,是与中国传统思想不符合的。我们认为"理"无疑是重要的,理也是存在的,但理的存在不是某种实体或实存性的存在。实存性的存在只有"气"或元气及其生化的天地万物。理是能够为人所认识的气生化万物的理则,理的存在依赖于气与万物及具有认识能力的人。

过去有些哲学史家认为朱熹的哲学是理一元论的客观唯心主义。这种看法并不符合朱熹哲学的实际，朱熹并不认为气是由理派生的，朱熹认为理气是天地之间生物的两种基本要素，不过，他认为理要比气更重要些。从宇宙生成论看，朱熹哲学仍然没有脱离传统的元气论自然观这个大范畴，不过在其中突出"理"的重要性而已。所以，许多西方汉学家认为朱熹的哲学是唯物论的代表。朱熹哲学不过给元气论自然观增加了重理的新因素而已。郭齐勇先生认为朱熹的理气观既不是唯气的，也不是唯理的，更不是理气二元对立的，它强调理气混成一体的圆相论。

## （四）王廷相的元气论

程朱由重人伦之理，而将理上升到宇宙观的高度，并且在逻辑上将理置于气之上。这种做法虽然强调了天地之理及人伦之理的至上性，但与中国自先秦以来发展起来的元气论自然观是矛盾的，是元气论自然观的歧出。因此，思想发展史自身的逻辑必然要对这种歧出进行校正，使之复归正途。王廷相（1474—1544），字子衡，号浚川，明代著名哲学家和科学家。王廷相就是从程朱理学思想中跳出，并吸收了张载思想，为明代复兴元气论哲学的重要代表。

王廷相针对程朱把理置于气之上的说法，提出"无悬空独立之理"。他说：

> 南宋以来儒者，独以理言太极，而恶涉于气，如曰：未有天地，毕竟是有此理，……如曰：当时元无一物，只有此理，便会动静生阴阳。……嗟乎！支离颠倒，岂其然耶？
>
> 万理皆出于气，无悬空独立之理。
>
> 理，虚而无著者也；动静者，气本之感也；阴阳者，气之名义也。理无机发，何以能动静？理虚无象，阴阳何由从理中出？此论皆窒碍不通。

（《太极辩》）

## 第一章 元气论的历史进程

王廷相认为理不是实体,没有实物的功能,怎么能产生阴阳、动静呢?所谓阴阳,是气的名称;所谓动静是气的感应。王廷相断言,气是唯一的实体,天地万物皆由气化而成。他说:

> 天内外皆气,地中亦气,物虚实皆气,通极上下,造化之实体也。

(《慎言·道体》)

> 二气感化,群象显设,天地万物所由以生也,非实体乎?

(同上)

这是说无论是天地,还是万物的虚实都是气。极,是极致、极限。"通极上下",就是宇宙整体的一切空间。就是说气充满整个宇宙。二气交感化生,显现为万物群象,天地万物都是由气化生的。气是造化的"实体"。在中国哲学中,王廷相可能是比较早地使用"实体"这一概念的哲学家。需要说明的是,"实体"是现代中国翻译西方哲学时使用的一个概念。"实体"是西方哲学最主要的概念之一,指现实世界形成的根本原因。这是中国人借用中国的语词表达西方哲学的概念。其内涵与中国传统哲学中实体的内涵是不同的。西方哲学中的实体概念,无论是唯心主义还是唯物主义都是指某种定型的永不改变的本原;而中国哲学中的实体则是变易不居的东西,是虚性实体。相对而言,西方哲学的实体可以称为实性实体。

王廷相也是中国哲学史上,特别是宋明以来多次使用并强调元气概念的哲学家。王廷相认为,天地未分的始源状态的最根本的气就是元气。元气,就是太极,也就是太虚。人类及万物生存的世界就是元气化生的。他说:

> 天地未判,元气混涵,清虚无间,造化之元机也,有虚即有气,虚不离气,气不离虚,无所始,无所终之妙也。不可知其所至,故曰太极,不可以为象,故曰太虚,非曰阴阳之外,有极有虚也。

(《慎言·道体》)

元气论：自然国学的哲学与方法论基石

> 太极之说，始于易有太极之论，推极造化之源，不可名言，故曰太极。求其实，即天地未判之前，太始混沌，清虚之气，是也。
>
> （《太极辩》）

王廷相认为天地未分之前只有元气存在，元气是清虚无间的，虚就是气，气就是虚。因为不知其所达到的极限所以叫做太极，因为没有具体形象所以叫做太虚，其实，都是气，不是说在阴阳之外还有独存的太极、太虚。这里王廷相继承了张载"太虚即气"的思想，肯定太极、太虚都是气的原始状态。他认为有形、无形都是气。他说：

> 有形亦是气，无形亦是气，道寓其中矣。有形，生气也；无形，元气也。元气无息，故道亦无息。
>
> （《慎言·道体》）

王廷相的"有形亦是气，无形亦是气"是继承了刘禹锡和张载的思想而来的，而且是最彻底的元气论思想。根据"虚"→元气→"物"的宇宙生成论思想，"气"或元气只是一种中间性的存在，即元气之前有个绝对虚无的时期；元气之后是有形之物的世界。而王廷相的"有形亦是气，无形亦是气"则认为元气是贯彻宇宙的所有时间空间的，是无始无终、无边无际的，是最彻底的元气论自然观。为了更准确地说明问题，王廷相把"气"分为"元气"和"生气"。"生气"则是有形之气，"元气"是宇宙本有的先天地的始源之气，没有在元气之上的东西。他说：

> 天地之先，元气而已矣。元气之上无物，故元气为道之本。
>
> （《雅述》上篇）
>
> 愚谓天地未生，只是元气，元气具则造化人物之道理即此而在。故元气之上无物、无道、无理。
>
> （同上）

程朱讲"万物一理",王廷相认为不能专讲理一,也应该讲理万。他说:

> 天地之间,一气生生,而常而变,万有不齐,故气一则理一,气万则理万。世儒专言理一而遗理万,偏矣。天有天之理,地有地之理,人有人之理,物有物之理,幽有幽之理,明有明之理,各各差别。
>
> (《雅述》上篇)

不同的事物有不同的理,所以既有普遍的理也有个别的理,仅仅笼统地讲普遍的理一是不够的。与"理万"相对应的是,王廷相在元气宇宙论中,还提出了颇具特色的"气种"说。他认为,气化过程中形成不同的事物,是由于在始源性的元气中包含着发展为各种不同事物的"种子",在太虚之气中"天地日月万形之种皆备于内"。他说:

> 天地、水火、万物,皆从元气而化,盖由元气本体具有此种,故能化出天地、水火、万物。
>
> (《答何柏斋造化论》)

在王廷相看来,一切有形之物,有生有灭,有始有终,而"万形之种皆备于内"的元气则浑然一体充满宇宙,包含着宇宙发展的无限可能性。王廷相的"气种"和"理万"说,强调事物的特殊性和特殊之理,为自然国学在各个领域的发展提供了哲学方法论的支持。

## (五)王夫之的元气论

王夫之(1619—1692),字而农,号姜斋,湖南衡阳人,晚年隐居衡阳石船山,人称王船山。王夫之是明清之际中国古代哲学的批判总结者。他以张载的气本论哲学为主,同时也对其他各家的思想进行了批判性的继承,使元气论自然观取得了完成的形态,达到了中国古代气论哲学的最高峰。

王夫之推崇张载,继承发展了张载的"太虚即气"的元气论自然观。他认为气是世界唯一的实体,理乃是气的内在规律,是依存于气的。他说:"天人之蕴,一气而已。"(《读四书大全说》)自然界和人类的实际内容都是气。他又说:"气外更无虚托孤立之理也。""天下岂别有所谓理,气得其理之谓理也。气原是有理底。尽天地之间,无不是气,即无不是理也。"(同上)他肯定理在气中,理依于气,"气者,理之依也。"(《思问录·内篇》)王夫之不仅肯定了理依于气,而且对气作了新的规定。他说:

> 人之所见为太虚者,气也,非虚也。虚涵气,气充虚,无有所谓"无"者。
>
> 虚空者,气之量。气弥纶无涯而希微不形,则人见虚空而不见气。凡虚空,皆气也。聚则显,显则人谓之有;散则隐,隐则人谓之无。
>
> 阴阳二气充满太虚,此外更无他物,亦无间隙。天之象,地之形,皆气所范围也。

(《张子正蒙注·太和》)

王夫之对"气"的理解与张载和王廷相是一致的,不过,他对气作了更详细的阐明。王廷相认为有形、无形都是气,王夫之认为阴阳二气充满宇宙,此外别无他物,气之间也没有间隙。王夫之指出了人们产生"虚空"观念的认识论根源在于感官的局限性,具体说就是由于视力的局限看不见"气",就认为太虚是绝对无物的虚空,实则是为阴阳二气所充满的。为突破感性的局限,王夫之用"实有""诚"来对"气"进行更高的理论概括。他说:

> 太虚,一实也。故曰:"诚者,天之道也。"

(《思问录·内篇》)

> 诚也者,实也。实有之,固有之也。无有弗然,而非他有耀也。

(《尚书引义》卷四)

## 第一章 元气论的历史进程

> 夫诚者，实有者也。前有所始，后有所终也。实有者，天下之公有也，有目所共见，有耳所共闻也。
>
> （《尚书引义》卷三）

太虚是若虚而实，这"实"即"气"。"诚者，天之道"，也就是气之道，气也就是诚，气是实实在在的。所以说，诚是实有、固有、公有。耳目所共见共闻是以比喻说明"公有"能为人们普遍认可，不是说"气"本身是可见可闻的。王夫之对"气"概念的哲学概括超过了张载、王廷相，他力图超出具体事物，用"实有""诚"等范畴来表述"气"的实在性，在中国思想史上是一个跃进。

王夫之在深入研究易学的基础上，积极吸收当时自然国学的新成果，把元气论自然观的气化论辩证思维推进到一个新高度。王夫之认为天地万物时时刻刻都处于自我运化之中，不存在"废然之静"即绝对静止。他说：

> 太虚者，本动者也。动以入动，不息不滞。
>
> （《周易外传》卷六）

王夫之认为"太极"本身是动静统一体，本身就蕴含着运动，所以只有不同的运动形式，而不存在绝对静止。他说：

> 太极动而生阳，动之动也；静而生阴，动之静也。废然无动而静，阴恶从生哉？一动一静，阖辟之谓也。由阖而辟，由辟而阖，皆动也。废然之静，则是息矣。
>
> （《思问录·内篇》）

太极动而生阳是动中的动；静而生阴是动中的静。绝对没有动的静，阴从哪里生成呢？门的开阖就是一动一静的最好例证。由阖到开，从开到阖，都是动。绝对的静，则门就不能开阖了。因此，"动静者，乃阴阳之动静"，而阴阳动静是太极的固有性质。他说："静者静动，非不动也。"（同上）"动静皆动也，由动之静，亦动也。"（《读四书大全说》）王夫之认为动中涵静，静中涵动，动静互涵是万变的根本。

王夫之不仅肯定了元气生化的天地万物处于永不停息的变化之中，而且认为这种变化是不断更新的。他说：

> 天地之德不易，而天地之化日新。今日之风雷非昨日之风雷，是以知今日之日月非昨日之日月也。
>
> （《思问录·外篇》）

又说：人物的内在实质天天变化而外形好像一直未变，没有永恒不坏的器物而有恒常不变的道理。江河之水，今天的如同古代的，而实际上已经不是古代的水了。灯烛的火光昨天的如同今天的，但昨天的已经不是今天的了。人的爪甲头发每天都在新生和旧消，这是人们都知道的。而肌肉每天也是新生和旧消，却是人们所不知道的。人们看见形体没有改变而不知道其实质已经变化，就怀疑今天的日月还是远古的日月，现在的肌肉还是初生时的肌肉。如此的认识怎么能讨论变化日新的道理呢？可见，王夫之对变化日新是有着深刻的认识的。

# 第二章 元气论的主要内容

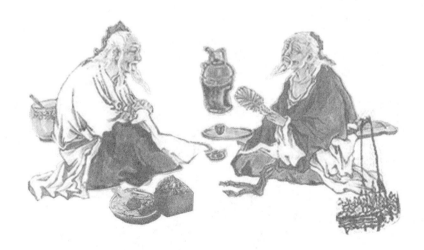

# 第二章 元气论的主要内容

上一章我们对元气论的萌发以至形成、发展、成熟按照历史的脉络作了极其简要的梳理。本章准备将元气论自然观的主要内容作比较详细的论述。如果说第一章是以历史为线索，本章则以逻辑为依据，为读者展现元气论自然观这棵大树的谱系内涵。本章主要从元气的不同称谓，元气的三个不同面相（精气神），元气的基本性质与原子论的比较，气与形的转化（元气与天地万物），阴阳、五行（气化万物的机制），气的发现与元气概念的形成，元气生化万物的表征，元气生物的全息性八个方面进行论述。

## 一、气与道、易、无（太虚）、太极
### ——元气之异名同谓

元气作为一个名词概念是指称生成天地万物的"本原"的，但"本原"作为不同于一般有形的具体事物的存在，可以用不同的名称来指称，以揭示其丰富的内涵。本节就讨论与元气具有同样内涵的几个名称、概念：道、易、无（太虚）和太极。

一般说来，"名"是对"实"，即某种实物的称谓。"名"是人掌握世界的重要工具，如果没有"名"，人面对的只能是无以言表的混沌世界。人们常常会有这样的感受，因为对某种事物或情况有所感觉，但却没有适当的名言表达而茫然。一旦找到了表达的名言则豁然开朗。可见，"名"，对于人，对于人对世界的理解和把握，对于人类的生存、发展是何等重要！这样，我们就明白了为什么在语言学里，名词排在词类之首的道理了。由于"名"太重要，人们时时刻刻都离不开它，以至

**元气论：自然国学的哲学与方法论基石**

于一般人感觉不到它的重要，就像空气之于人。这就是"百姓日用而不知"。

我们探究中国古代元气论自然观就从"名"开始。我们说，"自然观""宇宙观""世界观"这些概念大概都是指人们对生活于其中的这个世界整体的基本看法。可能包括这样一些问题：世界的本质是什么？世界是如何产生、发展、变化的？世界发生、发展的动力是什么？世界上的万物是由什么东西构成的？人与世界的关系如何？等等。对于这些问题，人类从幼年开始就不停地思考着，并且给出了各种答案。中国古人从文字产生之前的史前时期就开始把"气"作为人与万物的生命及自然观的本原了。其实，形成这样一种自然观是再自然不过的事情。因为"气"是极易见之物。人和动物就是靠着呼吸之气维持生命活动的。特别是在寒冷的时候直接可以看见白气，在人类生活的天地之间经常可以看见飘荡的云气。"气"又是最活泼易动之物。古人很早就能发现，天地之间的事物有固态、液态和气态三种形态。固态包括人、动植物以及无机物的土石等，液态主要是水，气态则是自然界以及人、动植物发出的气体。在这三类物态中，液态的水虽然可以自由流动，但仅限于地表。固态中的人、动物可以行走，但植物、无机物则不能。显然，只有气能够上下左右自由行动而且分布得最广泛。人和动物能够行走在古人看来也是由"气"推动的。由以上这些事实和生活经验，经过长期的思考，古人就把"气"与人、动植物的生命，乃至整个世界联系起来了，认为"气"是形成天地万物的本原。当然，在史前文明时代，人们只是把"云气""水蒸气""风气"等明显可感的各种"气"当作主宰天地万物的动力。这还是非常粗糙模糊的甚至是人格化的神灵世界观。实际上，作为宇宙的本质或者说生成天地万物的本原是蕴含未来世界极其复杂的发展变化的始基。它当然有它的称谓，但宇宙本原不是一般的事物。即便是一个普通的事物人们也可以从不同角度，因为不同原因，给予不同的名称。

所以，名与实之间虽然具有确定的对应关系，但这种对应关系不是唯一的。同一"实"可以有不同的"名"与之对应；同样，同一"名"也可以指称不同的"实"。"名"不仅仅是"实"的代号，从逻辑学上说，"名"就是概念，概念是对事物（实）的本质的揭示。由于事物的复杂性，人们可以从不同角度和深度揭示其本质，而形成不同的概念或称谓。也可以通过对"旧名"赋予新的内涵来加深对事物本质的认识。

对于宇宙本原，古人就有过不同的称谓。古希腊最早的哲学家在某些具体物质中寻找。泰勒斯认为万物来源于水，故水是宇宙本原；赫拉克利特认为世界由燃烧的火生成，故火是本原。后来，有的哲学家认为宇宙本原不是一种而是多种，他们把土、火、水、气作为宇宙本原。土、火、水、气也就成了宇宙本原的名称。中国古代思想家对宇宙本原也有多种称谓。如"气""元气""道""易""无""太虚""太极"等等，它们都是元气论自然观的别名，用老子的话说，这叫"异名同谓"。就是说，虽然名称不同，但所指称的却是同一事物。元气论自然观是我们根据中国古代思想史的实际，概括中国古代自然观的基本特点而形成的名称。

## （一）道与元气

前面已经说过，中国古代思想史中确实存在着一个占统治地位的以"气"或元气来阐明宇宙自然历史发展过程的思想传统。以"气"或元气为宇宙本原的思想，远在先秦就已经确立。不过，在那时由于对"气"或元气字义本身理解上的局限性，对"气"或元气的理解还没有达到后来的高度。直到北宋张载明确肯定"太虚即气"，王廷相指出"有形""无形"皆气，王夫之肯定"气充一切虚""贯一切实"才最终使元气成为无所遗漏的绝对本原。

在先秦甚或可能更早，人们就对以元气为主要内容的一种本原赋予了不同的名称。本书第一章已经论述过，老子的道论哲学就是隐秘的元气论自然观哲学。所以，老子的"道"在某种意义上就是指"气"或元气，是元气的别名。老子说：

> 有物混成，先天地生。寂兮寥兮，独立不改，周行而不殆，可以为天地母。吾不知其名，强字之曰道。强为之名曰大。
>
> （《二十五章》）
>
> 道之为物，惟恍惟惚。惚兮恍兮，其中有象。恍兮惚兮，其中有物。窈兮冥兮，其中有精。其精甚真，其中有信。自古及今，其名不去，以阅众甫。吾何以知众甫之状哉！以此。
>
> （《二十一章》）
>
> 视之不见名曰夷。听之不闻名曰希。搏之不得名曰微。此三者不可致诘，故混而为一。其上不皦，其下不昧，绳绳不可名，复归于无物。是谓无状之状，无物之象，是谓惚恍。迎之不见其首，随之不见其后。执古之道，以御今之有。能知古始，是谓道纪。
>
> （《十四章》）

从以上老子对"道"的描述看，他认为"道"是实际存在的，道是在天地之前就生成了的混成之物，而不是所谓"观念"或"精神实体"之类的东西。当然，"道"也不是人们能够经验到的具有一定形状、颜色、声音的具体事物，是恍恍惚惚，似有非有，似无非无的东西。但老子又说"道"是"有物""有精""有象""有信"的。老子说，我不知道它叫什么，勉强起个"道"的名字。从老子的描述看，"道"就是后人所谓的"气"或元气。因为"道"是在天地之前就独立存在的，是运行不息的，是生成天地万物的母体。道自身是恍惚不清的，其"有物""有精""有象""有信"是说，"道"蕴含着后来发生的万物的一切基因或原始信息。

老子对"道"自身的状态和功用的描述完全符合后来元气论自然观对元气的描述。老子之所以不用"气"来命名他所悟到的宇宙本原，可能是因为当时的"气"概念主要是指各种具体可感的气态物质，具有很强的形而下的味道，不适合用来指称概括性强的形而上的宇宙本原。直到《淮南子·天文训》还是把元气（"气"）放在了"道""虚

## 第二章 元气论的主要内容

廓""宇宙"之后,就是因为在古人看来,元气是比"道""虚廓""宇宙"为"粗"的东西。元气是形而上的"道"生万物的最后一环,元气下面就是天地万物了。况且,老子时代可能连元气这一对"气"限制性的概念还没有出现呢?

道家后学庄子对"道"的论述是:

> 夫道,有情有信,无为无形;可传而不可受,可得而不可见;自本自根,未有天地,自古以固存;神鬼神帝,生天生地;在太极之上而不为高,在六极之下而不为深;先天地生而不为久;长于上古而不为老。
> （《庄子·大宗师》）

显然,庄子对"道"的论述虽然个别字句有所不同,但基本精神与老子是一致的。"有信"之说见于老子《二十一章》,"无形"见《四十一章》之"大象无形","无为"则是老子的核心思想。"可传而不可受,可得而不可见"是说"道"是超越感官感知能力的对象,但"道"又不是思想中的纯粹概念,而是可以为心灵感知的东西,即所谓"可传""可得"。"生天生地"也是老子的"道"的功用。"神鬼神帝"是说鬼神的功用都是由"道"赋予的;老子《第四章》:"吾不知谁之子,象帝之先",《六十章》:"以道莅天下,其鬼不神"。"在太极之上而不为高,在六极之下而不为深;先天地生而不为久;长于上古而不为老",是说"道"在时间和空间上都是无限的,这与老子的认识也是一致的。

我们已经证明老子的"道"就是"气",那么,庄子的"道"与"气"是什么关系呢?庄子关于"气"的主要说法有:

> 人之生,气之聚也;聚则为生,散则为死。若死生为徒,吾又何患?故万物一也,……故曰:"通天下一气耳。圣人故贵一。"
> （《庄子·知北游》）

> 彼方与造物者为人,而游乎天地之一气。
> （《庄子·大宗师》）

元气论：自然国学的哲学与方法论基石

这里"一"与"气"并用，"一"也就是"气"。"一""气"并用，以"一"修饰"气"，是为了表明这里的"气"不是一般意义上的"云气""气息"等可见的"气"，而是充满整个天地之间具有化生万物功能的"气"，也就是后来的元气。在《庄子》书中，也有一般的可见意义的"气"的用法。如："绝云气，负青天"（《逍遥游》），"云气不待族而雨"（《在宥》），"兽死不择音，气息茀然"（《人间世》），等等。

老子中的"一"指"道"。"昔之得一者：天得一以清，地得一以宁，神得一以灵，谷得一以盈，万物得一以生，侯王得一以为天下贞"（《三十九章》），"圣人抱一为天下式"（《二十二章》），等等。而《庄子》书也有"一"为"道"的用例。如"一而不可不易者，道也"（《在宥》），这里明确肯定了"一"就是"道"，而该篇又说："吾语女至道：至道之精，窈窈冥冥；至道之极，昏昏默默。……我守其一以处其和。"这里的"守其一"就是守道。《天地》又说："故通于天者，道也；……《记》曰：'通于一而万事毕，无心得而鬼神服'。""通于天者，道也"就是说，"道"是充满天地之间的。"通"有通达之义，也有充满之义。"通于一"也就是"通于道"。庄子曾经说："道通为一。"在庄子这里，"道""一"与"气"都是相通的概念，"道"为"一"、为"气"，"气"为"一"、为"道"，"一"为"道""气"。所以，庄子的"道"也是"气"。《大宗师》在论"道"时说："伏羲氏得之（道），以袭气母。"这里直接把"道"与"气"联系起来。也说明"道"就是"气"。

先秦道家中，明显以"气"释"道"的莫过于《管子》中的四篇稷下道家文献了。《内业》说："凡道，无根无茎，无叶无荣。万物以生，万物以成，命之曰道。"这是说，"道"并不是有根有茎有叶有花像植物一样的具体的可见之物，但是万物却都因为它而出生成长，所以命名为"道"。又说："不见其形；不闻其声，而序其成，谓之道。……道也者，口之所不能言也，目之所不能视也，耳之所不能听也。"（同

## 第二章 元气论的主要内容

上）这都是说，"道"是不能用视听等感知能力感觉的，也是不能用语言言说的东西。可见，《管子》四篇对"道"的性状（道体）与功用（道用）的理解与老子、庄子是一致的。

"道"既然是人的感官无法感知的东西，那么是否就是与人完全无关的东西呢？不是，请看《管子》的说法。《心术上》说：

> 道，不远而难极也，与人并处而难得也。虚其欲，神将入舍；扫除不洁，神乃留处。人皆欲智而莫索其所以智。智乎，智乎，投之海外无自夺，求之者不得处之者。夫圣人无求之也，故能虚无。

这段文字，古人在《心术上》中就有解释。为什么说"道，不远而难极"？传文说："道在天地之间也，其大无外，其小无内，故曰'不远而难极也'。"是说"道"充满天地之间，大到"无外"的无限大，小到"无内"的无限小，所以说"不远而难极"。因为无限小，就在身边，所以"不远"；因为无限大而不能达到边际，所以"难极"。"其大无外，其小无内"，也就是古人原来描述"气"的性质的说法。"道"与"气"都既是无限大又是无限小的存在。

为什么"与人并处而难得"？传文说："虚之与人也无间，唯圣人得虚道，故曰'并处而难得'。"所谓"并处"当然是说"道"与人"并处"。如果是具体的有形之物与人"并处"是很容易看到它的形状、颜色，听到它的声音即"易得"的。之所以"难得"是因为"道"是虚无的，与人没有间隔、间隙，即道与人是融为一体的。就像水中的鱼与水没有任何间隔，鱼是感知不到水的。不过，人和道的关系又与鱼和水不同，任何"鱼"都不能感知到水，但圣人却能"感知"到"道"。"道"对于人是"难得"而不是如"水"对于鱼之完全不可得。至于人如何能够得道，我们在以下的章节中再论述。

何谓"虚其欲，神将入舍；扫除不洁，神乃留处"？传文说："世人之所职者，精也。去欲则宣，宣则静矣，静则精。精则独立矣，独则明，明则神矣。神者至贵也，故馆不辟除，则贵人不舍焉。故曰'不洁则神不处'。"传文的"职"是"主"的意思。"世人之所职者，精也"，是说人所主要依赖的或人的生命赖以存在的是"精"即"精气"。"精气"发生作用需要人身具备宣畅清静的环境，而干扰人身宣畅清静的是"欲"。《心术上》说："嗜欲充盈，目不见色，耳不闻声。"所以，必须"虚其欲""去欲"，这样"神"这位贵人才能"入舍"，进入宅舍。这里的"神"也就是"道"，因为"得道"后，具有神奇的能力，故称为"神"。"舍"即"心"。《心术上》把"心"视为人体的"君"，说"心之在体，君之位也"。把"心"又比喻为"宫"，"宫者，谓心也；心也者，智之舍也，故曰宫"。"宫"也就是"舍"。上古时期，"宫"是房屋的总称，并不是专指帝王的居所。后来，词义演变，"宫"成了帝王的专用语。《孟子·尽心下》："孟子之滕，馆于上宫。"是说孟子去滕国，住在旅店的楼上。又《孟子·万章上》："象往入舜宫。""象"是舜的弟弟。当时，舜还不是天子，象要谋害舜，去了舜住的房子里。可见，在孟子时代"宫"还是泛指一切房屋。

"舍"是客馆，是行人的临时居所。所以，文中又提到了"馆"，说"馆不辟除"。《心术上》为什么把"心"比喻为"宫""舍""馆"呢？古人认为"道"普遍存在于天地之间，"道"的功能发挥到极致就是"神"。"道"在天地万物之间流行，当它进入人的心中就使人产生智慧。因为"道"或"神"并不是固存于人心中的，好似外来的客人，所以把作为"道"或"神"的居所的心喻为"宫""舍""馆"。人的认知能力以及认识能力的水平，在今天的科学看来是人的先天禀赋在后天环境中培养修炼的结果。但在古人看来，这种能力首先是"道"或元气入舍人心的结果。这种思想对于今人而言颇具神秘之感，其实，仔细思考一下也是十分自然的。古人认为元气是宇宙、天地万物生成的总根源，其中自然就包含着人的"精神""意识"和"智慧"。也就是说不仅人的生理性的身体由元气化生，"精神""智慧"等精神性的东西也与元气有关。所以说"去欲则宣，宣则静矣，静则精。精则独立矣，独

## 第二章 元气论的主要内容

则明,明则神矣"。除去嗜欲则身心宣畅,身心宣畅则安静,安静则精气显现,精气显现则独立显著,独立显著则内心光明,内心光明则具有神奇的智慧。可见,神奇智慧是"精"在排除嗜欲等干扰后发用的结果。"精"即"精气",也就是"道"。《内业》篇说:精气在下化生五谷,在上生成列星,流于天地之间形成鬼神,藏于胸中就生成圣人。"鬼神""圣人"都是智慧的代称。人人都希望获得智慧,如何才能获得智慧呢?《心术上》认为智慧的获得不能靠强求,做到"虚无"也就是合于道,智慧自然就会到来。因为"道"就是"虚无"。《内业》说:"天之道,虚其无形。"

《内业》又说:

> 夫道者,所以充形也,而人不能固。其往不复,其来不舍。谋乎莫闻其音,卒乎乃在于心;冥冥乎不见其形,淫淫乎与我俱生。不见其形;不闻其声,而序其成,谓之道。凡道无所,善心安爱。心静气理,道乃可止。

道是用来充满形体的,《心术下》说:"气者,身之充也",孟子也说:"气,体之充也"(《公孙丑上》)。可见,这里的"道"就是"气"。人不能使它固定下来,"其往不复,其来不舍",是说"道"是流动不居的,这与《内业》开篇讲的"精气"具有同样的性质。不闻其声,不见其形,是说"道"超越感官的感知能力,但人心是能够体会到的。"淫淫乎与我俱生",也说明"道"是真实存在的东西。这里需要说明的是"心静气理,道乃可止"。我们一直在论证"道"就是"气"的观点。有人可能要反驳说"心静气理,道乃可止",明明是"气"与"道"相对而言,怎么能说"道"就是"气"呢?这个问题提得好。

"气"这个概念在先秦实际上存在着两种用法:一种是一般经验意义的各种具体的气,一种是超越于经验的作为宇宙本原的气。后一种意义的气也称为"一气""灵气""真气"等,这种意义的气与道的内

元气论：自然国学的哲学与方法论基石

涵是同一的。而一般意义上的气则与"道"不是一回事。"心静气理，道乃可止"，是说当内心安静，气息顺畅时，"道"才能在人心中停留居住下来。这个"道"是能产生神奇智慧的"精气"，也称"灵气"。《内业》说："灵气在心，一来一逝。"总之，从《管子》四篇的有关论述看，"道"就是"气"，就是"精气"元气。

由上述可见，在道家系统中，"道"就是"气"，就是元气。那么在道家以外的情形如何呢？我们以《易传》为例看看其中的"道""气"关系。《易传》由十篇文章组成，称为"十翼"，过去认为是孔子的作品，现在一般认为是战国时期的儒家所作。《系辞传》说："形而上者谓之道，形而下者谓之器。""器"是有形的器物，是"形而下者"，那么，作为"形而上者"的"道"就应该是无形的。《系辞传》又说："一阴一阳之谓道。"这是说道就是"一阴一阳"的交互作用，《说卦传》说："是以立天之道，曰阴与阳。"天道就是由阴阳的交互作用形成的，具体说，就是阴阳寒热二气的交互推移形成了自然气候变化的天道。可以说，在《易传》中，道就是阴阳之气，也就是气。

在《周易》六十四卦中最重要的就是乾坤两卦。乾坤就是阴阳。《乾·文言》解释说："潜龙勿用，阳气潜藏。"在初九爻位龙之所以要潜伏不发生作用，是因为这时候阳气还处于潜藏阶段，还不是发生作用的时候。《易传》以气解道还有如下的例证。《系辞传》说：

> 易与天地准，故能弥纶天地之道。仰以观于天文，俯以察于地理，是故知幽明之故；原始反终，故知死生之说；精气为物，游魂为变，是故知鬼神之情状。

仰观天文，俯察地理，就能明白幽微与显明的道理都是天地之道作用的结果。而天地之道的根本规律无非是万物终而复始的生死循环。万物的生死是精气变化的结果。精气凝聚生成有形之物，精气消散则变成游荡的魂气。由此，也就知道了所谓的鬼神的情况。古人认为万物均由

## 第二章 元气论的主要内容

天地之气化生。具体说，天赋予万物精气，地赋予万物形体，精气与形体结合生成万物。精气与形体分离则万物消亡，精气则成为没有附着的游魂。所以，所谓"鬼神"在元气论自然观看来，不过是"气"的一种存在形式。古人说"鬼神者，二气之良能"。《周易》谦卦的《象传》说："谦亨，天道下济而光明，地道卑而上行。"这里的"天道""地道"也只能作"天气""地气"或"阳气""阴气"解，天的阳气下降，温养万物而且产生光明，普照天下；地的阴气上升，使阴阳沟通。

《系辞传》又说："乾道成男，坤道成女。乾知大始，坤作成物。"所谓"乾道""坤道"实质就是阳气、阴气。在古人看来，人和动物的男女雄雌决定于禀受的阴阳二气之多少。如果禀受的阳气多，阳气在胚胎生化中起主导作用，则生成男性、雄性；如果禀受的阴气多，阴气在胚胎生化中起主导作用，则生成女性、雌性。

《周易》以八卦代表自然界中天、地、山、泽、雷、风、水、火八种基本事物，认为这八种事物各居其位，交互作用而生成万物。这八种事物的相互作用并不一定是直接的，而是以气为中介进行的。《说卦传》说：

> 天地定位，山泽通气，雷风相薄，水火不相射，八卦相错。

这里虽然直接提到"气"是"山泽通气"，实际上天地上下各有其定位，天地之间的相互作用不能是天地之体的直接作用，而只能是天地之间阴阳二气的融会贯通。水火不容，水火直接接触，必然以一方的彻底消亡为代价，但是，水火之间的间接作用却具有生化之功。最鲜明的如植物既需要水的滋润又需要阳光（天火）的温煦。而人类以炊具将水火分隔而又使其相互作用来烹调食物的伟大发明，就是从"水火不相射"即水火不直接接触发生作用中获得的启示吧。

《说卦传》又说：

> 神也者，妙万物而为言者也。动万物者，莫疾乎雷；桡万物者，莫疾乎风；燥万物者，莫熯（hàn）乎火；说万物者，

莫说乎泽；润万物者，莫润乎水；终万物始万物者，莫盛乎艮。故水火相逮，雷风不相悖，山泽通气，然后能变化，既成万物也。

这是对上文八卦相互作用生成万物的具体说明。这里讲到了"神"。所谓"神"就是指使万物具有神奇功能的意思。前引《管子·心术上》说："虚其欲，神将入舍；扫除不洁，神乃留处。"这里的"神"就是"道"的功用达到极致的表现。《说卦传》的"神"也是如此。"神"是八卦即天、地、山、泽、雷、风、水、火之气相互作用，达到极致所产生的神妙变化。使万物萌动的没有比雷更快的。春雷一声震天响，万物由此而萌生。使万物弯曲动摇没有比风更厉害的。春风条畅万物，秋风横扫万物。使万物干燥没有比火更厉害的。春夏之火使万物生长，秋日之火使万物干燥结实。使万物喜悦的莫过于水泽了。在久旱的夏季，忽然降下甘霖，无论人与动物还是植物都无比喜悦。滋润万物的没有超过水的。水为生命之源，任何生物都离不开水。使万物终结而又重新开始的没有比艮更盛大的。艮为山，象征止。群山连绵，一座接一座，终而复始，没有止境。所以，水火相互作用，雷风不相互背离，山泽气息相通，然后产生变化，使万物生成。这就是八卦所代表的天、地、山、泽、雷、风、水、火之气相互作用的奇妙结果。

### （二）易、太极、无（太虚）与元气

《周易》是讲变化及变化之道的书。"易"就是变易、变化的意思。古人一般认为"易"有简易、变易、不易三个意思。《周易》谈论的是天地万物如何变易的道理，而决定变易的始因又是简易的，而这种简易的变易之道又是永远不易的。这就是易之三义的关系。易字在《周易》里既指《易》这本书，也指天地万物的变易过程，即易道、变化之道。这是学术界普遍认同的观点。刘长林先生提出，"易"还是宇宙本根的观点，从变化之道的主体来说也就是"气"或元气。我们完全同意刘先生的观点。中国传统哲学的基本特点是主张体用一如，重用轻

体。所谓"体"即事物的形体,是事物的物质实体部分;所谓"用"即事物的功用,是事物的功能作用部分。任何事物都有体有用,体用不能分离。事物没有了"体"也就没有了"用"。但就其对人而言,直接相关的是事物的"用"而不是其"体"。如杯子,人所利用的是其盛水的功能,而不在意杯子的材质是什么。木杯、瓷杯、玻璃杯、铁杯都可以。由于中国古人重视事物的功用超过其形体,所以中国古代的哲学、科学形成了着重从功能过程方面研究自然万物规律的传统。《周易》以"易"的概念来作为研究天地万物生成发展原理的核心观念就是重用轻体传统的典型体现。作为"易"所揭示的天地万物变化之道这一过程,必定有其主体承担者,即必定有其"体",这是毋庸置疑的。这个问题在古人看来是无需探讨的。就像我们无需关注杯子是什么材料制作的,只要能盛水即可。今天我们要看清古人的思想,就需要指出这一点。人们可以说变易的主体就是天地万物本身,此言不错,但天地万物是变化生成之物,而本原不变的永恒主体则是元气。

《易传》说:"生生之谓易。"这句话可以有两种解释,如果把"生生"理解为生而又生,生生不断,则这个"易"就是不断变易的过程;如果把"生生"理解为动宾结构,即创生新生命,则这个"易"就是指作为宇宙的本根的元气。当然,这两者是统一的。《易传》第四章说:

> 易与天地准,故能弥纶天地之道。……范围天地之化而不过,曲成万物而不遗,通乎昼夜之道而知,故神无方而易无体。

这里的"易"首先是指《易》这本书,同时也可以理解为作为宇宙本根的元气。"天地之道""天地之化""万物"之"成"都是实在的宇宙变化过程,而不只是人心中的思想。人心中的"易"不过是天地之变易的反映。所谓"易无体"是说,"易"作为宇宙本根是没有固定形体的,是无形、无象、无限的元气。作为宇宙本根的"易"只有无限,才可能具有无穷的创生能力,才能创生出生生不息,变化日新的天地万物。否则，如果"易"是有限的，则"易"的创生能力就是有穷的。如此，"易"就不能成为生生不息的宇宙本根了，所以说"易无体"。"神无方"是从另一角度说明"易无体"。"神"就是"易"创生的宇宙万物具有的神妙性质。万物的神妙性质源自"易"的无限性，正是"易"的无穷变化才使万物具备了神妙之性。"神无方"是说万物的神妙没有固定的方所，是无所不在的。

《系辞传》第七章说："天地设位而易行乎其中矣！""天地设位"就是天地各居其位。天地在古人的眼中也就是宇宙。"易行乎其中"就是说"易"是在整个宇宙之中运行的。宇宙的变化由"易"所推动。而"易"推动宇宙变化的具体机制则是乾坤阴阳的相互作用。《系辞下传》第六章：

> 子曰："乾坤，其易之门邪？"乾，阳物也；坤，阴物也；阴阳合德而刚柔有体，以体天地之撰，以通神明之德。

又《系辞上传》第十二章：

> 乾坤，其易之缊邪？乾坤成列，而易立乎其中矣。乾坤毁，则无以见易。易不可见，则乾坤或几乎息矣。

这两章都论述了"易"与"乾坤""阴阳"的关系。认为"乾坤"是"易"之"门"，"易"之"缊"。"门"是人出入房屋的必由之路。站在外面的人是看不见房屋中的人和物的，只能看见从"门"走出来的人，运出来的物。这里的"门"是隐喻，是说不可见的"易"通过"乾坤"的相互作用来展现自己。"乾坤"是《周易》六十四卦的核心，所有六十四卦都是乾坤两卦交互作用变化而来。这些变化都是从乾坤之门中涌现出来的。"易"作为宇宙的本根，生化万物的元气就蕴含在"乾坤"之中。所以，从反面说，乾坤排成行列，交互作用，"易"就在其中确立了。如果乾坤毁灭，也没有了"易"，没有了"易"乾坤的作用也就停息了。从正面说，乾坤就是阴阳二物。这里的"物"不是指具体的有形之物，而是泛指事物。如老子说的"道之为物"，意思是道这种

## 第二章 元气论的主要内容

东西，不是说道是一种具体事物。这是我们已经很清楚的问题了。阴阳二气结合，其德性相互作用，而产生了宇宙间或刚或柔的不同形体，因此体现了天地的创造而且与神明之德相通。

正如上述，《易传》对"易"之"德"（阴阳合德）亦即变易过程作了较为深入的阐述，而对变易之"体"还没有明确的论说。到了《易纬》则把"易"与元气联系起来，对变易的主体作了明确的论述。西汉末东汉初，随着谶纬学的兴盛而出现了各种纬书。纬书是与经书相对的概念。"经""纬"本来是纺织时的经线、纬线。纵向的为经，横向的为纬。相对而言，经线是主干，纬线是辅从。所以，引申之后，纬有辅助之义。所谓"纬书"就是辅助解读"经书"的。《易纬》就是辅助解释《易经》的纬书。《易纬》说：

>《易》者，易也，变易也，不易也。
>
>易者，以言其德也。……变易也者，其气也。不易者，其位也。
>
> （《易纬·乾凿度》）

"言其德"是从功用角度说"易"是变易的过程，而"变易者"是从主体角度说，变易的主体是"气"。明确点出了"易"与"气"的关系。即从宇宙变易的过程说叫做"易"，从宇宙变易的主体说叫做"气"，"易"与"气"是对同一事物从不同角度的称谓，是异名同谓。

《易纬》还有一段比较有名的话，肯定了"气"与"易"的密切关系。《乾凿度》说：

> 夫有形生于无形，乾坤安从生？故曰：有太易，有太初，有太始，有太素也。太易者，未见气也；太初者，气之始也；太始者，形之始也；太素者，质之始也。气形质具而未离，故曰浑沦。浑沦者，言万物相浑成而未相离。视之不见，听之不闻，循之不得，故曰易也，无形无埒。

这里把天地生成之前的宇宙生成过程分为太易、太初、太始、太素四个阶段。"太"是指在空间上极大、在时间上极早。这里"太易"是最早阶段。这时什么也没有，但既然说到"易"就是有变易的东西存在，虽然说此时还没有"气"，但绝不是空无。唐刘禹锡之前理解的"气"还是狭义的即"可见"的，实际上不可见的也是"气"，这是后来张载等人明确肯定的。"太初"是开始出现了"气"，"太始"是开始出现了"形"，"太素"是开始出现了"质"。古人认为到了"太素"阶段虽然具备了气、形、质，但万物还是整体未分的混沌状态。严格说来，这时还没有万物。但其中都贯穿着"气"的作用。在"太易"阶段虽然没有可见之气，但是无形的本原之气，即元气就存在着了，而且其存在是无始的。否则何以言"太易"，"易"者，变易也，没有主体何以变易？

在易学中还有一个重要概念——太极，也是元气的别名。"极"的本义是屋脊，房屋的最顶端。引申为极致、极限。加上修饰性的"太"字，强化了极致、极限的含义。在古籍中一般意义的太极，如《庄子·大宗师》的"在太极之上而不为高，在六极之下而不为深"。《淮南子·览冥训》之"夫阳燧取火于日，方诸取露于月，……然以掌握之中，引类于太极之上，而水火可立致者，阴阳同气相动也"。这里的"太极"都是指天地间的至高之处。而《春秋繁露·循天之道》之"阴阳之道不同，至于盛，而皆止于中，其所始起，皆必于中，中者，天地之太极也"。这里的"太极"则是至中至正的标准之意。这是"极"之本义从另一角度的引申。从两侧看，屋脊在房屋的中间，所以，极又可以引申为"中"。而在易学中的"太极"则是与"易""道"元气具有同样的意义。《易传》第十一章：

> 是故易有太极，是生两仪，两仪生四象，四象生八卦，八卦定吉凶，吉凶生大业。

这一章的解释历来有两种。一种认为讲的是揲筮成卦的过程。即将五十根蓍草，取出一根不用，象征天地之始的"太极"，然后把剩余

## 第二章 元气论的主要内容

的四十九根任意分为两组，按一定程序排出爻卦，以此来占断吉凶。另一种解释认为这是讲宇宙发生过程的。即由天地之始的太极，产生阴阳两仪，由两仪生成春夏秋冬四象，由四象生成天地水火风雷山泽八种事物，由八种事物的交错互用而产生吉凶，进而形成天地万物之大业。这两种讲法实际上是一致的，因为揲蓍演卦是对宇宙发生过程的一种模拟。无论哪种讲法，"太极"都被看成宇宙生成的本原。如果把"易"理解为书名的《易》，则"易有太极"就是说《易》中最根本的范畴是"太极"，"太极"是产生宇宙的根本。如果把"易"理解为"变易"本身，则"易有太极"就是说变易由太极开始。这两种讲法都说得通。

关于"易"与"太极"的关系，《易纬》讲得更清楚了。《乾凿度》说："孔子曰：易始于太极，太极分而为二，故生天地。"宇宙的变易发生从太极开始，太极一分为二，所以生成天地。又《乾坤凿度》说："太易始著，太极成；太极成，乾坤行。"太易开始显著，太极就形成了，太极形成，乾坤就开始运行了。这两条文献都说变易从太极开始，也就是说"易"（太易）与"太极"是异名同谓。东汉郑玄明言"太极"为"气"。他说："极中之道，淳和未分之气也。"（《文选注》引）[①]"极中"即"太极"。上面已经说明"极"还有"中"义。

张载也把"太极"理解为"气"。他说："一物而两体，其太极之谓与？"（《正蒙·大易》）又说："一物两体，气也。一故神，两故化。"（《正蒙·参两》）所谓"一物"即"太极"，即"气"；所谓"两体"，即"太极"或"气"包含着阴阳两方面。由于阴阳不是相互对立的两个实体，而是统一体的两个方面，所以才有合一不测的神奇功用。《易传》所谓"阴阳不测之谓神"，这种神奇功用之所以能发生正是因为统一体中包含着两个方面。正如张载自注："两在故不测。"

王廷相认为"元气之外无太极"，而太极，实即"太虚"之"气"。其《太极辩》说：

---

[①] 转引自张岱年.《中国哲学大纲》.41页.

> 太极之说始于易有太极之论，推极造化之源，不可名言，故曰太极。求其实，即天地未判之前，太始混沌，清虚之气也。

王廷相认为造化的源头不能用很具体明确的概念描述，所以称为"太极"，"太极"从字面意思说就是至大无限之意，其"所指"显然不像一般的名词那样清楚。其实质就是天地未分之前，原始混沌的清虚之气，也就是元气。明儒吴廷翰《吉斋漫录》谓："盖太极，一气耳。据其动静而以阴阳名之，非阴阳至此而始生也。""一气"即元气。吴廷翰认为"太极"有"动静"才有"阴阳"的称谓，"阴阳"即"二气"。不是有了"动静"才产生"阴阳二气"。"太极"本身就是"一气"。"阴阳二气"不过是"一气"的分化而已。又宋儒杨万里《诚斋易传》谓："元气浑沦，阴阳未分，是谓太极。""阴阳不测，至幽至神，无仪无象，太极是也。""太极者，一气之太初也。""太极"就是宇宙发生之初的元气。

最后，我们讨论"无（太虚）"与元气的关系。在中国哲学史上，"有""无"问题的讨论最早始于老子。老子说"有无相生"。"有""无"在一般意义上指某种事物存在或不存在。某种事物原来不存在，现在存在了，这叫"无生有"；某种存在的事物不存在了，这叫"有生无"。这里的"生"实际上是"转化"之意，这种"有无相生"是事物的生灭在人的思想中形成的观念。这里的"有"是观念中纯粹的"有"（存在），"无"是观念中纯粹的"无"（不存在）。

此外，在老子的思想中还有宇宙万物发生论意义上的"有""无"。这里的"有"和"无"不是一般意义上纯粹的"有"和纯粹的"无"，而是万物发生前的两种实际状态。老子说："天下万物生于有，有生于无。"一般说来，无论动植物还是人的个体都由父母所生，即某种物类只能产生同一种类的后代。老子说"天下万物生于有"，就是天下万物在终极上有一个共同的来源——"有"。这个"有"当然不能具有任何特殊的性质，否则就不能生长出种类不一的万

## 第二章 元气论的主要内容

物，万物各自的不同性质都是从"有"分化出去的。这种"有"可以理解为生成万物的始基。老子认为"有"还不是最终的存在，在"有"之前还有"无"。老子说："'无'，名天地之始。'有'，名万物之母。故'常无'欲以观其妙。'常有'欲以观其徼。此两者同出而异名，同谓之玄。玄之又玄，众妙之门。"

这里明确指出，"无"是命名天地的初始阶段，"有"是命名万物的本原阶段。我们常说的天地万物，在古人看来，并不仅仅是空间上的并列关系，而且在时间上存在着先后的生成关系，即天地生成万物。天地在万物之前，因而，天地的初始阶段较万物的生成本原也更加微渺，故天地之始称"无"，万物之母称"有"。这种"有""无"不是一般的"有""无"，所以又称为"常有""常无"。《庄子·天下》说老子的思想核心是："建之以常无有，主之以太一。""常无有"即"常有""常无"。老子正是从"常有""常无"中来洞观天地万物始源的奥妙运变的整体过程。老子说"此两者"即"有""无"或"常有""常无"是从同一来源产生而名称不同。之所以名称不同是因为"有""无"处于生成的不同阶段，"无"在"有"之前更微渺。它们都源于"道"。它们都可以称为"玄"，"玄"而又"玄"是产生宇宙间一切奥妙的门径。在老子看来，宇宙的发生过程是：道→无→有→天地→万物。我们已经说明老子的"道"就是元气，所以，在天地万物之前的"无""有"实质也是元气。

由于老子在概念上没有把一般意义的"有""无"和宇宙发生论意义上的"有""无"（"常有""常无"）作出明确的界说，因而招致后人误解。误认为老子主张"天地万物"（有）是从纯粹的"虚无"（太虚）中产生的。张载力主"太虚即气"，否定绝对虚无的存在。张载虽然对老子的"无"有误解，但其主张在宇宙中不存在绝对虚无空间的思想是对中国传统元气论自然观的突出贡献，使元气论成为彻底的自然观。张载说："太虚者，天之实也。"（《语录》）"由太虚，有天之名。"（《正蒙·太和》）太虚就是天的实在内容，就是天的名称。

又说:"太虚者,气之实体。"(《正蒙·乾称》)"太虚无形,气之本体;其聚其散,变化之客形尔。"(《正蒙·太和》)这样张载就把"太虚"(虚无)实在化了,把"虚"与"气"统一起来了。"太虚"成为从空间角度揭示元气实存的一个概念。

以上我们对"道""易""太极""无"("太虚")与"气"的关系作了梳理,我们认为这些名词与"气"是"异名同谓",都是元气的别名,都是从不同角度对宇宙生成本原的元气的称谓。"道"是从运行变化的角度,"易"是从生生不息的角度,"太极"是从始源的角度,"太虚"则是从存在空间的角度,对元气的解释,这样就深化了对元气观念的理解和把握。正如张载所说:"语其推行,故曰道;语其不测,故曰神;语其生生,故曰易。其实一物,指事异名尔。"(《正蒙·乾称》)

## 二、精、气、神:元气的三个基本面相

在生活中,我们经常听人说:"人之三宝:精气神。""精""气""神"是元气的三个基本面相,或者说三种基本性质。本节就对这个问题做详细的讨论。

### (一)精、气、神释义

元气论自然观认为,"气"是一种大无外、细无内的无形存在。可以说,"气"在时间和空间上都是永恒的。"气"具有运动也就是变易的本性,"气"可以"凝聚"(实即变易或变形)为有形之"物",而有形之"物"经过生、长、壮、老、已的生命历程又复归于无形之"气"。这样,在世界上就存在着"有形之物"这种可见的和"无形之气"这种不可见的两种存在。当然,有形之物是常识性的,任何人都能理解的;而无形之气则是特异性的,不是任何人都能理解的。在常识中

也有关于"气"的认识,但这种"气"不是元气论自然观所理解的作为世界终究根源的"气"。

在元气论自然观看来,整个世界好比是无比巨大的海洋,而有形之物好比是海浪,海浪在海中不断重复着反复生灭的过程。有形之物犹如海浪以大海为其生灭的根据。就某一具体有形之物而言,都是"形""气"结合的统一体。"形"显现为某一特异的存在物,"气"则内在于"形"中,成为"物"展开生命过程的内在动力,"气"也就成为生命本质的体现。当某物之气,依时间法则消耗殆尽时,也就是该物生命终结之时。由此可见,元气论自然观所主张的是一种整体的、动态的世界观。所谓"整体"的是指任何"物"都不是孤立的存在而是通过"气"与他物以及整个世界息息相关;所谓"动态"的是指任何"物"及整个世界都不是静止的,而是时时刻刻处于变易之中。"变易"是"气"的本性。"气"的变易是没有理由的,也是不需要理由的。中国古代先哲之所以选择"气"这个字表示世界的本原正在于常识所理解的"气"最富于变易的特性。

中国古代元气论自然观以变易为"气"的本性的特点迥异于古希腊哲学。古希腊哲学一般都承认现象世界的变易性,但在论述现象世界的存在论根据时,往往把本体看成是某种静态的实体,这样为了解释世界的变易性,又提出了"推动力"问题。如阿那克萨戈拉提出了"努斯"即"心灵"作为推动力。亚里士多德提出"不动的推动者"即"神"作为推动力。有形之物虽然依其自身与环境的明确界限与他物分隔开来,而其自身也存在着不同的组成部分,但通过"气"这一"细无内、大无外"的中介而联系为一个统一的整体。气论哲学的整体观与西方哲学的整体观也不同。前者是生化论的有机整体生命观,而后者是构成论的机械合成整体观。

以上所述的元气论自然观只是解决了万物统一的本原问题,即形态、性质各异的万物最终统一于"气"。还没有说明万物的差异性问题。即统一的"气"是如何演变出具有差异性的万物的呢?这就需要引

元气论：自然国学的哲学与方法论基石

入"气"的纵向层级和横向分类原则了。在古人看来，虽然宇宙万物最终都统一于气，但不同层次的"物"是由不同层级的"气"所生成的。从横向来看，"气"也有不同的类别，而形成不同的"物"。

从纵向来看，"气"可以分为：形、气、神三个基本层级。"形"是一切物存在的依托，是由"气"凝聚而来。"气"是一切有形之物生存的动力源泉，也叫"精气"。"神"则是"气"的高级状态，"神"不仅为人而且为宇宙所固有。形、气、神是"气"变化的三种基本状态。另外还有精、气、神之说。这里没有"形"，"精""气""神"是对元气内涵的细化。古人认为任何事物都是"形"与"气"的统一体。"形"是可见的，是"物"存在的依托，又称为"器"。"气"是不可见的，是"物"生存、发展、消亡的动力。"气"可以细化为精、气、神三种状态。

中国古代哲学认为任何事物之所以能够生成、发展，乃至消亡，都是气的作用。因此，气的变化，具体说来就是精、气、神的变化规律成为中国古代哲学和科学所关注的核心。而"形"则仅仅被看成是事物存在的支架，古人仅仅是承认其存在，而没有过多的研究。而这一方面却正是西方科学所关注的核心。西方的物理学、化学乃至生物学都是以研究事物结构为其学术的逻辑起点的。西方科学侧重于对事物空间静态结构的研究，而中国古代科学侧重于对事物时间过程的研究。前者可以称为"形而下学"，后者可以称为"形而上学"。虽然任何事物都是"形而上下"的统一体，但是对于"形而上下"的研究却分属不同领域。一方面，由于中国古代哲学和科学虽然承认"形"的存在，但并没有以"形"为研究的核心，所以自然不能生发出西方意义上的现代物质科学。另一方面，由于西方哲学和科学对于事物并没有中国古代那种形而上下统一的观点，因此，中国古代哲学和科学的成就就难以为西方哲学和科学承认。由于西方哲学和科学在当今世界占统治地位，中国古代的哲学和科学也就难以为当今的中国人所认同。但是，对事物存在的形而上的部分——精、气、神的研究成就是中国古代哲学和科学对人类的特

## 第二章 元气论的主要内容

殊贡献，不容忽视，值得我们深入发掘。

人们常说精、气、神为人之三宝，但精、气、神并不仅仅为人所有，而是普遍存在于宇宙之中。在时间上说是先于人而存在的，类似于西方哲学所说的宇宙精神。精、气、神是元气的三种状态，是对宇宙本原——元气不同功用的描述性范畴，而不是实体性的范畴，也就是说精、气、神都是元气的不同功用表现，而不是三种不同实体。

精，单独使用时是指作为化生万物本原之元气的物质性。"精"之本义，指精细加工的谷米。《庄子·秋水》云："夫精，小之微也。"引申此义，指创生万物的最原初物质。古人把男子的生殖创造之物称为"精"；天人相应，宇宙的创生之源也是"精"。《庄子·知北游》云："昭昭生于冥冥，有伦生于无形，精神生于道，形本生于精，而万物以形相生。""形本生于精"就是说有形之物是由细微的物质——精所化生。"精"，可以与"气""神"合成"精气""精神"两个概念。"精气"一词，"精"是修饰"气"的，"气"是中心语。"气"有广义、狭义之分。广义的"气"包括一切活动性的气态存在，狭义的"气"指生化万物的本原。有时为了强调本原之气的纯粹性而称为"精气"。《管子·内业》说："精也者，气之精者也。"由于古人用字简练，有时单用"气"字，或表示本原之气，或表示一般意义上的气。这需要根据具体语境来理解。

"精神"一词，在现代是个常用词。但其意义与古代有联系也有差异。现代的"精神"是"词"，指与物质相对的人所特有的心理意识现象；而在中国传统思想文化语境中的"精神"是联合词组，即"精"与"神"。"精"为"神"之体，"神"为"精"之用。即"精"是产生"神"的物质来源，"神"是"精"的功能表现。所以，在古代文献中，"精神"的用法总是"精"在"神"之前，"神"在"精"之后，从来没有"神"在"精"之前的情况。从语词的内涵来看，现代的"精神"一词，实际上相当于古代的"神"的一部分。古代的"神"有知觉、主宰等意义，这是与现代"精神"相当的方面；另一方面，古代的

"神"普遍存在于宇宙万物之中而不是仅仅存在于人,现代的"精神"仅指人的精神。

### (二)气中含神

"气",指云气。或作"氣"。"氣",指蒸煮米谷时的蒸汽。"气"是气态的可见之物,在可见的事物中最具活力,把宇宙万物生化的本原称为"气"是强调其能量、动力的一面。"气"与"精""神"合成"精气""神气"。"精气"上面已经论及。"神气"下面再讨论。

"神"字从字源说是古代宗教天神崇拜的产物。《说文》云:"神,天神,引出万物者也。从示、申。"又释"示"云:"示,天垂象,见吉凶,所以示人也。从二(二,古文'上'字),三,垂日月星也。观乎天文,以察时变。示,神事也。凡示之属,皆从示。"又释"申"云:"申,神也。七月阴气成,体自申束,从臼,自持也。"许君释"申"或误。"申"为古"电"字,雷电为骤发猛烈之事,先民以为神灵所为。而"示"字表示在天上的日月星所显示的征象。古人对自然界的各种现象不能有理性的理解,而认为在高天之上有神灵存在主宰这一切。所以,"示"与"申"合成"神"字,表示主宰宇宙万物的神灵。而许君之释是从作为十二地支的"申"为七月月建出发的,这是"申"的引申义,以此解释字源显然有误。

通过对古代文献的考察,在远古中国人的心中虽然没有明确的"神创"世界的思想,但是"神主"世界的思想是非常鲜明的,即天地之间的一切变化都由神灵主宰。而由拟人化的类比"神知"思想也是存在的。所谓"神知"即神具有认知能力,这一思想的形成虽然是从人的认知能力类比而来,然在古人看来,神具有远超于人的认识能力。随着文明的发展,原始的"神主"思想逐渐衰落了,新的气化论世界观渐渐形成。由于中国传统思想发展的连续性特点,原始宗教神学思想并没有完全抛弃,而是经过积极的扬弃,为新的世界观所吸收,成为其有机组成

## 第二章 元气论的主要内容

部分。在新的元气论自然观中，神并不是独立的实体，而是"气"的机能，是"气"的机能的极致表现。也就是说"气"本身就有"神"的性质，能知、能主。所以，"气"也称为"真灵"之气。

《素问·天元纪大论》云："布气真灵，摠（zǒng）统坤元。"《管子·内业》云："灵气在心，一来一逝。"这就是说"气"就具有"灵性"，能知、能主、能感。《礼记·乐记》云："是故情深而文明，气盛而化神。和顺积中而英华发外，唯乐不可以为伪。"这是说"气"发挥功能的极致就会产生"神"。这是对"气"转化为"神"的机制的阐明。这就说明一般意义上的"气"不是"神"，只有"盛气"才能化"神"。古人何以形成了"气"有"神"的观念呢？

其实，这一观念的形成是十分自然的。早期人类的思维和儿童思维相似，是一种拟人化的思维，即从人自身来类比认识外部世界，把世界看成是有情感、爱憎分明、能够行动的东西。随着人类理性的发展，逐渐形成了生命宇宙观。即把宇宙看成是一个巨大的生命体和生命过程。人的生命和万物的生命一样，不过是宇宙大生命的组成部分和显现。这样的宇宙观和当今秉持的宇宙观有很大区别。当今中国人熟悉的马克思主义哲学宇宙观认为世界是物质的，物质世界发展到一定阶段才产生了有机物，由有机物而逐渐演变为以蛋白质为本质的生命现象。也就是说当今的哲学虽然也承认世界上存在着生命现象，但生命并不是宇宙的全部而仅仅是局部的现象。而中国古人认为整个宇宙过程就是生命过程，生命是宇宙的本质。可以说是一种广义的大生命观。明了这一点非常重要，这是理解中国古代哲学和科学的关键。在我看来，这样的宇宙观可能是更真实的更好的宇宙观。

古人较今人更贴近自然，在大自然中，古人首先感受到一年四季的有序更替，万物的生、长、化、收、藏的往复循环。这一切都是有规律的，是到一定时间一定要发生的事情，由此而推知，其中必有一主宰者、操控者，这就是"神"。《周易·说卦传》云："神也者，妙万物而为言者也。"这里给"神"以明确的定义。所谓"神"就是使万物发

元气论：自然国学的哲学与方法论基石

生神妙作用的东西，而"神妙"就是活泼泼的生命过程。《周易·系辞传》又云："阴阳不测，之谓神。"万物的存在和变化以阴阳为基础，而阴阳的变化是无穷的、不可测度的。这就是"神"。《荀子·天论》云："万物各得其和以生，各得其养以成，不见其事，而见其功，夫是之谓神。"人能够制造器物，按照一定的思路，采用一定的材料，使用某些方法，经过一定的时间就能制作出器物来。当然，器物的创造过程人是清楚明白的，没有神秘可言。但是，包括人自身在内的万物的生化过程是人所不知道的，但又是实实在在的。其中的主宰和操控者就是"神"。在气化论世界观的形成过程中，吸收了"神"的观念，就形成了"气"有"神"的思想。这一思想，宋儒张载做过明确的表述。他说："气之性，本虚而神，则神与性乃气所固有。"（《正蒙·乾称》）

我们说，"气"这一范畴主要是用来阐明万物本原的动力观念，但"气"作为动力不是一种盲目的力量，而是合乎法度的生化规则。这就是"神"。这种意义上的"神"类似于唯物论哲学的"规律"，但又不是一回事。"规律"是一种绝对的必然性，而"神"则是活泼的必然性或者说带有或然性的必然性。因此，"神"要比"规律"更复杂、更难以把握。由于"气"存在的普遍性，"神"也是普遍存在的。这一点也是容易理解的。因为"神"并不是与"气"相对的实体，而是"气"的一种性质或状态。当"气"呈现为某种"灵性"或要表达"气"的"灵性"时，就称为"神"。

中医学最早的经典《黄帝内经》就认为不仅五藏藏神，而且人身各处都有"神"，或者"神"可以达到人身各处。《灵枢·周痹》云：

风寒湿气，客于外分肉之间，迫切而为沫，沫得寒则聚，聚则排分肉而分裂也。分裂则痛，痛则神归之，神归之则热，热则痛解，痛解则厥，厥则他痹发，发则如是。

这里阐释了"周痹"即游走性痹症的机理。"周痹"是某处发生疼痛后很快痛解而又游走至他处的一种痹症。其机理是当某处疼痛发作时"卫气"就到达那里，与邪气相争而发热痛解，痹邪游走他处。这里把"卫气"称为"神"是从"卫气"的"知觉性"着眼的。身体某处痛发,"卫气"知道了,就赶去救援。就像某处发生战斗,得知消息的军队前去救援一样。这种说法,在今人看来似乎是拟人化的表述方式,但在古人来说,却不仅是为了表达效果的生动而采取的修辞手法,而是实实在在就是那样认为的。周痹痛发而止的现象,在今天的科学来说,属于人自身抵抗力修复的结果,而古人把这就称为"神"。《灵枢·胀论》云:

> 泻虚补实,神去其室,致邪失正,真不可定,粗之所败,谓之夭命。补虚泻实,神归其室,久塞其空,谓之良工。

这里的"神"就是"神气"。"神气"类似于"精气",是偏义复词。"神"是修饰"气"的,"气"具有"神"的性质,即"神之气"。在《内经》中,"神气"一词出现14次。《灵枢·忧恚无言》云:"横骨者,神气所使,主发舌者也。"人的舌头能发音说话,这在古人看来是神奇的事,所以说是"神气"的作用。《灵枢·九针十二原》云:"所言节者,神气之所游行出入也,非皮肉筋骨也。"这里的"神气"也是"气",说"神气"也是起强调作用。《灵枢·营卫生会》云:"血者,神气也。"血,称为"神气"是因为"血"由"营气"变化而来。《灵枢·营卫生会》云:"中焦亦并胃中,出上焦之后,此所受气者,泌糟粕,蒸津液,化其精微,上注于肺脉,乃化而为血,以奉生身,莫贵于此,故独得行于经隧,命曰营气。"

### (三)精气神三位一体

精、气、神,在中国传统哲学和科学中是密切相关,无法分离的三个重要范畴。可以说,精、气、神以气为中心,构成三位一体的关系。今人受哲学上划分唯物论、唯心论的影响把"气"或"精气"理解为精微物质,把讲"精气"的看成是朴素的唯物主义;而把"神"或"精神"看成是精神意识,把讲"精神"的看成是唯心主义或有神论。这种看法是对中国传统哲学的严重误读,割裂了"精""气""神"

三者的关系,不能正确理解中国传统哲学。套用列宁的话说,"精""气""神"是同等程度的范畴。与"精""气""神"相对的是"形",前者是无形可见的"形而上"者,后者是有形可见的"形而下"者。"精""气""神"都是"形而上"者,它们并不构成对立关系,不过是从不同角度对"气"的说明。从作为万物生化的本原材料来说,称为"精",具有某种物质性。这里的"物质性"是借用西方哲学和现代科学的基本认识思路来说的。

处于今日,我们不能完全不借用现代思维来理解古代思想,但要明确的是中国古代绝对没有物质和意识的概念,即古人认识世界不是以物质、意识为基本框架的。以物质和意识作为基本的哲学范畴与古希腊哲学有关。有些古希腊哲学流派把世界的本原归结为某种或某些有形之物,而有形之物如何才能生成现实世界中具有活力的万物?这就需要某种推动力。因而有些哲学流派就把推动万物生成的力量作为世界的本原。重视物质本原的就演变为唯物论哲学,而重视动力本原的就演变为唯心论哲学。中国古代哲学并没有古希腊哲学这样的观念。作为万物本原的"气"既不是物质也不是精神,但另一方面既含有物质性也含有精神性又含有规律性。"精"就是着眼于万物生化本原的物质性,"气"着眼于万物生化之源的能动性,"神"指"气"不是盲目的力量,而是有着灵妙的规律性、主宰性等。所以说,"精""气""神"是从三个方面对万物生成之源的说明,是三位一体的关系。

从文字的来源考察"精""气""神"三个字,它们分别有自己的特定意义,来源并不相同。但是,在元气论自然观中,这三个范畴融为一体,成为阐释万物生化本原的核心范畴。近代以来,中国人在西方文化的影响下,对"精""气""神"的理解发生了偏差。"神"被看成是宗教的信仰对象,在中医界"神"还指人的"精神"。"精气"被理解为细微物质,而"精神"则是被理解为思想意识这一主观现象。由于马克思主义哲学认为精神、意识是自然界长期进化的产物,是人脑的机能。这样一来,"精气"被物质化,"精神"被机能化,"神"则被迷

## 第二章 元气论的主要内容

信化。这就从根本上割裂了中国传统哲学和科学中"精""气""神"的统一关系。为了准确把握中国传统哲学的精髓，必须排除当今哲学思维的影响，回归古人的正解。特别是"神"，在古人看来，"神"与"气"一样，是普遍存在的。人的"神"（指狭义的精神）仅是"神"的一种表现，这样才能对《内经》及古代哲学中的"神"作出正确理解。

张超中博士说："丹家谓神气不二，总归先天一气，以其流动言谓之气，以其灵明言谓之神，以其凝聚言谓之精，神为主宰，气为动力，精为基础（原料），其中又有层次差别。先天则一，后天则分。"① 所谓"先天则一"，类似于本体论的说法，即精、气、神是三位一体的关系。所谓"后天则分"，类似于生成论的说法。我们看看古人的论述。

金元四大家之一的李东垣在《省言箴》里说：

> 气乃神之祖，精乃气之子，气者精神之根蒂也。大矣哉！积气以成精，积精以全神。必清必静，御之以道，可以为天人矣，有道者能之。予何人哉？切宜省言而已。此言养生之道，以养气为本也。

这里的逻辑关系是：气→精→神，而以气为最重要。似乎与一般讲的精→气→神不同。实际上是谈问题的角度不同。张介宾认为："气义有二：曰先天气，后天气。先天者，真一之气，气化于虚，因气化形，此气自虚无中来；后天者，血气之气，气化于谷，因形化气，此气自调摄中来。此一形字，即精字也。盖精为天一所生，有形之祖。"（《类经·摄生类》）可见，一般说的精→气→神是人体后天生命的化生过程，特别是道教中提出了"炼精化气，炼气化神，炼神还虚，炼虚合道"的修道过程。而气→精→神则是宇宙先天的化生过程，也就是宇宙的生成过程。在道理上应该说由虚无中化生出先天真气，真气凝聚为真精，由真精而化生出神。先天之气，气化为精，后天之气，精化为气，

---

① 张超中.《黄帝内经》的原创之思.103页.

精气之间是相互化生的关系。精气充足，神的功能自然旺盛。神虽然为精气所化生，神又有驾驭精气，主导生命活动的作用。神藏于心，称心神。如果心神妄动，则气随心散，气散不聚，精也就随气而亡了。所以在养生中，修养心神具有特别重要的意义，修心养性，调养情志是养生之首务。

## 三、大无外、细无内：元气的基本性质，与原子论比较

元气论自然观认为元气是宇宙万物生成化灭的本原。对于具有如此"伟力"的元气，人们可能要问，元气是什么样子？或元气有些什么基本性质？为了更好地理解这个问题，我们试着以与西方原子论自然观比较的方式来回答问题。

### （一）原子论的基本内容

根据李存山先生的研究，古希腊在"原子论"之前伊奥尼亚哲学持有与元气论相似的自然观。伊奥尼亚哲学的创始人也是古希腊的第一个哲学家泰勒斯以水为万物的始基，而他的学生阿那克西曼德又认为始基是"无限"。"无限"即"无定形"。阿那克西曼德之后，阿那克西美尼又提出万物的始基是"气"，赫拉克利特则提出万物的始基是"火"。"火""气"都是"无定形"的。而中国古代的元气论自然观的元气也是"无定形"的。作为始基无论是"水""气"，还是"火"都是整体的"一"，是连续的、充满整个空间的，这样才能成为万物的始基。中国古代的元气也是如此。但是埃利亚学派通过形式逻辑瓦解了伊奥尼亚哲学的世界观。

伊奥尼亚哲学家认为，"水""气""火"都是连续的，是"一"，但这连续的"一"的内部又是流动、运动的，因而又是由部分

组成的,是"多"。埃利亚学派认为,"一"既然是绝对连续的,就是不可分割的,所以不可能是"多"。"一"又是"多"在逻辑上是矛盾的。"一"是绝对连续的、充实的,就没有空间让它运动,所以不可能有运动。由此,埃利亚学派得出结论说万物的本原是绝对不变的自身完全相同的"一"。巴门尼德将其称为"存在"。"存在"是唯一的不动的。埃利亚学派虽然在逻辑上颠覆了伊奥尼亚学派哲学的本原学说,但由此而提出的存在是不动的一,又是完全违背事实与常理的。亚里士多德后来评述说:"虽然这些意见似乎是论辩的结果,但是相信它们却接近于发疯。"[1]正是埃利亚学派不顾感觉的反常做法促使原子论者改进了存在论。

原子论的奠基者是留基伯,其著名的代表则是德谟克利特。原子论者认为世界的本原是原子和虚空,"原子"的原意是不可分割,它被用来表示充实的最小微粒。"虚空"的意思与"充实"相反。如果原子是存在的话,那么虚空必须是非存在。原子论者面临着这样一个困难:或者只承认本原是存在而放弃虚空,或者坚持虚空而论证本原也是非存在。第二种说法虽然看起来不合理,却是他们唯一的选择。

原子论者维护虚空的论证首先是针对埃利亚学派的。巴门尼德认为存在是不可分割的充实整体,麦里梭以虚空不存在为理由,排除了运动所需要的空间,维持了"存在不动"的结论。原子论者承认存在的东西是充实的,但如果因此而推导出存在是不动的一的结论,则是完全违背事实和常理的。亚里士多德说:"留基伯认为他有一个与感性知觉相协调的理论,既不摒弃生灭运动,也不排除事物的众多。他向感知的事实作出这些让步,另一方面,他也向一元论者让步,认为没有虚空就没有运动,虚空是不存在。"[2]一元论者即埃利亚学派。埃利亚学派由否定伊奥尼亚学派的本原既是整体的"一"又是"多"而只承认本原只是整体的"一",而否定了运动,否定了虚空。

---

[1] 亚里士多德.《论生灭》.325a.20页.
[2] 亚里士多德.《论生灭》.325a.25页.

原子论者的论证分为三步。第一步，他们以可以感知的事物为标准，肯定存在的东西是众多的、流动的。既然存在的东西是充实的，那么充实是可以分割的。因为只有分割，才能产生出众多的充实的东西；只有在众多的充实的东西之间存在空间，才能发生从一个过渡到另一个的运动和变化。第二步，原子论者又讨论了分割产生需要的条件，就是虚空。如果没有虚空，则充实的东西之间没有空间，没有空间则充实的东西不会彼此分开而成为众多的东西；同理，没有空间充实的东西也不会移动。既然充实的东西的众多和运动是不能否认的事实，那么，虚空对于事物的存在和运动就是必不可少的。"虚空"和"充实"是相反相成的概念，二者都是解释世界的原则。"充实"是解释万物存在的原则，"虚空"是解释事物的众多和运动之所以可能的原则。二者都是本原。第三步，原子论者确定了"充实"的最小单元。并非任何充实的东西都是本原，本原必须是不生不灭的存在。在这一点上，原子论者同意埃利亚学派的观点，认为我们可感的事物是可以分割的。但是，充实的存在物不会在分割中消失，因为存在不会变成非存在。可以分割的充实物体必然是由不可分割的充实物体组成的，这种不可分割的充实就是"原子"。原子是肉眼观察不到的微粒，原子的存在是思想的设定。它既满足了本原的不生不灭的性质，又符合感觉到的生灭变化的事实。永恒的原子组成生生灭灭的事物，事物的生灭只是原子的分离与组合而已。

原子论认为：

1.原子是绝对充实的实体，每个原子中间没有任何空隙，原子是不能再分的，不可穿透的。

2.在数量上，原子是无限的。

3.在性质上，原子是没有差别的，都是一样的，并不具有特殊属性。

4.原子之间的区别在于形状、体积和位置排列的关系不同。

5.原子构成万物，但原子本身不生不灭，永远不变。

6.处于永恒的运动之中，运动是原子本身固有的属性。原子自动是原子论的重要内容。正是原子的运动，原子能结合或分离，从而形成宇宙万物。

根据原子论的说法，原子和虚空形成宇宙万物的过程大致如下：具有各种不同形状、大小不等数量无限的原子，在无限的虚空中四面八方上下左右急剧而凌乱地运动，彼此碰撞，形成一些漩涡，在漩涡运动中不同形状或不同体积的原子结合起来，由于原子的排列次序或位置不同，就形成了各种各样的混合物。所以，宇宙的千差万别是由它们本身的构造，即原子的形状、大小和排列次序、位置的不同造成的。

## （二）有形与无形

这是就原子与气的形态来说的。由上述原子论的内容可知，"原子"虽然是肉眼看不见的微粒；但是，原子是"有形"的，而且其形状各不相同。相较而言，元气是"无形"的。《庄子·则阳》篇说："是故天地者，形之大者也；阴阳者，气之大者也。""气"与"形"相对，"形"是有形，"气"则是无形。正如《庄子·至乐》篇说："变而有气，气变而有形，形变而有生。""气变而有形"是说，无形的气存在于有形的物之前。《庄子·知北游》则强调："不形之形，形之不形。"这里的"之"是动词，是"之"的本义。"之"的古文字所模画的是人的脚行走的足迹，即表示从甲地到乙地的行走过程。引申指事物的变化。这句话的意思是从无形变成有形，又从有形变成无形。因此唐朝的成玄英解释说："从无形生形，从有形复无形质。"这就是说，从无形之气生成有形之物，再由有形之物复归无形之气，从万物的起点到终结，都是无形之气在起作用。《庄子·列御寇》："太一形虚。""太一"即"道"即元气。意思是"太一"的"形"是"虚无"，即无形。《庄子·秋水》："至精无形。""至精"即"精气"元气。也是说元气无形。

汉代以后，元气无形的思想又有所发展。《淮南子·精神训》说：

> 古未有天地之时，惟象无形，窈窈冥冥，芒芠漠闵，澒蒙鸿洞，莫知其门。有二神混生，经天营地，孔乎莫知其所终极，滔乎莫知其所止息。

这里的"惟象无形"指的就是元气。老子说过："大象无形"。"大象"即"道"即"气"。窈，从穴，从幼。幼是幼小，有微细、微小之义。窈的本义应该是洞穴幽深内藏之处。所以，《说文》释曰："窈，深远也。"由此，窈有深远、幽静、昏暗等引申义。冥，也是幽暗之义。《说文》："冥，幽也。从日，从六，冖声。"并解释说："日数十，十六日而月始亏，幽也。""窈""冥"同义连用，而且重复音节为"窈窈冥冥"则是形容极度的昏暗不可见。老子也用过"窈冥"，《二十一章》："窈兮冥兮，其中有精"。芒芠、漠闵，都是混沌的样子。澒蒙、鸿洞也是混沌的样子。高诱注以上三句："皆未成形之气也。"都是对无形之气之无形无象、无声无色的形容。

王充说："非物则气"（《论衡·纪妖》），"不为物则为气"（《论死》），"无体则气"（《祀义》），"非形体则气"（《卜筮》），"气苍茫无端末"（《变动》）。王充认为相对于有形之物而言，气是一种无形之物。王符说："上古之世，太素之时，元气窈冥，未有形兆，万精合并，混而为一，莫制莫御。"（《潜夫论》）明确肯定元气是没有"形兆"，即无形的。

张载明确地说："太虚无形，气之本体。"（《正蒙·太和》）"太虚"就是我们生活于其中的广大无边的空间。因其看似无物，故称"虚"；因其广大无边，故称"太"。《内经》说："太虚寥廓。"（《天元纪大论》）"寥廓"即广大无边。无形的太虚是气的"本然"状态。在张载看来世界的存在物可以分为三个层次：无形的太虚、气和万物。太虚是绝对无形的，万物是有形的，而一般意义上的"气"则是介于二者之间似有非有、似无非无的。所谓"似有非有"是相对万物来说的，模模糊糊好似有物有形，但又不是真切实在的"物"；所谓"似

第二章 元气论的主要内容

无非无的"是相对于纯粹无形的太虚说的,太虚是绝对无形的,"气"好似太虚之无,但又不是什么也没有的绝对的"无"。张载的"太虚"可以理解为最原初的气,即狭义的元气,是绝对无形的,而"气"则是从太虚元气到万物演化之间的过渡状态。这种"气"可以称为"有形之气",而元气是"无形之气"。"有形之气"也就是《乾凿度》所谓的"气形质具而未离,故曰混沦"的"混沦"状态。

关于"气"的无形性,张载还有多种表述并予以特别强调。他说:

　　气本之虚,则湛一无形。

（《正蒙·太和》）

"气"之本然是虚,是深湛同一无形的。"湛"是深广无际的水,"一"是混融为一。"湛""一"都是形容"无形"的。张载说:

　　气聚则离明得施而有形,气不聚则离明不得施而无形。

（同上）

离,指目。《周易·说卦传》:"离为目"。离明即目明,眼睛可以见东西。气聚集在一起时,眼睛可以发挥视觉功能而形成有形的概念;气消散开时,眼睛不能发挥视觉功能而形成无形的概念。这里的"气聚"不仅可以理解为气聚集为有形之物,还可以理解为无形的本然之气,聚集为可见的有形之气,如云气、烟气等。张载又说:

　　所谓气也者,非待其蒸郁凝聚,接于目而后知之;苟健
　　顺、动止、浩然、湛然之得言,皆可名之象尔。

（《正蒙·神化》）

"蒸郁凝聚"显然就是如云、烟等可见的有形之气。这是与目接触就可以知道的。这些当然是"气",但"气"还不止这些,只要具有"健顺""动止""浩然""湛然"的都是"气"。"健顺""动止""浩然""湛然"都是不可目见的无形之气,但可以用心灵感应,因而有如上的描述,即所谓"得言"。张载认为这些都可以称为"象"。"象"就是"气"。他说:"凡象,皆气也。"（《正蒙·乾

103

称》）老子说"大象无形"，"大象"就是无形之气。

王廷相可能是最早对"气"做出有形和无形划分的哲学家。他说：

> 有形亦是气，无形亦是气，道寓其中矣。有形，生气也；无形，元气也。元气无息，故道亦无息。

（《慎言·道体》）

对于元气无形，他又具体解释说：

> 天地未形，惟有太空，空即太虚冲然元气，气不离虚，虚不离气。

（《雅述》上篇）

吕坤也强调：

> 气无形，则万古依然在宇宙间也。

（《呻吟语》卷四）

这就是说，气是无象、无形、无端末无终极止息，永远存在于宇宙间的东西。

明末科学家宋应星也认为元气无形，不过其说法别具一格。他说：

> 凡元气，自有之尘，与吹扬灰土之尘，本相悬异。自有之尘，把之无质，即之有象。

（《论气·水尘二》）

他把元气比喻为"尘"，但是"自有"之尘，也就是不是被其他物所产生的本原性的"尘"。"尘"是细微之物，把元气喻为"尘"是说元气是细微的，但"尘"之细微终究是有形质的，而元气这种自有之"尘"却是"把之无质"即没有形质，是无形的。所以，把元气说成是"自有之尘"实则并不准确，只是为了让人理解的方便说法而已。

与"有形"的原子相较，元气是无形的，这是从"原子"和元气本身而言的。如果从万物来说，则构成万物的"原子"是无形的，而化生万物的元气是有形的。根据原子论，原子是不可分割的最后的绝对充实的实体。这种实体是无法用感官感知的，是思想的设定。也就是说为了解释宏观世界万物的构成，必须做这样的设定，而且是能够为人理解的。从感知的角度说,"原子"是无形的,或者说是不可感的。作为化生宇宙万物本原的元气是无形的,无形的元气化生而形成宇宙万物。元气并不像"原子"那样隐藏在万物的背后,而是渗透于万物之中。元气虽然无形,但是透过有形的万物,可以感知到元气。在这个意义上,元气又是有形的,或者更准确地说元气是可以"感知"的。能够感知元气的并不是耳目等感觉器官而是心灵。当然,有形之气,如云烟等也是可以用感官感知的。张载说:

> 显,其聚也;隐,其散也。显且隐,幽明所以存乎象;聚且散,推荡所以妙乎神。
>
> (《正蒙·大易》)

显现是气的聚集,隐微是气的消散。通过显现与隐微而形成的幽暗与光明之象得以存在,通过"气"的聚集与消散发生的推移激荡而产生神妙的作用。张载的论述阐释了元气是有形与无形的统一。聚而显明为有形,散而隐幽为无形。要说明的是"气"之有形并不是一般的宏观世界中具体之"物"意义上的有形,也不是"原子"意义上的有形。具体之"物"的"形",指的是"物"具有固定的形体。"原子"的形是指"原子"因为是绝对的充实而成为最小的实体。宏观世界中具体之物的形与微观世界中"原子"的形是可以类比的,它们都具有三维空间的属性。而"气"之有形则须借助于有形之物以展现,虽然也具有空间属性,但主要不是空间属性而是呈现为演化过程的时间属性。

### (三) 一与多

这是从原子与气的数量来说的。根据原子论的说法,构成万物的"原子"在数量上是无限的,是"多";而化生万物的元气虽然充满了整个宇宙空间,但却是整体的"一",元气在数量上是"一",不是"多"。在古籍中,元气也常常称为"一气"。"一"是对"气"的限定和解释。即"气"是一个统一的整体,"气"就是"一","一"就是"气"。"一气"这个词最早出现于《庄子》,但却滥觞于老子。老

**元气论：自然国学的哲学与方法论基石**

子说："道生一。"老子的"道"就是后来说的元气。关于"道生一"有不同的理解。有人认为"道"就是"一"。这样理解，似乎"生"字没有着落了。也有人认为"生"字确实是生成过程，"道"生出"一"。其实，这两种理解在我看来都是可以的。因为在万物生成之前的"生"只是比喻的说法，与万物的父母产生子女的实实在在的"生"不可同日而语。其实讲的是"道"或元气在形成有形万物之前自身的演变过程。因为这种变化只是"道"成物之前自身的演变。如果着眼于变化，可以说"生"，如果着眼于整体，可以说"是"。

老子在描述"道"的时候说：

> 视之不见名曰夷。听之不闻名曰希。搏之不得名曰微。此三者不可致诘，故混而为一。一者，其上不皦，其下不昧，绳绳不可名，复归于无物。是谓无状之状，无物之象，是谓惚恍。

（《十四章》）

"道"超越于感官感知能力，是"混而为一"之物，它既不光明也不黑暗，不可名状，是无物之象。在论"道"的功用时，老子也称其为"一"：

> 昔之得一者：天得一以清，地得一以宁，神得一以灵，谷得一以盈，万物得一以生，侯王得一以为天下贞。

（《三十九章》）

这里的"一"就是"道"，就是元气。在讨论人的修为时老子提出了"抱一"说：

> 载营魄抱一，能无离乎？

（《十章》）

> 圣人抱一为天下式。

（《二十二章》）

"抱一"就是"抱道"或"守气"。圣人在修身中要使魂魄之气合一，在治世中要循道而行。

## 第二章 元气论的主要内容

庄子则把老子的"道"为"一"与"气"结合成"一气"的概念。

> 彼方与造物者为人,而游乎天地之一气。彼以生为附赘县疣,以死为决(疣)溃痈,夫若然者,又恶知死生先后之所在?
>
> (《庄子·大宗师》)

> 人之生,气之聚也;聚则为生,散则为死。若死生为徒,吾又何患?故万物一也,……故曰:"通天下一气耳。圣人故贵一。"
>
> (《庄子·知北游》)

"天地一气""天下一气"都是说"气"是充满宇宙天地之间的唯一整体。《管子》也讲"一气"。《兵法》:"一气专定,则傍通而不疑。"这里的"一气"指人身整体之气抟聚安定,则能通达周围环境变化而无疑。又《心术下》:"一气能变曰精。"这里的"一气"则是指天地之间的"一气"整体。

"一气"概念产生后一直贯穿于中国古代思想史的发展过程之中。如《淮南子·本经训》:"天地之合和,阴阳之陶化,万物皆乘一气者也。"董仲舒说:"阴阳虽异,而所资一气也。"(《董子文集·雨雹对》)王充说:"一天一地,并生万物,万物之生,俱得一气。"(《论衡·齐世》)张湛说:"夫混然未判,则天地一气,万物一形。"(《列子·天瑞》篇注)张载说:"天惟运动一气,鼓万物而生,无心以恤物。"(《横渠易说下》)罗钦顺说:"盖通天地,亘古今,无非一气而已。"(《困知记》)杨万里说:"太极者,一气之太初也。"(《诚斋易传·系辞》)王夫之说:"天人之蕴,一气而已。"(《读四书大全说·告子上篇》)

刘长林先生认为"老子的'道'不是共相,而是专有名词,是对某种存在的整体的直接描述"[①]。"道最大的特点是无形而没有边界,它充

---

[①] 刘长林.《中国象科学观——易、道与兵、医》(上册).94页.社会科学文献出版社,2008.

满宇宙，是无限的存在却没有形体，所以老子强调道是'一'，是无法分割的具有唯一性的整体。这就决定'道'是专有称谓，它只和一个专一的对象相关，只属于那个专一的'道'"①我们说过，老子的"道"也就是元气，所以，刘长林先生关于老子之"道"的说法也完全适用于元气。元气或者说"气"也是专有名词。专有名词是专属于某一特殊对象的名称，其指称的对象是唯一的。元气这个专有名词指称的对象是充满宇宙的唯一整体，其数量是"一"。而"原子"概念指称的对象在数量上则无限地"多"。

与庄子同时代的惠施提出的"历物十意"中的第一条说：

　　至大无外，谓之大一；至小无内，谓之小一。

这里惠施没有明确什么东西"至大无外""至小无内"。李存山先生认为惠施的"这个问题与气论有关"②，也就是说"至大无外""至小无内"的主体是"气"或元气。这一看法是非常有见地的。李先生指出其证据在《管子》四篇。《内业》说："灵气在心，一来一逝，其细无内，其大无外。"《心术上》说："道在天地之间也，其大无外，其小无内。"类似的思想也见于其他先秦思想家的文献中。《庄子·秋水》云："至精无形，至大不可围。……无形者，数之所不能分也；不可围者，数之所不能穷也。""至精无形，至大不可围"，也就是"至大无外""至小无内"的意思。《庄子·则阳》："精至于无伦，大至于不可围。""无伦"即不可比，什么东西不可比？只有无形，没有大小的东西才是不可比的。"无伦"就是无形，也就是"至小无内"。《管子·宙合》说：

　　宙合之意，上通于天之上，下泉于地之下，外出于四海
　　之外，合络天地，以为一裹。散之至于无间，不可名而（山）

---
① 刘长林.《中国象科学观——易、道与兵、医》（上册）.94页.社会科学文献出版社，2008.
② 李存山.《中国气论探源与发微》.130页.中国社会科学出版社，1990.

## 第二章 元气论的主要内容

[止]。是大之无外,小之无内,故曰有橐天地。

这里对惠施相对抽象的"至大无外""至小无内",作了比较形象化的说明。"气"从大的方面说向上通达于天之上,向下深极于地之下,向外延出四海之外,把天地联合网络在一起,成为"一裹"。这就是"大之无外"。分散开来,至于无间。"无间"即没有间隙。没有间隙的地方都能够进入,那能进入的东西一定是无形的。老子说过:

天下之至柔,驰骋天下之至坚。无有入无间。

(《四十三章》)

这就是"小之无内"。古往今来曰"宙","宙"指时间。宙,从宀,从由。宀是古代的一种房屋之形。《说文》释曰:"宀,交覆深屋也。象形。"又释"宙":"舟舆所极覆也。"两处释文都提到"覆"字,"覆"是覆盖,即从上到下,或从左至右蔓延开来。"由"是由来,"由"与"宀"合成"宙"字表示时间的绵延过程。合,是闭合、结合。"宙合"的意思是元气把天地万物联络聚合为一个整体。就像用一个无限大的囊橐把天地万物囊括其中,故曰"有橐天地"。

惠施的"至大无外,谓之大一"一般很容易理解为无限大,这是正确的。而"至小无内,谓之小一",则往往容易被理解为"极微"与"原子"。郭沫若和张岱年先生都持此观点。张岱年先生说:"在中国哲学中,类似西洋所谓原子论的是惠施的'小一'说。"[①] 郭沫若先生说:"'小一'的观念,是惠施的独创,这无疑很类似于印度古代思想的极微和原子。这个东西也小到超越了空间和时间,故定义为'至小无内'。"[②] 李存山指出:"这里面有一个矛盾。印度哲学的'极微'和希腊哲学的'原子'是存在于'虚空'之中的。它们并没有'小到超越了空间';如果'至小无内'的'小一'小到超越了空间,那么'小一'就不是'极微'和'原子'了。"[③] 李存山先生的说法是正确的。"原子"

---

① 张岱年.《中国哲学大纲》.39页.中国社会科学出版社,1982.
② 郭沫若.《十批判书》.233—234页.科学出版社,1956.
③ 李存山.《中国气论探源与发微》.131页.中国社会科学出版社,1990.

和"极微"虽然是不可分割的最后充实体,但它们是"有形""有体"的,是有限而不是无限的。与"小一"的元气不是一回事。人们之所以产生误解可能有两个原因:其一,是固有的哲学观念。即在思想中"原子"和"极微"成为自觉或不自觉的主导观念。其二,惠施表述的误导。惠施从"大""小"两方面来理解元气是一种比喻。"大""小"是说明有形世界中事物在量上差异的一对概念,而元气是无形的存在,本无大小之可言。不过,一方面为了说明元气的性质;另一方面,元气虽然无形,但与有形的万物又是密切相关的,所以,也可以用说明有形物的量的差异的大小概念来说明元气。"大一""小一"的表述给人以似乎是表述一对大小迥异的事物的名词或概念。其实是从两个相对的角度对同一事物的说明。"一"就是"一气"元气。"大一"是说元气是大至包裹了宇宙所有一切的有形物的"一气",即"至大无外"。"小一"是说元气是无论多么小的东西都可以渗透进去的"一气",即"至小无内"。"至大无外"与"至小无内"在表述上看似乎是对立的两极,实则是一回事。"至大无外"是以"至小无内"为前提的。正因为元气"至小无内",无间不入,才能"至大无外"。如果不是"至小无内"而是"有内",就可能在布散中被比它更小的东西所阻滞,就不能布散到所有的空间了,就不是"至大无外"了。"至大""至小"并不是数量意义上的"大""小",而是一种比喻,是形容"无外""无内"的。没有在它之外的东西,好似"大";也没有它不能进入的东西,好似"小"。所以,最根本意义上的元气是一种与有形之物交融在一起的无形存在。

### (四)连续与间断

这是从原子与气的性状说的。根据原子论可知,每个原子本身都是绝对充实的,具有不可入性,也就是说"原子"本身是连续的。但是

## 第二章 元气论的主要内容

"原子"和"原子"之间则是间断的。虽然由原子构成的每个宏观物体看起来是一个整体,但宏观物体的可分性就证明了"原子"之间是间断而不是连续的。因为如果是连续的就不可分,所以,整个世界中的万物实际上是由间断的"原子"组成的。相比较而言,元气则是连续性的存在。

《管子》四篇之《内业》云:"凡物之精,化则为生。下生五谷,上为列星。流于天地之间。""物之精"即元气是流行于天地之间的。又说:"道满天下,普在民所,……上察于天,下极于地,蟠满九州。"四篇之《白心》也说元气"视则不见,听则不闻,洒乎天下满,不见其塞"。元气如雨水飘洒布满天下,没有遗漏之处。上面引证的庄子《知北游》之"通天下一气耳,圣人故贵一"的元气即连续未分之气。《荀子·赋》说:"云""大参天地,德厚尧禹,精微乎毫毛,而充盈乎大宇。……充盈大宇而不窕。""不窕"即无间,云是充盈无间连续的气。

《淮南子·泰族训》说:"万物有以相连,精祲有以相荡也。""精祲",高诱注:"气之侵入者也。"这是说"精气"渗透于万物之中,把万物连接起来,使之相互作用。说明"精气"有把万物连接起来的功用,其本身就是连续的。《列子·天瑞》:"天,积气耳,亡处亡气。""亡"通"无"。"亡处亡气",即气无所不在。沈括说:"天地之气,贯穿金石土木,曾无留碍。"(《梦溪笔谈》卷二十六)"留碍"即停留窒碍。无留碍就是"气"能够贯穿金石土木而不会因为障碍而停留。在古人眼中,金石土木是绝对充实的,但"气"通过它们一点问题也没有,"气"是连续布满整个空间的。能够透过金石土木的"气"应该是绝对清纯的。张载受此影响认为"太虚之气"是"清虚无碍"的。他说:

太虚为清,清则无碍,无碍故神。

(《正蒙·太和》)

又说:

>  气之聚散于太虚,犹冰凝释于水,知太虚即气,则无"无"。

(同上)

把"气"比喻为水,水在古代无疑被视为连续的物质。所谓"无'无'"是指气贯穿于整个空间而没有虚空。这样的太虚之气当然是连续的存在。王廷相说:

> 元气混涵,清虚无间。

(《慎言·道体》)

方以智也说:

> 气无空隙。

(《物理小识·光识》)

其后,王夫之说:

> 气充满太虚,……亦无间隙。

(《张子正蒙注·太和》)

这里的"无间""无空隙""无间隙"都是说"气"具有无所不入的能力。这与"原子"是完全不同的。"原子"虽然也具有"自动"的能力,但"原子"只能和其他"原子"组合,构成可见的物体,"原子"是绝对不能进入其他"原子"之中的。因为每个"原子"都是绝对的充实,具有不可入性。"原子"既不能进入其他"原子",也不能为其他"原子"所进入。

实际上,元气的连续性与其唯一性是一致的。只不过是看问题的角度不同形成的不同认识。在数量上是唯一的元气必然在空间分布上是连续的,而不是间断的。如果是间断的,则元气就不是唯一的,在数量上就可能是"多"。这样元气就像"原子"一样相互排斥。"原子"虽然相互排斥,彼此具有不可入性,但因其是最小的充实,所以可以相互组合。而元气却是弥漫性能够包容宏观事物的存在,这样元气与元气之间的分裂则导致宇宙不可能是统一的宇宙，这与古人的信念是背反的。所以，元气只能是唯一的。元气是唯一的，则元气必然是连续地布满整个空间。如果元气虽然是连续的但不能布满整个空间，则就有元气之外的存在。而宇宙是由元气化生的，所以，不可能有在元气之外的存在。所以，元气只能是充满整个宇宙空间的唯一的连续性存在。

## 四、气、形转化：元气与天地万物

上一节我们已经讨论了元气的某些性质如唯一性、无限性、连续性。这些讨论还是限于元气自身，元气作为天地万物的本原是不可能不与万物发生关联的。下面我们就讨论"气"与"形"或者说元气与"万物"的关系。

### （一）形与物、象的关系

《说文》："形，象形也。从彡，开声。""彡，毛饰画文也。象形。""彡"是须毛或饰画的花纹。字从三"丿"，因花纹无穷，举三以象其意。"形"字从"彡"，表示事物的形体、形状，引申后表示固定的实体性的存在物。在古人的视野中，天地之间有无穷的事物，但可以大致分为两类。一类是相对稳定的有固定形体的，一类是飘忽不定，无固定形体的。前者称为"形"，后者称为"象"。《周易·系辞传》说："在天成象，在地成形。"可见，在古人的观念中"象"与"形"是相对的范畴。"形"与"物"的内涵也有所不同。

在古人的眼中，整个世界好像是无边无际的无比巨大的房屋，在这个房屋中充满了大小不等具有一定空间体积的万物，万物都有一定的

**元气论：自然国学的哲学与方法论基石**

形状、颜色、声音、软硬度等性质。古人把世界上相对独立存在的东西称为"物"，因为有无穷的"物"，又称为"万物"。"物"这个字从"牛"，本义指杂色牛，引申指各种事物。但在古人的思想中，主要还是指有生命的存在物。每个"物"都有一定的形状，这是"物"存在的基础，称为"形"。"物"都有生、长、壮、老、已的基本生命过程。在"物"的生命过程中，"形"具有相对的稳定性。有生命之物的"形"在其整个生命过程虽然也有所变化，但大致不变。①除了"形"之外，"物"还有颜色、声音、味道等可以感知的性质。这些可感性质，称为"象"。与"形"的相对稳定性不同的是，"象"在"物"的存在时期内是相对易变的。"形"是"物"存在的基础，"形"存则"物"存，"形"毁则"物"亡。"象"是"物"之生命的体现，"象"的变化体现了"物"生命活动的丰富性。"物"是"形"与"象"的统一。从宇宙发生论的角度看，"形"是"物"产生之前就存在的东西。

《易纬·乾凿度》说：

> 夫有形生于无形，乾坤安从生？
>
> 故曰：有太易，有太初，有太始，有太素也。太易者，未见气也；太初者，气之始也；太始者，形之始也；太素者，质之始也。气形质具而未离，故曰混沦。

从《乾凿度》的论述可见，古人认为宇宙的发生过程是始于未见气的太易，由太易生出气之始的太初，太初生出形之始的太始，太始生出质之始的太素。"形"是晚于"气"早于"质"的阶段。到了"质"的

---

① 《荀子·正名》云："物有同状而异所者，有异状而同所者，可别也。状同而为异所者，虽可合，谓之二实。状变而实无别而为异者，谓之化。有化而无别，谓之一实。"事物有形状相同而存在于不同的处所，有形状不同而存在于同一处所，因此可以辨别。形状相同但在不同处所的，虽然可以结合，叫做两个实物。如两块同样的砖，就是两个实物。形状发生了变化但实物没有变，叫做生化。如人从婴幼儿长成成人。虽然有变化但不是两个实物，叫做同一实物。有生命之物从幼年到成年形状虽有很大变化，但基本的形态还是不变的，一个物种的形态是不会变成另外一个物种的形态的。而无生命之物形状，除了受外力的作用，则是基本不变的。

## 第二章 元气论的主要内容

阶段也还是"气形质具而未离"的"混沦"状态，还没有生出"物"。"形"与"质"相对，"形"指的是外形，"质"指的是内质。"形"与"质"都是构成"物"的要素，前者表现在外，后者体现于内。"太易"的"未见气"就是张载的"太虚无形，气之本体"，就是无形的元气，而"太初"的"气之始"则是由元气化生的可感可见的有形之气。《知北游》说："夫昭昭生于冥冥，有伦生于无形，精神生于道，形本生于精，而万物以形相生。""万物以形相生"正说明"形"是"物"生成的基础。

"物"相当于亚里士多德的个别事物（第一实体），"形"相当于亚氏的种属（第二实体），"象"则相对于亚氏的十范畴中除了实体外的其他范畴。人类在面对相同的世界时，会形成某些相似的认识，这是人类天然感官的相似性决定的。人类的理智决定人类不会仅仅停留或满足于对世界表象的认识，而要寻求对世界本质的终极理解。在这里则显现出不同民族的巨大文化差异。古希腊人或许受其语言及生活方式的影响，擅长对世界作逻辑思辨的理解。透过千变万化的可感世界，古希腊人认为在这感性世界的背后一定存在着某种永恒不变的东西，这种永恒不变的实体是解释现实世界的最后根据。它们被不同的哲学家称为"存在""种子""理念""实体""原子"等等。由这种逻辑分析产生的实体论世界观造成了在西方文化中占主导地位的概念思维方式，这种思维方式促进了现代自然科学的产生和发展，伴随着自然科学的传播成为当今人类主导的思维方式。

同样，中国古代先哲也不会满足于零散的对世界表象的认识，也要寻求对世界统一性的理解。由于东西方生活方式及文化背景的差异，中国先哲没有走严格的理性逻辑分析之路，而是在长期的生命实践中发现了无所不在的"气"，并以此来理解世界的统一性。就像柏拉图把世界分为理念世界和经验世界一样，中国古代先哲也把世界分为"形而上"和"形而下"两个部分，并认为前者是后者存在的基础。柏拉图认为理念世界是我们生活于其中的感性的现实世界存在的基础，现实世界中的具体事物是"模仿"或者"分有"了理念才得以存在的。对于这样一个超越于现实世界之上而且成为现实世界存在基础的理念世界存在于何处,柏拉图自己也无法自圆其说,但他坚信他的理念世界的存在。由此,我们知道,柏拉图的理念世界和现实世界是两个完全不同的世界,理念世界并不存在于现实世界之中,而是高高在现实世界之上的。所谓"高高在上"不过是一种比喻的说法,是说理念世界与现实世界无涉,仅仅是现实世界存在的样板而已。这样的理念世界显然是没有存在的现实可能性的,不过是柏拉图理性思辨的结果。就是说在柏拉图看来,没有这样一个理念世界的存在,现实世界的存在是无法说明的。

### (二)气与物——形而上、形而下

中国先哲对世界的"形而上"和"形而下"的划分则与柏拉图的两个世界的划分完全不同。"形而上"既在"形而下"之中,又在"形而下"之上,后者包容于前者之中。"形而上"和"形而下"之说首见于《周易》,《系辞上》曰:"形而上者谓之道,形而下者谓之器。"这里的"形"指的是有形可见的事物。"上""下"在这里是比喻性的说法,并不是真的有个可见的"道"在"形"的上面,也不是有个"器"在"形"的下面。也有人把"上""下"理解为时间的"前""后"。其实,这也是比喻性的。这里"器"的含义比较清楚,就是有形的形体器物。对"道"的理解则有分歧,我们认为这里的"道"即老子的"道"也就是"气"。"形而上"和"形而下"的"道""器"关系也就是"气"与"形"的关系。

面对充满了有形之物的色彩缤纷的世界,中国古代先哲和古希腊人一样也在思考这个千姿百态的世界是怎么来的,其产生的根据是什么这些根本性的问题。不过和长于逻辑思辨的古希腊人不同,中国古代先哲则更长于对宇宙人生的生命体悟。在长期的生产、生活实践,特别是在生命体验的基础上中国古代先哲发现了一种无形,但可以用整个身心感知的存在,古人将其命名为"气"。按照古人的说法,气凝聚在一起就成为"物","物"消散又复归于"气"。

首先,"气"与"物"的关系是生与被生的关系。从宇宙发生论来说,气是有形之物的化生之源。其次,"气"与"物"又是"无形"与"有形"的关系。"气"是不能用感官感知的无形的存在,而"物"则是可以用感官感知的有形存在。在这个意义上,"气"是"形而上"者,"物"是"形而下"者,"气"与"物"的关系也就是"气"与"形"的关系。再次,"气"与"物"是相互包容的关系。"气"与"物"的"形而上下"的关系并不是"气"与"物"存在于上下两个截然不同世界里,只是说二者存在着"有形"与"无形"、"显"与"隐"的不同而已。实际上,"气"与"物"是相互包容和渗透的。中国古代先哲认为"气"是"其细无内,其大无外"的存在。"细无内"即无限小,"大无外"即无限大。

"气"既是无限大又是无限小,在常识看来是难以理解的。一种存在物怎么能既是无限大又是无限小呢?这恰恰是"气"这种无形性存在的基本特点。这是因为,首先,有限小的存在是可以想象的,如古希腊原子论的原子。但是无论多少有限的"小"组成的东西也不是无限大而只能是有限大。其次,有形的无限大的存在是不可想象的。所以,也就不能说无限大可以分割为无限小。实际上,西方哲学虽然产生了"有限""无限""无限大""无限小"的概念,其实,在这些概念的使用上存在着越界的问题。西方哲学所思考的对象是有形的世界,所谓有形实际上就是有限的。而人的思维又产生了"无限"的概念,把"无限"的概念用在有形的世界上是概念使用的越界行为。自然就是无效的。这就是为什么很多西方哲学家使用"无限"概念进行哲学论证产生悖论的根源。

"无限"概念只适用于具有"无"的性质的存在,比如"气"。所谓"气"既是无限大又是无限小,是从两个方面说的。整个宇宙都为气所包容,故说无限大;气渗透于一切物中,故说无限小。《管子·心术上》说:"天之道,虚其无形。虚则不屈,无形则无所抵牾,无所抵悟，故遍流万物而不变。"这是古代先哲关于"道"即"气"为无限小较早的直接说明。后世也有很多人论及"气"的这一性质。王充说："天者，普施气万物之中。"（《论衡·自然》）河上公说："布气天地，无所不通也。"（《老子》第二十五章注）王弼说："气无所不入。"（《老子道德经注》第十三章）"气"能够无所不通、无所不入、遍在万物之中，是因为其"无形"，用常识的观点看，就是无限小。但从另一方面看，"气"又是无限大。因为"气"遍在万物之中，也就是万物都在气中。说"气"既是无限大又是无限小，其实也是一种比喻。"无限"与"大""小"的组合本身是矛盾的。因为"大""小"是"有限"的概念，只有在"有限"的世界里才有"大""小"的差异；而"无限"则是没有差异，自然谈不上"大""小"。"无限""无形"的东西本来不可说，所以只好借"有限"世界的概念来类比。所以，"气"既是无限大，又是无限小。从"气"包含一切有形之物而言，为无限大；从气无所不入、无所不通而言，为无限小。其实，本来是一回事。

"气"与"物"相互包含渗透的关系是二者的静态关系。实际上，"气"与"物"作为现实的存在并不是静态的存在，而是动态的变化过程。在这一过程中，"气"不仅化生有形之"物"而且与"物"共存亡。任何"物"的生命活动都以"气"为动力源泉，"物"的生命过程本质上就是"气"的活动过程。①某"物"内在之气的耗竭消散之时也就是该"物"生命终结之时。②在常识和西方哲学看来，一物之为一物

---

① 《吕氏春秋·尽数》："精气之集也，必有入也。集于羽鸟与为飞扬，集于走兽与为流行，集于珠玉与为精朗，集于树木与为茂长，集于圣人与为夐明。精气之来也，因轻而扬之，因走而行之，因美而良之，因长而养之，因智而明之。"这段论述清楚地说明了精气是具体生命之物的动力源泉。精气聚集于某种生命之物之内就会发生某种生命活动。聚集在飞鸟身上就能使之飞翔，聚集在走兽身上就能使之奔跑，聚集在树木身上就能使之繁茂高大，聚集圣人身上就形成了他的聪明智慧。
② 《灵枢·天年》："八十岁，肺气衰，魄离，故言善误。九十岁，肾气焦，四脏经脉空虚。百岁，五脏皆虚，神气皆去，形骸独居而终矣。"这是说人到了老年精气衰微，乃至耗尽而生命结束。百岁之人，所有的"神气"都已经离去，只剩下"形骸"，生命就结束了。说明任何事物都是"形"与"气"的统一体，"气"借助于"形"来发挥其作用，而使"物"充满生命活力，当"气"耗尽，只剩下"形"时，"物"的生命就结束了。

## 第二章 元气论的主要内容

首先在于它有一定的"形","形"是"物"存在的前提。某种"形"毁坏了,某种"物"也就毁灭了。所以,建立在这种哲学基础的科学侧重于对"物"之"形"的研究。但在中国古代哲学特别是元气论自然观看来,"物"是"形"与"气"的统一。"形"是"物"存在的依托,"气"是"物"存在的生命本质和动力源泉。建立在气论哲学基础上的中国古代科学侧重于"物"之"气"的研究。比如中医学的理论大厦就是建立在元气论自然观基础上的。①

"气"与"物"(形)终归于"气"。从表面的对待的角度看,"气"为"形而上"者,"物"为"形而下"者;"气"无形、无象②,"物"有形、有象;"气"无成无毁,"物"有成有毁,等等。"气"似乎是与"物"截然不同的两种存在。然而,从深层的统一的角度看,"物"生由"气"化生,"物"死归于"气",相互对待的"物"与"气"终归于"气"。王廷相《慎言·体道》篇云:"有形亦是气,无形亦是气。"王廷相从哲学本体论角度肯定了气是有形和无形的本体。正如张载所云:"太虚即气","太虚无形,气之本体"。(《正蒙·太和》)《庄子·知北游》云:"人之生,气之聚也;聚则为生,散则为死。……通天下一气耳。"这里庄子以人的生死为气之聚散为例,说明整个宇宙中的万物实质上都是一气所化,最后也都复归于一气。又云:"夫昭昭生于冥冥,有伦生于无形,精神生于道,形本生于精,而万物以形相生。"这里的"精"即精气。庄子这里表达了两层意思:从根本上说,一切有形之物都是由无形的道(元气)化生而来的;从现实的生成过程说,万物都是由自己的父母即有形之物所生的。当然,在万物的生成中,无形之气也是隐含在有形之物(父母)中的。

---

① 《素问·六微旨大论》:"升降出入,无器不有。故器者,生化之宇,器散则分之,生化息矣。"这里的"器"即"形"。"升降出入"即气的升降出入运动。"器"是"气"生化运动的场所。
② 这里"气"之"无象"是指"气"没有像"物"那样的具体的"象"。"气"的"象"是"大象无形"之象。"物"之象是特化感官感知的具体形象,而"气"之象是身心感知的无形之象。这里的"身"并不是特化的感官,而是以全身去感知无形之象的"感官"。

119

元气论：自然国学的哲学与方法论基石

　　中国古代先哲在论及"气"与"物"的关系时喜欢用"聚散"这对范畴，即气聚而成形，为有生命之物；气散而物死，复归无形之气。严格说来，"聚散"只能是比喻性的说法。"聚散"是适用于"有限"世界的范畴。在宏观世界中，不可见的细微之物聚集到一定程度成为可见之物，是谓"聚"；相反，可见之物分解到一定程度成为不可见之物，是谓"散"。但是，"气"与"物"的相互转化并不是以上所理解的"聚散"。上述的"聚散"实质上是机械的聚集与分散，而"气"与"物"的关系是生化与转化的关系。由于"气"是"细无内""大无外"的存在，从其"细无内"说无论怎么聚集也不能成为有形之物；从其"大无外"说，"气"是充满整个宇宙空间的唯一存在，是不能再消散的。所以，"气"与"物"的转化并不是机械的聚散，聚散只是一种形象的比喻，从"气"到"物"，与从"物"到"气"，应该是某种"变形"或是"变易"的结果。打比方说，"气"好比"水"，静止的水面是"平"的，没有任何形象，是为"无"；当水面活动时，则呈现为不同的形象，是为"有"。其实，只是一物。当然，"气"从"无"是如何"变形"或者说"变易"为"物"之"有"，我们现在还不能从科学的角度说明。

　　从哲学的角度说，我们必须把"气"理解为"细无内""大无外"的存在才能保证宇宙的存在。只有存在着"大无外"的"气"宇宙才能是统一的宇宙；否则，如果"气"之"大""有外"，宇宙就可能断裂为两个甚至多个部分，宇宙的统一性就无法获得保证。只有存在着"细无内"的"气"才能保证宇宙中任何有形之物都会为"气"所充满；否则，如果"气""细有内"，就有不能为"气"所充满的有形之物，这部分有形之物由于没有"气"而成为僵死之物。这样，宇宙中的万物就分为有活力的能运动的和僵死的不能运动的两部分，同样，导致宇宙的分裂。当然，这也是不可能的。① 所以，"细无内""大无外"的

---

① 《荀子·王制》："水火有气而无生，草木有生而无知，禽兽有知而无义，人有气、有生、有知，亦且有义，故最为天下贵也。"荀子认为世界上的存在物是有等级的，但最低等级的存在物如水火也有气。就是说气是一切事物存在的前提，是万物的本质。

"气"是宇宙万物存在和生化的最后根据。元气亦即老子所谓"道",经过生化演变为不同形态的"气",乃至有形之物,而最终生成了整个宇宙。古人所谓的与"形"相对的"气"应该是由元气生化而来的次级的"气"。这个意义上的"气"是与"形"相对的,而本原之气则涵盖着"形"。因为"形"终究也是元气变易而来的。

## (三) 气化万物

万物是如何形成的?古希腊原子论自然观认为万物是由原子"组合"而成的。原子论把原子比作字母,由字母构成词,再由词构成文章。原子在虚空中进行永恒的运动。运动时,由于速度大、不规则、彼此碰撞,形成一种漩涡运动。于是因为原子上的"钩""角"等形状的差异而机械地合成不同的复合物。原子组合万物产生,原子分离万物灭亡。宇宙中的一切都是由原子按照一定规律组合而成的。

元气论自然观则认为万物是由元气化生而成的。《管子》四篇之《内业》说:"凡物之精,此则为生。""此"字有认为是"比",有认为是"化"。意思是形成物的精气变化而产生生命。又说:"一物能化谓之神。"这里的"一物"即"一气"也就是元气。《管子·心术下》又说:"一气能变曰精。"所谓的"化""变"就是指元气化生为形态万殊的事物。朱芳圃《殷周文字释丛》说:"化,象一人正一人倒之形,即今俗所谓翻跟头。"[①] 所以,化是改变、变化之意,在中国传统思想中是一个重要的概念。古人把事物的改变、转变称为"化"。《荀子·正名》云:"物有同状而异所者,有异状而同所者,可别也。状同而为异所者,虽可合,谓之二实。状变而实无别而为异者,谓之化。"事物有同一形状而处于不同处所的,也有不同形状而处于同一处所的。这是可以分别开的。形状相同而处于不同处所,虽可以结合,但称为两个实体。如两块砖,分别处于不同处所,虽然可以摞在一起,但仍然是两块砖。有的事物同一形状而有了变化,称为"化"。比如人在

---

① 朱芳圃.《殷周文字释丛》.转引自《汉语大字典》(上).109页.

幼年和成年形体有明显的改变，但实质是同一人，这称为"化"。与"化"意思相近的是"变"字。现在合成了"变化"一词。但在古代，"变"指迅速的改变，"化"指缓慢的改变。《内经》说："物之生从于化，物之极由乎变，变化之相薄，成败之所由也。"(《素问·六微旨大论》)是说事物的产生从"化"开始，事物走向极致则导致巨变。"变"与"化"相互作用，是一切成败的根源。由于事物的生成一般都是缓慢的过程，所以，古人把从元气向万物的转变称为"化"。

《说文》："生，进也。象草木生出土上。"段玉裁注："下象土，上象出。""生"的甲骨文画的是地上生长着的艸（草）的形象。下面的"一"表示大地，中间的"｜"表示草木的主干，其余为枝叶。"生"引申指一切生命体的生命活动过程。"生"也是中国古代思想中的重要概念。在《周易》中"生"字出现了40多次。如《坤·象》曰："至哉坤元，万物资生。"《益》："天施地生。"《升》："地中生木。"等等。"化生"一词也首先出现在《周易》。《咸·象》曰："咸，感也。柔上而刚下，二气感应以相与，……天地感而万物化生。"认为天地之间的阴阳二气交感而化生万物。《系辞下》说："天地絪缊，万物化醇；男女构精，万物化生。"《素问·至真要大论》说："天地合气，六节分，而万物化生矣。"

英国科技史专家李约瑟博士研究中国科学技术史几十年，他认为中国古代科学取得了非凡的成就，对西方科学的发展具有重大影响。而中国古代科学成就的取得得益于中国古代不同于西方机械论的有机论自然观。"化生"正是有机论的概念，这一概念充满于中国古代的各种文献中，而"组合""构成"的机械论的概念在中国古代典籍中从来没有出现过。"化生"是说新事物是以某些先有的事物为基础通过复杂的变化而产生出来的，而不是由某些微细的物质（原子）组合而成的。当然，从先在的事物如何化生出新事物的变化过程或具体的机制，不要说古人，就是现代科学也是难以说清楚的。但是，古人明确地肯定这是一种变化的结果而不是组合的东西。这是符合自然界中的事物特别是生命

## 第二章 元气论的主要内容

的生物世界的实际情况的,生物确实不是细微物质机械组合的而是有机生成的,由此而表现出生命的奇妙性质。《内经》在讨论人身藏腑机能时,就多用"化"字描述。

《素问·灵兰秘典论》说:

> 大肠者,传道之官,变化出焉。小肠者,受盛之官,化物出焉。……膀胱者,州都之官,津液藏焉,气化则能出矣。

古人通过解剖发现饮食水谷经过胃肠消化吸收最后形成粪便排出。当然,作用过程的具体机制古人无法了解,但从饮食水谷进入体内,经过消化吸收,排出体外是清楚的。其间也确实发生了改变,所以,称为"变化出焉"。这一过程发生在大肠,大肠的作用如同传输货物的道路,故称为"传道之官"。大肠与小肠的区别从形态看,大肠粗大,小肠细小。从内容物看,大肠是消化后的渣滓及逐渐形成的粪便;而小肠则是接受从胃中下来的食糜,称为"受盛之官"。"化物"即食糜,食糜经过胃的初步消化已经与入胃的食物不同,故称"化物出焉"。州,是河流中的沙洲;都,为人群集聚处。州、都,都有集聚的意思,膀胱储藏津液,所以称"州都之官"。但津液如何进出膀胱,古人是不清楚的,故称"气化则能出矣"。古人不知道有输尿管,认为水液进出膀胱是"气化"的结果。

《素问·六节藏象论》说:"胃、大肠、小肠、三焦、膀胱,名曰器,能化糟粕,转味而出入者也。""胃、大肠、小肠、三焦、膀胱"是有形的器官,故称"器"。其功能是"化糟粕,转味而出入",变化糟粕,转运五味使之出入人身。《五脏别论》也说:"夫胃、大肠、小肠、三焦、膀胱,……此受五脏浊气,名曰传化之府,……六府者,传化物而不藏,故实而不能满也。"认为"六府"的重要功能就是传送人身生命活动中代谢变化的物质,故称"传化之府"。"血"之于生命的重要意义自不待言,但"血"的具体生成机制与过程,古人是不可能知道的,但总是生命物质变化的结果则是无疑的。《灵枢·决气》说:"中焦受气取汁,变化而赤,是谓血。"故认为饮食水谷的消化吸收在

元气论:自然国学的哲学与方法论基石

"中焦"即脾胃。饮食水谷在此分化出"精气"和"汁液",而"血"在直观上是红色液体,"血"能够在脉中流行,古人认为是"气"推动的,故认为"血"中有"气",但"汁液"如何变成"赤色"则是不清楚的,故称"受气取汁,变化而赤",这就是"血"。《灵枢·营卫生会》说得更具体些:

> 中焦亦并胃中,出上焦之后,此所受气者,泌糟粕,蒸津液,化其精微,上注于肺脉,乃化而为血,以奉生身,莫贵于此,故独得行于经隧,命曰营气。

中焦接受的气,分泌出糟粕,蒸腾为津液,变化其精微,向上灌注于肺脉,才变化为血,来奉养人身。

"化生"的结果是有机的自然生命,而"组合"的结果则是无机的宏观物体。因此,元气论自然观在根本上是将整个自然界看成是有生命的存在,而"原子论"自然观在根本上则把自然界看成是没有生命的物理世界。由"原子论"自然观思维方式很容易导致科学上的还原分析方法。因此,对事物进行空间结构分析的还原论科学在西方发展起来就是自然而然的事情了。由于以"化生"观念为主导的中国传统哲学和自然国学把自然界看成是有机生命体,把万物看成是化生的结果,西方的还原论科学在中国并没有自然观和思维方式的根据,所以,中国不能发展出以对事物的空间结构分析为方法论特征的现代自然科学就没有什么奇怪的了。相反,以元气论自然观为基础的对自然万物生命现象和规律的研究的自然国学在古代中国获得了长足的发展。不过,由于长期以来西方中心论的遮蔽,自然国学这份珍贵的遗产并没有引起人们足够的重视,现在是重新审视的时候了。

从现代科学的观点看,自然界的事物可以分为有机界和无机界两大类。直观上属于有机界的动植物等生命存在物和属于无机界的河流土石也比较容易分别。但中国传统思想更倾向于将自然界看成有机的生命整体,而西方传统思想则倾向于把自然界看成是原子构成的物理世界。其

## 第二章 元气论的主要内容

背后的哲学和思维方式基础就是"化生"论和"构成"论的差异。在西方文化和科学传入中国之前,"构成"论的观念在中国人的思维中是不存在的。

现在很多讨论中国传统思想和哲学的文献,在谈及元气或"气"与万物的关系时常常说元气是构成万物的要素之类的话。需要指出的是,这种表述是不符合中国传统思想的。所谓"构成"首先要有构成的"要素",然后"要素"按照一定的结构方式组合为一个整体。构成的是机械的整体而不是有机的整体,有机整体不是"构成"的。人造物都是机械构成的整体,人造物虽然具有其构成部分所不具有的功能,但构成整体的部分之间是可以拆分的,拆分后再组合仍然具有原来的功能。但有机物的情形显然不是这样。有机物虽然看起来也有其"构成"的"部分",但这种"部分"是不能从整体上拆分出来的。如果拆分下来,再组合上去就不是原来的整体了。这是显然的道理。所以,有机物的"部分"严格说来,只是为了思维、表达的方便的比喻,有机生命体的"部分"是整体分化出来的,与整体始终是一体的。

元气是"大无外,细无内"的整体,是不能拆分的,由元气化生的万物自然就是有机之物而非无机之物。当然,这样说在今天看来并不准确。应该说,元气化生是以有机生命物特别是具有灵性的人类为最高目标的。荀子说:"水火有气而无生,草木有生而无知,禽兽有知而无义,人有气、有生、有知,亦且有义,故最为天下贵也。"(《王制》)荀子根据"气""生""知""义"把存在物划分为四类。所有事物都有"气",也就是"气"是万物的本原。水火属于这一类,这是最低的一类,也是今天看来属于无机物的一类。草木有生而无知,属于第二类,有生命的一类,草木以上都属于有机物之类。禽兽有知而无义,属于有感知或认知能力的第三类。而人则有气、有生、有知,亦且有义,属于最高的第四类,也是最高贵的一类。从荀子的分类可见,四类中除了第一类的水火属于无机物外,其他三类均属于有机物。而且,水火虽然属于无机物之类,但与其他万物特别是人类的生活又是密不可分的。

元气论：自然国学的哲学与方法论基石

孟子说："民非水火不生活。"所以，在中国古人的眼中，整个自然界就是有情的生命世界。

古人不仅把万物的化生过程看成是自然的，而且是神秘的、神奇的，称之为"神"或"神化"。荀子说：

> 列星随旋，日月递照，四时代御，阴阳大化，风雨博施，万物各得其和以生，各得其养以成，不见其事，而见其功，夫是之谓神。皆知其所以成，莫知其无形，夫是之谓天功。

荀子认为列星的旋转，日月代明，四季交替，阴阳的伟大生化，风雨的广济博施，万物的生成长养都是天的功劳。荀子发现并指出了"人功"与"天功"的区别。"人功"是见其功，也见其事的。如我们要制造一件器物，准备好材料、工具，设计好制造思路，然后制作，最后就会造出需要的器物。这一人造过程是既可以看见如何制作的过程（其事），也可以看见制作结果的器物（其功）。但"天功"则只能见其功，不能见其事。如把一粒种子种在地里，在阳光雨露的照耀滋润下，种子萌芽生长，最后结出果实。这样的结果人是能看见的，但种子是如何萌芽、生长、结果的，人是看不见的。人们看不见像人造器物时具体的操作过程，但最后的结果出来了。这就是"神"。因此，古人也把自然万物的生化称为"神化"。"神化"的思想最早萌芽于《周易》，"神化"的概念形成于张载。

《系辞上》说："知变化之道者，其知神之所为乎？"懂得变化规律的人，大概就知道神的所作所为吧？这里把"变化之道"与"神"联系起来，含有神是变化之道的主体或推动者的味道。"神"与"化"联系更密切的，在《周易》中还有两处。《系辞下》说："穷神知化，德之盛也。"穷尽神的作用认知化生的过程是道德修养极高的人才能具备的。又说："神而化之，使民宜之。"这是说让《易经》发挥如神一般的变化功能，以适宜于人民的需要。

张载在《正蒙》中专列《神化》篇讨论"神化"问题。他说：

## 第二章 元气论的主要内容

"神,天德;化,天道。德,其体;道,其用。一于气而已。"神是天的德性,化是天的过程。德是天的本体,道是天的功用。不过它们最终都统一于气罢了。张载认为神化是从品德和过程两方面揭示了天的生化功能,这两方面不过是天的体和用的展现,也是"一气"或元气的展现。"气有阴阳,推行有渐为化,合一不测为神。"气有阴阳两类,阴阳二气的推移变化过程是逐渐发生的,称为"化";阴阳二气合一不可测度,称为"神"。"神"是阴阳二气在物中显现的整体神奇功用,"化"是阴阳二气分别的生化过程。如《素问·阴阳应象大论》说:"阳生阴长,阳杀阴藏。"春夏万物的生长是由阳气生发,阴气助长。阳气如阳光,有了阳光的普照万物才能生,但只有阳气还不行,还要有阴气,如雨露,有了雨露的滋润万物才能成长。同样,秋冬是万物收藏的季节,收藏也需要秋阳的肃杀和冬阴的闭藏。

张载认为"神化"是天的功能而不是人的作用。他说:"神化者,天之良能;非人能。故大而位天德,然后能穷神知化。"虽然"神化"是唯有天才有的创生功能,但道德修养能达到天德的人能够知晓"神化"即"穷神知化",进而维护"神化",顺应"神化"为人类服务。这就是《礼记·中庸》要求的"赞天地之化育"。《中庸》说:

> 唯天下至诚,为能尽其性;能尽其性,则能尽人之性;能尽人之性,则能尽物之性;能尽物之性,则可以赞天地之化育。

《中庸》认为只有最真诚的人才能实现自己的本性,也只有这样的人才能让他人也实现自己的本性,让万物实现自己的本性,才能做到赞天地之化育。所谓实现自己的本性就是让事物按照其本性自由地生育发展。如一粒种子种下去,没有足够的阳光雨露或者为土石挤压都不能实现自己的本性。中国古代思想把整个自然界及万物看成是有情的生命存在,进而主张尊重维护万物的生存与发展。所以,"神化"可以从两个方面理解:一方面"神化"是天的自然生化,具有神妙的性质;另一方面，由于天的自然生化具有神妙之性，人必须对万物予以尊重而不能当作无生命之物任意宰割。

## 五、阴阳、五行：气化万物的机制

万物由元气化生而来，这一命题只是从根本上肯定了万物与元气的关系。至于元气是如何化生万物的，或者说元气化生万物的具体机制是什么？这一命题并没有阐明。这一节就讨论气化万物的具体机制：阴阳五行。

### （一）元气化生阴阳

关于万物和人的来源，古人很早就有过思考。具体的个人和动植物都是由父母所生，从这样的基本生活经验出发，古人认为人与万物都生活在天地之间，天地是可见的最大的有形之物，人与动植物的生存离不开上天的阳光雨露和大地的土壤山石，渐渐地形成了天地为万物之父母的想法，认为万物由天地所生。随着认知领域的扩展和深入，古人已经不满足于用有形的天地解释万物来源的观点了，而是超越有形，进入无形的领域。把天地、万物与元气结合起来，形成了元气化生天地万物的思想。古人认为由于元气的运动变化而首先分化为轻清的阳气和重浊的阴气，阴阳二气分离形成天地。元气虽然分化为阴阳二气，然阴阳本是一体，故阴阳生成的天地不是彻底分离的而是相互作用生成万物。也就是天地生万物。《淮南子·天文训》："天地之袭精为阴阳，阴阳之专精为四时，四时之散精为万物。"

在古人看来，天是无形之气，地是有形之体，天地生万物的具体过程是形气结合生万物。《素问·天元纪大论》："在天为气，在地成形，形气相感而化生万物矣。"《管子·内业》："凡人之生也，天出其精,地出其形,合此以为人。"《内业》认为人的生成是由天提供精气,地提供形体,精气与形体结合而成人。《素问·阴阳应象大论》:"故天有精,地有形,……故能为万物之父母。"《内经》的这一思想与《内业》是一致的,不过把人扩大为万物。《孔子家语·问礼》说:"及其死也,……形体则降,魂气则上,是谓天望而地藏也。"这从反面说明了人是形气合一之体。既然人之生是在天的"魂气"与在地的"形体"结合的产物,那么人死后则"魂气"与"形体"分离,各归其本原。来源于天的"魂气"复归于天,来源于地的"形体"复归于地。王充在《论衡》中也表达了类似的思想。《无形篇》云:"人禀气于天,气成而形立。"又《骨相篇》:"禀气于天,立形于地。"形气交感,化生万物的思想还是从外在的角度阐明万物生成的机制,从内在角度阐释万物生成机制的则是阴阳五行学说。

按照元气论自然观的观点,宇宙产生之前的元气亦即狭义的元气是绝对无形的绝对均匀的虚无性存在。这样的元气在现代系统论看来就是绝对无序的混沌状态。但元气不是绝对死寂的无序状态,元气是绝对的活力源泉。元气之所以为元气首先在于它是活力或动力,是推动一切变化的最后根据。由于元气的活动本性绝对均质无序的混沌状态并不能持续存在马上就会发生分化,即古人所谓的聚散。由此展开宇宙的系统发生过程。实际上,作为宇宙发生之前纯粹虚无的元气阶段是否真的存在还是有疑问的。按照当今最流行的宇宙大爆炸理论,可以认为存在宇宙发展之前的纯粹元气阶段。不过也有理论认为根本不存在宇宙大爆炸。古人推想存在着一无所有的前宇宙阶段,应该是根据对宏观世界事物发生发展过程经验观察的类比而进行的思想设定。不过,即便纯粹的元气阶段存在也应该只是瞬间的事情。因为元气作为宇宙万物生化的活动力原则是不会"休息"的。假设前一个宇宙彻底毁灭,达到绝对均质的死寂状态,而在这同时元气的活力本性就会又开始发用,重新开始新的宇宙进化过程。

根据系统论的观点,系统的进化和发展是自组织的过程。组织这个

元气论：自然国学的哲学与方法论基石

概念有动词、名词两种用法。作为动词指的是把要素组织起来，形成某种结构。作为名词则是指组织的结果，即某种既成的结构。组织结构的形成能够达到组织要素所无法实现的功能和目的，是系统的进化。系统的组织有两种，即自组织和他组织。他组织是构成组织的要素在外力作用下被动地组织起来，形成某种结构；而自组织则是系统自发地不受外力干涉而生成组织结构或者向更高的结构形式跃进。人造工具都是他组织系统，最早到原始人制造的第一把弓箭，近至当代最先进的电子计算机，莫不如是。自然界的系统一般都是自组织的。下至细菌病毒等微生物上至复杂的人类社会和人的精神系统都是自然界自发运动形成的组织结构。

系统的自组织何以能够实现或者说自组织实现的机制是什么？系统的自组织是以系统内部的矛盾为根据，系统环境为条件的系统内部以及系统与环境交互作用的结果。归根结底，系统的自组织是以非线性的相互作用为其实现机制的。元气化生万物的根本机制就是"阴阳"。由于自身变易运动的本性均匀混沌的元气开始分化，首先分化出轻清的阳气和重浊的阴气。元气虽然分化出性质不同的阳气和阴气，但阳气和阴气并不是来源于不相干的两个地方，而是从元气分化而来。所以，阴阳二气虽然分开了又能相互作用，这种相互作用是非线性的，在相互作用中不断产生新质，于是整个宇宙系统得到不断地创新发展。

老子说：

> 道生一，一生二，二生三，三生万物。万物负阴而抱阳，冲气以为和。

（《四十二章》）

此章既是老子对宇宙发生过程的描述，也是对宇宙系统自组织机制的阐明。"道"作为纯粹均质的元气生出"气形质具而未离"的混沌的"一气"。"一气"生出"二气"，"二气"即"阴阳"。老子虽然没有明确说"二"就是"阴阳"，根据下文"万物负阴而抱阳"可断定

"二"即"阴阳"。"一生二"是纯粹的"分"的过程,而"二生三"则既是"分"又是"合"的过程。按照"一生二"的这种纯粹的"分"的逻辑,应该是"二生四",各自分下去。为什么在这里老子说"二生三"?其奥秘就在于"二生三"不仅是分,更是合。"二生三"不是说"一"生出的"二"各自去生,那样一定是分成"四"。"二生三"是两个"二"之间"合生"的结果。也就是从"一"中分出性质相反的"阴阳",这两个"二"之间又相互作用形成了既有"阴"又有"阳"的一个新东西——"三"。老子说到"三"就不再往下说了,直接就说"三生万物"。因为说到"三"就够了。当然不是说"三"直接就能"生万物",而是说作为万物生成的机制到此就够了。万物虽多,性态各异,但在根本上都是阴阳双方相互作用的结果。老子认为万物无论多么复杂,其生成的机制在其中必有表现。这就是"万物负阴而抱阳"。因为万物从根本上都是阴阳所生,所以在万物身上必定表现出阴阳的性质。"冲气"是"阴阳"二气相互作用的表征。万物虽然由"阴阳"而生,但"阴阳"同出于元气,因此,万物之阴阳一方面是相互分离的,阴是阴、阳是阳,阳不是阴,阴不是阳;另一方面,阴阳又是相互联系的,阴是阴阳统一体中的阴,阳是阴阳统一体中的阳,阴阳并不是截然对立、各不相干的,而是相互作用和影响的。所以,阴阳是既分且合的关系。这样才是鲜活的有机体。这就是"冲气以为和"。

### (二)阴阳为生物之关键

阴阳的相互作用是万物创生的关键机制,这一机制虽然不能直接目见,但还是有某种形式的显现。人双手的功能就是很好的例证。人不仅具有不同于动物的聪明头脑,而且有一双无所不能的手。人的手是分开的两只,相当于一阴一阳。双手可以相互配合制作无穷多样的东西。一只手就没有这样的功能了。有时候人的一只手受伤不能用,另外一只手虽然完好无伤,却功能大减。这只手能做些事情还是因为其本身具有阴阳。拇指与其余四指相对构成阴阳关系，拇指与四指配合就能完成某些动作。如果拇指与四指不构成对等的阴阳关系就不可能具有这些功能。人手具有创造功能正是因为人有两只手，能够相互配合。这就是"阴阳不测之谓神"。阴阳相互作用，具有不可测度的创造能力，这叫做"神"。然而，阴阳的无穷创造能力是有条件的，即并不是任何两个相对的事物都构成阴阳关系，必须是统一体中的两个相对方面才构成阴阳关系。甲的左手与乙的右手不是同一人的左右手，不能构成阴阳关系，不具有同一人的双手的创造功能。这就是阴阳之二的创造能力必须以同一为前提。正如张载所言："一故神，两故化。"

　　胚胎发育过程也是阴阳创生机制的体现。现代胚胎学对胚胎的发育过程已经有所了解。从精、卵结合为受精卵，就开始了胚胎的发育过程，直至胚胎完全成熟脱离母体，成为独立的个体。从受精卵如何发育成新个体，其中有无穷的奥秘有待探索，但阴阳的相互作用确实是重要的创生机制之一。胚胎发育始于受精卵的分裂，受精卵按照一分为二的法则进行分裂。受精卵虽然一分为二，但分裂之后的细胞依然是相互联系、相互影响、相互作用的。否则就不能发育成一个生命个体。如果初次分裂的受精卵因为某种原因，分成互不相干的两个细胞，则这两个细胞可以发育为两个生命体。真孪生现象有力地证明：受精卵虽然分裂为两个细胞，但两者是相互关联的。随着分裂次数的不断增加，细胞之间的相互作用也在不断地叠加，因而不断形成新的结构，最后完成新生命体的创生。其中阴阳的相互作用是始终存在的。阴阳无论在人还是动植物的形体上都是有所显现的。如人和动物的很多器官都是成对的，就是证明。

　　阴阳是万物创生的关键这一观念古人已经有了深刻的领悟。《素问·阴阳应象大论》说：

　　　　阴阳者，天地之道也，万物之纲纪，变化之父母，生杀之本始，神明之府也。

## 第二章 元气论的主要内容

阴阳是天地间的总规律，是万物活动的规范，是变化的根本原因，是生成和毁灭的原动力，是天地神明的内在根据。天地、万物、变化、神明是古人理解宇宙的最基本和最重要的概念。在古人看来，直接可见的宇宙就是"天地"，天地中充满了"万物"，万物是处于不断地"变化""生杀"的往复循环之中的，而天地万物的变化生杀不是呆板的机械过程而是生机灵动的生命展现。而这一切都是以阴阳作为内在的最后根据，亦即阴阳的相互作用是天地万物的变化生杀这一神明呈现的原动力。关于"阴阳"的差异和相互的关联，《阴阳应象大论》接着说："故积阳为天，积阴为地。阴静阳躁，阳生阴长，阳杀阴藏。阳化气，阴成形。"从这段经文的直接表述看是在论说阴阳的差异，而其中又蕴含着阴阳之间的相互关联。天地虽然高下不同，但天地相合，才能万物生生；阳化气，阴成形，形气相互交感才能化生万物。而万物的生长收藏过程也只有在阴阳的协同下才能完成。

刘长林先生认为"阴阳的自组织"是宇宙生化演进的核心机制。《周易》以意象思维创立的八卦六十四卦象、数、辞的思想体系就是以阴阳自组织为核心的。[1] 他认为，太极阴阳学说是中国古代的自组织哲学。阴阳创生万物的机制包括：阴阳协同，阴阳正反馈，阴阳交合和阴阳叠环四个方面。这四个方面都是以阴阳的相互作用为基础的，在一定意义上说，这四者是递进发展的关系。所谓"阴阳协同"是指性质不同的阴阳双方相互协调配合，实现共同的目标。这是无论自然万物的生化还是人的创造所依循的共同机制。这就是相反相成。如一缕丝麻要拧成一股绳，首先把丝麻一端固定，然后在另一端用力旋转到一定程度，从中点将其对折，就形成了一根麻绳。麻绳之所以能做成就是因为旋转后的丝麻具有一定的旋转力，而两股合在一起的丝麻的旋转力相反，构成排斥力，但这一排斥力又为两股丝麻的结合所限不能彻底分离，所以只有拧在一起成为绳。可见，在如此简单的制作中都蕴含着阴阳相互作用的道理。

---

[1] 刘长林.《中国象科学观——易、道与兵、医》.355页.社会科学文献出版社，2008.

反馈,最初是控制论的概念,是指将系统的输出返回到输入端,并以某种方式改变输入,进而影响系统功能的过程。反馈分正反馈与负反馈两种。负反馈是保持系统现状,维持系统平衡的反馈。就是系统根据回输的信息对系统偏离目标的行为进行调整,使之回归系统原来的目标。这种反馈是对系统偏离目标行为的消除,是与输出信息方向相反的反馈,故称负反馈。负反馈是使系统的运动和发展保持向既有目标进行的反馈,对于无论是自然系统还是人工系统的稳定具有重要意义。正反馈是与负反馈作用相反的反馈,负反馈是维系系统的稳定机制,而正反馈则是使系统越来越偏离既有目标,最终导致系统解体。由此看来正反馈似乎只是破坏性的力量。其实并非如此,某种情况下,正反馈也是不可缺少的建设性因素。普里高津在耗散结构论中提出了"通过涨落达到有序"的思想。在一个系统总是存在着大大小小的涨落,在一般情况下这些涨落在系统自稳机制的调节下不会影响系统的稳定。但在一定条件下,这些涨落也可以通过系统的正反馈机制得以放大,以致影响到系统的稳定,使系统失稳,越过稳定阈值,进入新的系统状态。通过系统正反馈机制放大对系统演化的推动作用,使得正反馈变得引人注目了。

阴阳作为元气化生天地万物的根本机制是既包含负反馈又包含正反馈的。从维系既成系统的稳态来说,负反馈是根本的调节机制。如人体健康的内在根据从根本上说是阴阳的和谐。《内经》说:"阴平阳秘,精神乃治。"而疾病则是阴阳和谐平秘的破坏,治疗疾病则是调整阴阳,使失和的阴阳重新恢复平和。这显然是负反馈机制的作用。另一方面,从绝对均质无序的元气向万物的演化过程中却不能没有正反馈机制。我们知道,世界上存在的事物是存在等级差异的。荀子将其分为"有气而无生"的"水火","有生而无知"的"草木","有知而无义"的"禽兽"和"有气、有生、有知,亦且有义"的"人"四类。恩格斯则根据运动水平分为机械运动、物理运动、化学运动、生物运动和社会运动,由低到高的五种形式。从系统论的观点看,无论荀子还是恩格斯的分类都是以系统的演化水平为依据的。世界上存在的事物及其运

## 第二章 元气论的主要内容

动形式的等级不是从来如此而是生成演化的结果。在生成演化的过程中正是阴阳的正反馈推进了万物不断从低水平系统向高水平系统的跃进。荀子的"水火""草木""禽兽"和"人"的次序既是等级秩序也是生成演化的次序。也就是说元气首先生成"水火",其次生成"草木",再次生成"禽兽",最后生出"人"。因为"人"处于生化的最后阶段,所以既包含着此前演化的成果,又由于阴阳的正反馈而生发出更高级的新质——义。恩格斯的五种运动形式学说也具有同样的意义。

《周易》就是以阴阳二爻为基本要素,通过阴阳二爻的交互作用,生成八卦、六十四卦以象征天地万物生成演化的过程。这一演化过程中正反馈是起着重要甚至决定性作用的。《易传》说:

> 是故《易》有太极,是生两仪,两仪生四象,四象生八卦,八卦定吉凶,吉凶生大业。

这一段文字一般认为是讲揲蓍成卦过程的,不过也可以从宇宙生成的角度理解。因为揲蓍成卦就是对宇宙生成过程的模拟。"太极"即元气,元气生出"两仪","两仪"从宇宙生成说即天地,从揲蓍成卦说即阴阳二爻。"两仪"生出"四象","四象"从天地说即春夏秋冬,从成卦说即少阳、太阳、少阴、太阴。"四象"生出"八卦",八卦从天地说即天、地、水、火、风、雷、山、泽八种基本的自然物,从成卦说即乾、坤、坎、离、巽、震、艮、兑。我们很容易发现《易传》的宇宙生成论与老子有明显不同。在"道生一,一生二"之后,老子讲"三生万物",而《易传》在"太极生两仪"之后,则是按照继续二分的原则一直分下去,而八卦而六十四卦乃至万物。老子的"三生万物"是强调二分之后的阴阳一方面已经分开,一方面又要结合起来,才能生物,是着眼于阴阳内部的关联讲生物的道理。而《易传》则是从总体上讲万物的生成是一个不断增加交叠新生的过程。以胚胎发育为例,现代胚胎学已经揭示:从一个受精卵分成两个卵裂球,接着以不均等的速度由两个卵裂球分成四个……,大约到十六个卵裂球,细胞集聚一团,外形似桑椹,称桑椹胚。现代胚胎学从科学的角度揭示出生命的胚胎发生早期确实是按照二分的法则展开的。分裂后的细胞又是联系在一起的,到了十六个卵裂球时就可以首尾相接成为一球体了。球体使得胚胎内部的细胞能够相互作用,进一步生成更高级的组织。这就是阴阳交叠的结果。八卦由于相互之间关系的不同而有吉有凶,这就是"八卦定吉凶"。由"吉凶"而生成万物,万物成就天地之间的"大业"。八卦生成六十四卦及万物是相互激荡的过程。《系辞传》接着说:

> 是故刚柔相摩,八卦相荡。鼓之以雷霆,润之以风雨;日月运行,一寒一暑。乾道成男,坤道成女。

这是说八卦并不是八种孤立的事物而是相互之间交相鼓舞激荡,不断产生新事物,直至最后生成人类的男女。其中的关键就是阴阳之间交叠的正反馈作用,不断把宇宙系统的发展向更高水平推进。

阴阳协同、阴阳正反馈还是就某一系统内部的阴阳而言的。而阴阳交合则是两个系统之间的阴阳合作而产生新的事物或状态。阴阳交合也称阴阳交感。阴阳交感思想的最初产生应该是源于对男女婚配繁衍后代这一人类重要行为的观察与思考。人类后代的繁衍是男女交合的产物,这是原始社会的人就已经知道的。从对自身的观察推广至外物,首先会发现动物的繁衍也是雌雄交合的结果。进而经过漫长时间的思考逐渐地形成了任何事物的生成都是由阴阳两性交合而产生的思想。《易传》:"天地氤氲,万物化醇;男女构精,万物化生。"就是这一思想的经典表述。

《周易》咸卦之《彖》曰:

> 咸,感也。柔上而刚下,二气感应以相与,止而说,男下女,是以亨,利贞,取女吉也。天地感而万物化生,圣人感人心而天下和平。观其所感,而天地万物之情可见矣!

"彖"指牙齿锋利的野猪,以其善于断物,故"彖"的引申义有断定、判定之义。《彖》是对每卦卦辞的解释发挥性的文字,故也称《彖传》。咸卦卦辞说："咸：亨，利贞。取女吉。"意思是占得咸卦，亨通。以坚贞的品格行事有利。娶妻吉祥。从卦辞看只是谈论娶妻的问题。而《象》却进一步作了充分的发挥。

首先，以"感"释"咸"之义。咸就是感，交感的意思。在古人看来，感是有心之感，咸是无心之感。前者只限于人有意的感应关系，而后者则包括人的无心之感和自然物之间的交感。所以，咸，表示交感关系是宇宙中普遍存在的关系。柔上而刚下，是说代表少女的兑，居于咸卦的上位；代表少男的艮，居于咸卦的下位。兑与艮不仅代表少男少女，也代表阴阳两种事物。表示阴阳二气相互感应而合作生物。艮为止，兑为悦，停止于喜悦之处，表示少男谦卑地来到少女面前，表达爱慕之情。所以，亨通、有利、坚贞，娶妻吉祥。到这里还是对卦辞本身的解释，下面则是发挥其意了。从宇宙看，天地阴阳相互交感，而万物得以化生；从社会看，圣人与人民心灵交感而天下和平。所以，观察万物之间的交感现象，就可以发现天地万物的真情了！

古人已经发现不仅系统内部存在着阴阳的协同关系，而且在相互独立的有可能发生联系的系统之间也可能发生交感关系，从而形成新的系统，推动整个宇宙不断地创新发展。从生理上看，男女都是独立的个体系统，各自依生命活动的规律完成自己的生命演化过程。然从更大的人类社会系统看，男女则是构成社会系统的要素。男女交合繁衍后代则是推动人类整体进步的必要前提。这是在生理层面的人类整体进步。在社会层面，以圣人为核心形成更加和睦的人际关系，则能推进社会运行有序程度的提升，优化社会结构，促进社会进步。

所谓阴阳叠环，即阴阳之间的交叠与循环。宇宙万物的发生发展是自组织的过程，而自组织的核心机制就是阴阳的交互作用。从绝对均质同一的混沌元气开始分化之时，阴阳协同的机制就开始发生作用了，直至现在宇宙中还在进行的生化运动依然以阴阳协同为原始机制。但阴阳协同作用却不断涌现出新的成果，这些新成果能够出现除了在阴阳协同基础上增加的阴阳正反馈和阴阳交合的机制外，还需要新的机制能够更

### 元气论：自然国学的哲学与方法论基石

好地容纳宇宙创生的新成果。根据刘长林先生的观点，这就是"阴阳叠环"。阴阳叠环是容纳阴阳协同、阴阳正反馈和阴阳交合这些创新机制及其结果的运动形式。"阴阳叠环是指，阴阳因相互作用而连续循环并错落勾连。从太极到万物，从未济到既济，万物的演进就表现为无穷的阴阳循环和阴阳循环的交错叠加。"①

万物的演化中形成的新结构只有相互勾连、相互错落才是相互联系的整体，否则分散开，则不能形成新结构，系统也就不能进化和发展了。因此，阴阳的叠环是一切系统，无论是自然物还是人造物系统，所必备的机制和结构形式。前面讲到受精卵分裂到十六个卵裂球时就形成一个球体，称为桑椹胚。桑椹胚这一球体就是分裂的卵裂球首尾相接形成的循环结构。所以，一般说到结构总是封闭的循环结构。无论是这个结构在形式看是方的还是圆的。我们在自然界中很容易就发现圆形或近似圆形的结构，这就是阴阳叠环机制的物化表现。以人体为例，我们的手指、头颅、眼睛、鼻孔、上下肢的外形等都是近似圆形的结构。

结构与功能原来是医学上的一对范畴，后来为系统论吸收成为阐释系统论的重要概念。按照过去医学哲学的理解，结构决定功能，有什么样的结构就会有什么样的功能。但这种看法是从既成的系统也就是从静态的角度得出的结论。如果从系统进化的角度看，是功能产生结构。生成宇宙万物的本原——元气是绝对均质同一的混沌统一体，也就是说元气是没有任何结构存在的东西。元气唯一的性质在于它是变动的而不是僵死的。正是由于变动而产生阴阳，进而有各种功能产生而生发出各种能够满足不同系统目的需要的结构。结构的形成正是阴阳叠环的结果。

由上述可见，在宇宙系统生化的阴阳机制中，阴阳协同是最基本的机制，阴阳正反馈和阴阳结合是系统不断进化的根本动力，而阴阳叠环则是容纳前三个机制成果的形式机制，其表现则是新的高级结构的不断形成。在中国传统思想文化中，与阴阳相比肩的另一重要范畴就是五

---

①刘长林.《中国象科学观——易、道与兵、医》.376页.社会科学文献出版社，2008.

行。五行是阴阳的发展，五行是容纳了阴阳发展的积极成果而形成的更高级的功能结构，也是宇宙的基本结构法则。

### （三）五行与万物化生

在中国传统思想文化中，木、火、土、金、水称为"五行"。五行并不是像西方哲学的土、火、水、气或印度佛教的地、水、火、风那样是构成世界的四大基本元素，而是强调万物之间相生相胜的相互作用关系。五行，关键在于"行"。古人解释说："行者，行也。"即五行就是运行，强调的是五行之间的相互滋生、转化及制约关系。五行不同的表述顺序代表不同的意义。一般说的木、火、土、金、水的顺序是与四时相应的相生顺序。而水、火、木、金、土则是五行的生成顺序。这一顺序最早见于《尚书·洪范》。另外还有五行相胜的顺序，即木、金、火、水、土。这一顺序见于《吕氏春秋·应同》，是用来说明王朝更替规律的。五行的相生关系是指木生火、火生土、土生金、金生水、水生木；相胜关系是指土胜水、水胜火、火胜金、金胜木。由五行的相生相胜关系可知，五行之间普遍存在着相互滋生和相互制约的关系，从而构成稳定的结构系统。

五行学说的内容极其丰富，其形成的过程也是极其漫长和复杂的。关于其来源一般认为有三个方面：1.四时说；2.五方说；3.五材说。这三个方面也正好是五行主要的三方面的内容。五材即生成万物的五种基本材料。史伯说："先王以土与金、木、水、火杂，以成百物。"（《国语·郑语》）土与金、木、水、火原本是与古人生活密切相关的五种基本物质，由这五种基本物质杂合作用，就能生成人们生活所需的百物，满足人们的基本生活需要，故称"五材"。所以，作为"土与金、木、水、火"的五材最初指的是五种基本物质材料。而在五行中的"木、火、土、金、水"则已经脱去了具体的物质形式外壳，其内涵演变为指五种性质的一般功能实质。五行学说并不是抽象的思想理论而是以时空统一为基础蕴含丰富内容的宇宙系统模型。五行内在地蕴含着时间和空间两个基本的存在向度。在中国传统思想文化中，时空观念并不是抽象的，如牛顿经典物理学的没有任何内容的均匀的流动的绝对时空，而是有着具体内容的时间和空间。时间表现为春夏秋冬的往复循环，空间表现为与时间相应的东西南北中。

中原地区是中国文化的主要发源地，这里地处温带，一年之中四季分明，古人很早形成了春夏秋冬四时的观念。古人认为时间就是一年四季的往复循环，而且在四季的往复循环中还伴随着万物生长化收藏的丰富内容。空间则是可感的东西南北中五方。五方观念显然是以人为中心确立的。以自身所居之位为中，把环绕自身前后左右的空间分为东西南北四个部分。东西南北四方在古人的眼中并非仅仅是均等的四个方位，而是与四季相关联具有不同的内容。东方与春天相配，南方与夏天相配，西方与秋天相配，北方与冬天相配，中央与季夏（长夏）相配。东方是太阳升起的地方，日出为一日之始，如春天为一年之始，又春季多东风，故东方配属春天。南方是炎热之处，夏天炎热，夏天为一年之中，中午时太阳在正南方，故南方配属夏天。西方是太阳落下的地方，秋天气候凉燥，秋季多西风，故西方配属秋天。北方是寒冷之处，冬天寒冷，冬天为一年之末，如日落后的黑夜，故北方配属冬天。由于方位是以自身为中心分为五方，而一年却分为四季，则中央无季节可配。为此，古人又把夏末秋初这一时段划分出来，称为"长夏"（季夏）与中央配属。这样，在中国古代思想文化中，时间与空间就是以四季（五季）与五方相配属而且蕴含万物生长化收藏的丰富内容的具体时空。

这样的具体时空，古人以五行来代表。春天是万物生发的季节，而木性柔和，故木代表春天、东方。夏天是万物盛大的季节，火性炎热，故火代表夏天、南方。秋天万物收敛成实，金性肃杀凉爽，故金代表秋天、西方。冬天万物闭藏，水性滋润向下，故水代表冬天、北方。土为万物之母，万物离不开土，故土并没有明确的主时，但从五行配属四季五方的角度看，又应该有配属，故从夏季分出长夏与之相配属。又有一说，每季的最后十八日属土，土寄旺于四季。

## 第二章 元气论的主要内容

五行学说具有非常丰富的内容，篇幅和主题所限，不能详细论列。我们仅讨论与万物生成有关的五行问题。前面已经论及，从终极而言，万物由元气化生。但万物的具体生成则是经过比较复杂的过程才实现的。首先，由元气分化出阴阳，阴阳再分化交合而生成万物。正如《内经》所言：

> 阴阳者，数之可十，推之可百，数之可千，推之可万，万之大，不可胜数，然其要一也。
>
> （《素问·阴阳离合论》）

但是，阴阳的离合并非是机械性的离合而是生成性的离合。也就是说经过不断离合而生成的新事物虽然不能没有阴阳，但离合后的阴阳也会产生新的性质。这就是我们说过的"阴阳叠环"机制的结果。阴阳叠环还是比较一般性的说法，古人认为阴阳叠环的交互作用产生了一种具有普遍意义的特殊性质或结构，即五行。也就是说阴阳交互作用产生五行。阴阳与五行原本是各自独立的两种学说，后来，阴阳、五行与元气学说结合起来，用以说明万物的生成。简单地说就是：元气分化出阴阳，阴阳再化生五行，由五行而生成万物。这一思想应该说至少在汉代就形成了。如董仲舒说："天地之气，合而为一，分为阴阳，判为四时，列为五行。"（《春秋繁露·五行相生》）《内经》说："人以天地之气生，四时之法成。"（《素问·宝命全形论》）但是宋代之前的文献并没有明确地讲阴阳化生五行。董仲舒的"分为阴阳""判为四时""列为五行"，是从结果上说的，并没有明确讲"化生"。《内经》讲"阴阳"和"五行"的地方非常多，但也没有一句明确地讲阴阳生成五行。把这一思想明确地表述出来的，可能是宋代的周敦颐。

周敦颐把老子的"无极"和《易传》的"太极"结合起来，构造了一个"无极""太极""阴阳""五行"的宇宙生成论体系。周敦颐的这一思想主要体现在《太极图说》中。顾名思义，《太极图说》有图有说，是对"太极图"的解说。首句"无极而太极"解说《太极图》第一图，义为

"无极"即"太极"。前面我们论及"太极"即元气。"无极""太极"是从不同角度对宇宙生成本原的命名,其实质都是元气。《太极图》画一圆圈,象征天地未分之前元气混而为一的状态。

《太极图》第二图由坎离互涵之象构成。《太极图说》云:

> 太极动而生阳,动极而静;静而生阴,静极复动。一动一静,互为其根,分阴分阳,两仪立焉。

这是周敦颐对宇宙生成的设想。他认为"太极"元气自身具有运动的本性,在动中会生出阳气,然后依据物极必反之理推定动到极点就会静下来,这时就会产生阴气。静极复动,动极复静,动静各以对方的终极状态为转变依据,于是"太极"元气这一混沌之体便分化出阴阳两仪。《周易》以一阳爻入坤中为坎,一阴爻入乾中为离。周敦颐用这两个卦象征太极初分的状况。其意思是阴阳初分即互涵,阴阳不能孤立存在。

《太极图》第三图为水、火、木、金、土五行交错之象。《太极图说》云:

> 阳变阴合,而生水、火、木、金、土。五气顺布,四时行焉。

前面说过五行的这一顺序来自《尚书·洪范》。孔颖达说:"万物之本,有生于无者。生于无,及其成形,亦以微著为渐,五行亦以微著为次。五行之体,水最微,为一;火渐著,为二;木形实,为三;金体固,为四;土质大,为五。"(《尚书正义·洪范疏》)这是说五行的生成数是以五行的"微著"即细微和显著为根据的。万物生成于无形的元气,按照由微而著的顺序为:水、火、木、金、土。在这里周敦颐取五行生成数的次序而不是生克次序,意在说明"阳变阴合"而生成五行的先后过程。周敦颐明确地指出"五行"是阴阳的变化结合而生成的,即阴阳生五行。这样就把隐而不显的"阴阳"与"五行"的关系明确地表达出来了。可以说"五行"是阴阳正反馈生成的新质。五行既源出阴阳，又具有阴阳所不具有的性质。在五行中，木、火为阳，金、水为阴，土居中央，沟通木、火与金、水，亦即沟通阴阳。而五行的生胜乘侮关系，又是单纯的阴阳所不具备的，是生成更复杂事物的新机制。古人认为阴阳为五行之气，五行为阴阳之质。也就是说五行在本质上还是阴阳二气，而五行则是阴阳合变形成的新质。阴阳与五行学说结合起来，就可以用来揭示和阐明万物的生成与变化规律了。由此，阴阳五行就成了中国古代主导性的世界观。从《太极图说》可知，阴阳五行都是从"太极"元气化生而来，也都是"气"，故称"二气""五气"。周敦颐接着说："五行一阴阳也，阴阳一太极也，太极本无极也。"这里的"一"是动词，统一之义。意思是五行统一于阴阳，阴阳统一于太极，而太极本源于无极。这是"太极"元气化生阴阳，阴阳化生五行的反向表达。

《太极图》的第四、五图，是分别与第一图相同的两个圆图。第四图左右标"乾道成男，坤道成女"字样，第五图下方标"万物化生"字样。《太极图说》云：

> 无极之真，二五之精，妙合而凝。乾道成男，坤道成女，二气交感，化生万物，万物生生，而变化无穷焉。

"无极之真"即"太极"元气。"太极"即"无极"，"真精"即元气。"太极"元气化生出阴阳二气和五行之气，而二气与五气又巧妙地聚合凝集。乾道之阳生成男性、雄性，坤道之阴生成女性、雌性。阴阳二气交感化生万物。万物生生不息而产生无穷的变化。从这段论述可知，阴阳五行既是万物化生的机制，也是宇宙的基本间架结构，同时也是宇宙和万物的基本规律。换言之，从动态的宇宙发生过程看，是循着元气→"阴阳"→"五行"→"万物"的次序生成的。"阴阳""五行"由元气产生之后既是万物生成的"材料"和"规则"也是宇宙的基本生化结构。从认识论来说也是宇宙万物的基本规律。

以阴阳五行作为宇宙的基本生化结构和基本规律的思想从《管子·四时》《吕氏春秋·十二纪》到扬雄的《玄数》以及《黄帝内经》

中都可以见到。篇幅所限，不能详细论列，我们仅以《内经》的有关论述为依据说明五行在万物及人体生化中的作用。元气化生"阴阳""五行"，"阴阳""五行"化生万物，也就是说在万物中都存有"阴阳""五行"的性质。东汉张仲景说："天布五行，以运万类；人禀五常，以有五藏。"也就是说人身之所以有五藏是由五行决定的。《素问·阴阳应象大论》说：

  东方生风，风生木，木生酸，酸生肝，肝生筋，筋生心，肝主目。……

  南方生热，热生火，火生苦，苦生心，心生血，血生脾，心主舌。……

  中央生湿，湿生土，土生甘，甘生脾，脾生肉，肉生肺，脾主口。……

  西方生燥，燥生金，金生辛，辛生肺，肺生皮毛，皮毛生肾，肺主鼻。……

  北方生寒，寒生水，水生咸，咸生肾，肾生骨髓，髓生肝，肾主耳。……

古人认为元气化生阴阳，阴阳衍生五行，五行普存于万物之中。万物因为各自的五行之性而联系为一个相生相胜的整体。在自然界，东方与春天相联系，产生风，风滋生木，木产生酸味，酸味能滋生肝，肝能滋生筋，筋能滋生心，肝主目。……以上所论述的各种事物之间的联系完全是基于五行学说的。我们已经说明，五行学说是包含万物生长化收藏的时空内涵的。木气与东方和春天相应，所以风能滋生木，而木能产生酸味。这是说，在自然界中由同一行产生的事物之间具有相互滋生的作用。不仅如此，具有相同五行属性的事物与人的生命机体之间也具有相互滋生的作用。酸味属木，所以能滋生同样属于木的肝，而人体的筋也属木，所以，肝能滋生筋。这是人体内具有相同五行属性的藏府组织之间的滋生关系。筋生心也就是肝生心，即肝能滋生心。这是因为肝属木，心属火。在五行中，木具有滋生火的功能。这是不同五行属性的事

## 第二章 元气论的主要内容

物之间因为相生关系而产生的滋生关系。目在五行属木，所以肝主目。也就是目的功能由肝主导，目的滋养也由肝血完成。其他藏府与人体组织及自然界中事物的联系也是同样道理。当然，由五行联系起来的事物远不止上述。可以说，在古人看来，整个宇宙就是以五行为间架结构联系起来的动态整体的超级巨系统。

正如张仲景所云，人禀受了正常的五行之气才生成了五藏。因此，五藏之间的关系也就是五行之间的关系。从五藏内部说，五藏（五行）之间既有我生者，也有生我者；既有我胜者，也有胜我者。这样，五行的生胜关系造成了五藏之间既相生又相胜的总体动态平衡。从五藏与外部四时（五时）五方的关系说，春天与木气相应的肝藏功能最强，居于主导地位；到夏天，与火气相应的心藏功能最强，居于主导地位；到长夏（季夏），与土气相应的脾藏功能最强，居于主导地位；到秋天，与金气相应的肺藏功能最强，居于主导地位；到冬天，与水气相应的肾藏功能最强，居于主导地位。到下一年春天，又让位于肝藏。如此循环往复，构成一整体的动态平衡。

总之，在中国传统自然观看来，万物由五行化生，因此，万物必具有五行的性质，受五行规律的制约。万物虽然在具体形态上千差万别，但在本质上都具有五行之气，因此，万物之间相互联系，相互制约构成一整体的动态平衡系统，由此，宇宙也即是由五行主导的复杂巨系统。五行之气的分布在整体上是均平的，但是在具体事物中则有偏盛或不足。如菊花，李时珍说它秋冬盛开，得金水之气最多。当然，菊花作为草本植物不可能不禀受木气，作为多年生植物也不可能不禀受火气，更离不开土气。只是决定菊花特性的是金水之气。所以，菊花有清肝降火明目的功效。人为万物之灵，故禀受的五行之气最均平，而且是最好的。正如周敦颐说："唯人也，得其秀气而最灵。""秀气"即最好的阴阳五行之气。

## 六、心与气通：气的发现与元气概念的形成

元气和"原子"一样都是自然观的核心概念。我们知道"原子"是"原子论"哲学家思想上设定的，是思辨的概念。现代物理学的发展已经证明"原子论"哲学设想的"原子"并不存在。那么，元气论的元气概念是不是也像"原子"一样是思想设定的概念呢？不是，元气并不是思想设定的，而是实际"发现"的。在本书第一章讨论"气"字造字时，曾经论及"气"字是古人依据天上的云气、地上的水蒸气及人自身的呼吸之气等可见之气而创造的。这些"气"都是外部世界可以用感官感知的"气"，它们固然是元气论自然观形成的根据之一。但元气论自然观形成的根据并不仅限于此，还有另外的来源。这就是古人在漫长的"行气"实践中"发现"了往来于人身与天地之间的"真灵"之气。内在的"真灵"之气与外在的可感之气结合，而形成了元气概念。

### （一）古人的"行气"实践与特异生命状态

"行气"就是现在我们经常讲的"气功"。"气功"这个词是20世纪50年代出现的。顾名思义，"气功"就是气的功夫；而"行气"则是古人很早就使用的概念，即使气运行的功夫。可见，"行气"这个概念点出了练气的功夫在于使气运行，而"气功"则没有直接揭示出这个意思。古代的"行气""气功"实践源远流长。1975年，在青海省乐都地区出土了一件彩陶罐。属于半山马厂文化，距今4000—5000年。此罐双耳、小口、大腹，底部收紧，面积如罐口。罐体有一彩绘浮雕人像。该人像双脚平放，稍宽于肩，下肢弯曲作蹲裆式，腹部微微隆起，双手环抱，置于左右两侧，张口作吐气貌，两目微闭，似凝视守神，面部表情平和静穆。全身呈站桩气沉丹田状。专家认为，这是我国目前发现最早的以艺术形象展现气功修炼的实物。

## 第二章 元气论的主要内容

近代出土的《行气玉佩铭》是记述气功的重要文物。其铭文如下：

行气，深则蓄，蓄则伸，伸则下，下则定，定则固，固则萌，萌则长，长则退，退则天。天几舂在上，地几舂在下。顺则生，逆则死。

关于此段文字的释义各家颇有争议，但其为气功修炼过程的描述则是没有疑义的。郭沫若先生认为这件文物是战国初年的东西。可见，那时气功修炼方法已经成熟，并且为很多人所推崇。这是古代气功存在的直接以文字形式表现的文物证据。

至春秋战国时代的诸子百家的文献中也透露着"行气"的信息。如无论是道家老子的"抟气致柔"、庄子的"心斋""坐忘"，还是孟子的"养浩然之气"、荀子的"治气养心"都是关于气功修炼的描述；而《管子》四篇更是关于"行气"过程及其效验的描述。后来的道教及宋明理学也多以"行气"为修仙成圣的基础功夫。篇幅所限，不能具论，有兴趣的读者可参阅有关论著。

在中国传统文化里，特别是儒、道两家中存在着气功修炼的事实。人在气功修炼时所处的状态，与平常不同，是一种特异的生命状态。推而广之，可以说，人类存在着特异生命状态。在此对这一概念作一梳理。人从诞生到死亡一直处于生命活动当中。人的生命活动状态可以分为普通生命状态和特异生命状态两种。普通生命状态即人类日常的生命活动状态。如饮食、起居、工作、学习；通过感官与世界打交道，去视、听、嗅、触获得感性认识，通过思考获得理性认识，等等。普通的生命活动状态是每个正常人时刻离不开的生命状态，在这种生命活动中形成的经验、认识是所有正常、成熟的人类成员都能理解的。这种经验、认识可以形成常识性知识，也可以形成科学知识。西方哲学的认识论就是在人类普通生命活动状态下发展起来的。

相反，除了普通生命活动状态外，人类还存在特异的生命活动状态。如人的疾病状态特别是重大疾病，相对于健康就是特异的生命活动状态，人在疾病中会形成特异的感受和认识。当然，疾病是人类所有成员都会在自己的生命历程中程度不等地出现的，因而还是能够为一般人所理解的，而且疾病还是自然发生的消极事件。这里以疾病为例，不过是要说明人的生命活动存在特异状态的事实。仔细思考，不难理解生命活动的特异状态。如科学家、艺术家为了科学研究和艺术创作往往会在一段时间沉迷事业之中，最终获得科学和艺术的突破。这些都是人们为了实现某种目的而主动进入其中的特异生命状态。如孔子说自己在齐国听到了韶乐，沉迷其中，三月不知肉味。这一类的特异生命状态也还是一般人能够理解的。

此外，还有一类特异生命状态就不是常人所能理解了。这就是如：气功、静坐、炼丹、坐禅，甚至宗教的与神合一，巫术的降神活动等等。这些特异生命状态的共同特点是：第一，是为了追求某种目的而主动进入的。第二，都有主体意识消失，与客体合一的体验。由于以上这些特异生命状态发生在不同的文化背景、宗教信仰及不同的时间地域之中，彼此之间可能并不理解或认同对方。结合本书主题，我们只讨论气功或者说广义气功。

气功是现代概念，简单地说就是为了追求身心健康及智慧而修炼的行气功夫。以这个概念来看，只要涉及"气"而且有修炼的功夫，我们就可以将其看做广义气功。这样，先秦儒、道的"治气""养气"就包括在我们的气功概念内。虽然，它们没有明确的气功概念，但其对"气"的"治""养"就是我们理解的气功。而佛教的坐禅和宗教的与神合一及巫术的降神术，则不在我们的气功概念内。因为它们没有"气"及"养"的概念。

## （二）元气既是哲学概念更是科学概念

现在学术界普遍承认元气论是中国古代独特的自然观。元气论自然观决定了中国古代思想文化及科学技术的独特风貌。毫无疑问，元气论自然观一定是由多种因素交互作用而产生的，但其中最重要甚至可以说具有决定性作用的是中国古代先哲气功修炼过程中出现的特异生命

## 第二章 元气论的主要内容

体验。正如刘长林教授指出的,"气"不是思辨的概念,而是心灵发现的实际存在。中国哲学史家多把元气论哲学看成是与古希腊哲学中的朴素唯物论相似的一种古代唯物论哲学。如前述张岱年先生以元气论导源于物质三态之气态的著名观点。这种观点实质上是把中国古代的元气论哲学的元气看成是与古希腊哲学的"原子"一样的思辨产物。张岱年先生说:"在中国哲学中,类似西洋所谓原子论的,是惠施的'小一'说。……惠施的思想,可谓一种原子论。因文献不足,惠子学说的详细内容如何,不可得知。就今所知,在中国哲学中,注重物质,以物的范畴解说一切的本根论,乃是气论。中国哲学中所谓气,可以说是最细微最流动的物质,以气解说宇宙,即以最细微最流动的物质为一切之根本。西洋哲学之原子论,谓一切气皆由微小固体而成;中国哲学之气论,则谓一切固体皆是气之凝结。亦可谓一种对照。"在附注中张岱年先生说:"管子书中有精气之说。……精气说也可以说是原子论的一种形态。"[①] 可见,张岱年先生把气论看成是中国的原子论。但仔细研究,恐怕不能这样简单类比。

原子论的原子在化学中的原子发现之前是哲学思辨的产物。古希腊哲学家发现宏观世界中的物体是可以分割的,而分割之后的部分仍然可以分割。但古希腊人认为这种分割不能是无限的,总会有分割到最后不能再分割的时候,这种最后的不能再分割的最小存在就是"原子"。所谓"原子"就是构成事物的最本原的"分子"。这种"原子"一定是绝对充实的,否则就是可以继续分割的,就不是最后的绝对充实。"原子"以各种方式组合而构成我们生活于其中的宏观世界。可见,"原子"是经过思辨分析而形成的概念,是可以理解的,但不能直接感知。所以,"原子"只是解释世界的哲学学说,在化学原子发现之前并没有对人类的现实生活产生影响。以原子为基本概念的化学虽然对人的现实生活发生了重大影响,但从严谨的角度讲,化学的原子并非是哲学上所

---

① 张岱年.《中国哲学大纲》.39页.中国社会科学出版社,1982.

谓的原子,不过是借用了古老的原子之名而已,二者并非一回事。相反,中国古代的元气则不仅是哲学而且是各门古代科学的范畴,对人们的实际生活产生过极其深远的影响。也就是说,元气不仅是用来解释世界的原理,而且是现实的存在。

所以,从现代学术视野看,元气兼具哲学和科学概念两种属性。说元气是哲学范畴是由于元气是解释天地万物生成、发展、消亡的最终根据,具有绝对的普适性;说元气是科学范畴是由于中国古代大部分的科学技术都是以元气作为基本概念建立起来的,元气概念具有可操作性。如中医学认为疾病发生的根本原因在于阴阳二气的失调,治疗就是调整失调的阴阳二气。气功则是以心来调控气,达到强健身体、增长智慧的目的。元气之所以能成为具有可操作性的科学概念在于元气的实存性而非思辨性。从现代西方哲学实证主义的观点看,只有可以用经验实证的概念才是科学的概念,相反,不能用经验实证的概念则是形而上学的概念。也就是一般所谓的哲学概念。这样,就把哲学和科学作出了明确的划分,即科学是可以实证的而哲学是不能实证的。科学概念所指称的研究对象是实在的,哲学概念是哲学家总结人类各种知识的高度抽象概括的产物。哲学概念可以用来解释世界,但哲学概念是思辨的产物而不是科学发现的结果。

中国古代哲学和科学(即自然国学)的区别与现代西方哲学和科学的区别既有相同性,也有差异性。中国古代科学概念也一定具有实在性或可操作性;而中国古代哲学概念则并非是或者并非完全是思辨性的,而是和科学概念一样具有实在性。这样说似乎是矛盾的。既然西方哲学的概念是思辨性的,中国哲学的概念何以不是思辨性的?这是因为东西方哲学发生的原因不同。本来中国古代并没有哲学这门学问,现代学者比照西方学术体系,把中国传统思想文化中关于宇宙、人生等总体性的知识称为哲学。其着眼点在于这些知识的普适性方面,这一点与西方哲学解释的普适性是一致的。但西方哲学的基本概念是逻辑思辨的产物,而中国哲学的基本概念如元气并不是思辨而是体验的产物。因此,中国哲学的元气就兼具科学和哲学概念的两重性。从其普适性说，属于哲学概念；从其体验性说，可以成为具体科学的操作概念说，属于科学概念。现在很多中医学者把气看成是纯粹的哲学概念，根据现代哲学与科学分离的原则，而主张将气从中医学中剔除。这是不懂得气观念兼具哲学与科学的两重性，简单以西方学术的标准裁剪中国古代学术的错误行为。

这里需要说明的是，元气概念的实证性与现代科学概念的实证性不同。现代科学概念是外向实践的产物，因此，其实证一般是通过科学实验来进行；而元气概念是内向实践的产物，因此，其实证要通过气功修炼在人体内进行。

### （三）内证实践与元气概念的形成

元气论自然观是以气为最终本原阐释现实世界产生、发展、消亡根源的哲学学说。元气论自然观的核心范畴——元气的产生固然是多种认识综合的结果，但气之所以能够成为古人坚信不疑的解释现象世界的最后根据还是在气功修炼等特异生命体验中对"气"的发现，真实地感受到了"气"的存在和作用。刘长林先生认为化生天地万物之本的气是无形之气，也称真灵之气。①"无形真灵之气就是以主客相融的方式，通过'心灵'对世界的发现。关于'气'生化天地万物的理论，自当包含着想象的成分，但真灵之气绝不是思辨和想象的产物，也不是一种抽象，而是宇宙之中独立的实实在在的存在。"②"心灵"是如何发现"真灵之气"的呢？刘长林先生说："很多人在气功修炼中，主要是在修心的过程中，发现了一种与大气完全不同的无形的存在。它视而不见，听而不闻，搏而不得，但与人的生命和健康，与人的道德修炼，甚至与万物的生化，关系极为密切。古人不能将其与大气等气态物质严格

---

①刘长林.《中国象科学观——易、道与兵、医》.659页.社会科学文献出版社，2008.
②刘长林.《中国象科学观——易、道与兵、医》.661页.社会科学文献出版社，2008.

区分，于是也称其为气。而这种与大气不同的无形存在，才是中国之气的真谛。"①

前文已经论及，中国气功发源极早，可以说与中华文明史同步，至轴心时代的春秋战国时期，气功修炼已经相当成熟，并以此为主要依据，创立了元气论自然观。元气论自然观主要见于儒、道，特别是道家哲学中。关于"气"的发现，以《管子·内业》篇的记载最为清楚。所谓"内业"就是内在的事业。"事业"一词在中国文化典籍中首见于《周易》。《系辞上》："举而措之天下之民，谓之事业。"事业本来是外部实践活动，是人类集团或个体为了自身的生存和发展而从事的各种创造活动。与外部事业相对，《内业》作者提出了"内业"的概念。这种事业不是发生在外部世界，而是以人身为活动舞台，是改变自我身心的创造活动，故称"内业"。其实质就是内在的精气修炼活动。

《内业》认为气是充满于整个宇宙的，通过气功修炼，气就能进入人身，发生功用。气功修炼首先要端正身体。这是所有气功修炼的共同要求，如前面论及的青海彩陶罐气功塑像的站桩式。《内业》多次提到"正形"或"形正"，"正形"讲的是端正身形的过程，"形正"讲的是"正形"的结果。《内业》云："所以修心而正形"，"形不正，德不来；中不静，心不治。正形摄德，天仁地义，则淫然而自至"，"人能正静，皮肤裕宽，耳目聪明，筋信而骨强"，"四体既正，血气既静。一意抟心，耳目不淫，虽远若近"。身形不正，气就不会来；身形端正了气就会源源而至。身形端正是气至的第一个条件。第二个条件是"修心"。"修心"的实质是把躁动的心安静下来，即心静。形正心静，气则淫然而自至。《内业》云："灵气在心，一来一逝，其细无内，其大无外。所以失之，以躁为害。心能执静，道将自定。"又云："彼道之情，恶音与声，修心静意，道乃可得。"这里的道即气。

通过"正形""修心"发现的"气"是什么样子的呢？

---

① 刘长林.《中国象科学观——易、道与兵、医》.653页.社会科学文献出版社，2008.

## 第二章 元气论的主要内容

第一，气不能以感官感知。气或曰道不是可以口言、目视、耳听之物，即不是可以用感官感知和言说的具体事物。《内业》云："道也者，口之所不能言也，目之所不能视也，耳之所不能听也。"又云："凡道无根无茎，无叶无荣。"这是说道不是像树木植物那样的有形之物。又云："是故此气也，不可止以力，而可安以德；不可呼以声，而可迎以意。"气不能用有形的力量和声音把握，也是说气的无形性。

第二，气是心灵感知到的存在。在常识看来，看不见、听不到、不能说的东西似乎是不存在的，但气是真实存在的。气虽然不能以感官感知，却可以用心灵感知。《内业》云："是故此气也，不可止以力，而可安以德；不可呼以声，而可迎以意。""谋乎莫闻其音，卒乎乃在于心；冥冥乎不见其形，淫淫乎与我俱生。""修心静意，道乃可得。"气不能用强力、声音来控制；气无形可见，但实实在在地（淫淫乎）与我共生。用善良的心灵可以迎接它的到来。《内业》云："凡道无所，善心安爱。心静气理，道乃可止。"

第三，气周流于人身与天地之间。《内业》云："夫道者，所以充形也，而人不能固。其往不复，其来不舍。"这是说道即气是充满身形的，但又不是固定于人身而是不断地周流于人身和天地之间的。又云："卒卒乎其如可与索，眇眇乎其如穷无所。"是说气一方面高大显明好像可以抓得住，另一方面又深远微细好像没有方所可以把握。这样的表述在一般人看来难以理解，然而这正是气的特性。气不是我们日常感知到的显性存在而是隐性存在。显性存在的事物具有相互对立和相对不变的性质。如大的就不能是小的，高的就不能是低的。在甲地就不能在乙地，在乙地就不能在甲地。而隐性存在的气则是其大无外，其细无内，也就是既是无限大也是无限小；既在人身之中，又在人身之外。既在人身之中，所以说好像实实在在可以抓得住；又在人身之外，所以说深远微细好像没有方所可以把握。关于气在人身与天地之间的往来，《内业》还说："有神自在身，一往一来，莫之能思。""灵气在心，一来一逝。"《内业》所以反复强调气或曰道、神、灵气在人的身心与天地之间往来是从人作为发现气的主体角度说的。从哲学上说，气是普遍存在于天地之间的永恒存在。用庄子的话说就是："道，……自本自根，未有天地，自古以固存；神鬼神帝，生天生地；在太极之上而不为高，在六极之下而不为深；先天地生而不为久；长于上古而不为老。"（《庄子·大宗师》）但这种气不是逻辑推理的产物而是从气功等特异生命活动状态中直接感悟到的实际存在，所以，从发现者的角度来说就离不开身心与天地宇宙了。也就是说当行气实践达到一定境界时，修炼者就会真切地感受到，气从天地之间不断地进入自己的身心之中，又从自身离开，重新回到天地之间。所谓"折折乎如在于侧，忽忽乎如将不得，渺渺乎如穷无极"，明明白白就像在身旁，而又恍恍惚惚得不到，好像在遥不可及的无穷无尽之处。气在人身和天地之间的这种往复过程永不停息地进行，所谓"其往不复，其来不舍"。进入气功修炼境界的人，由于气在人身与天地之间的往来流通而打破了物我的界限，而很容易形成天人一体，物我合一的感受。

　　第四，精气的生化功能。在长期行气实践基础上，真切地感受到气的存在之后，《内业》作者对精气生化功能做了哲学的论说，该文开篇云："凡物之精，化则为生。下生五谷，上为列星。流于天地之间，谓之鬼神；藏于胸中，谓之圣人。是故此气，杲乎如登于天，杳乎如入于渊，淖乎如在于海，卒乎如在于己。"作者认为流行于人身和天地之间的气就是化生万物的本原。地上的五谷，天上的列星，天地之间的鬼神都是精气化生的。精气隐藏在心中成就了圣人的智慧。精气光明得如登高天，又昏暗得如入深渊；宽广得如大海，又狭窄得如一人之身。《内业》特别论述了人是精气的产物。"彼道不远，民得以产。""凡人之生也，天出其精，地出其形，合此以为人。和乃生，不和不生。"人的生死，事业的成败皆由于精气："人之所失以死，所得以生也；事之所失以败，所得以成也。"

第二章 元气论的主要内容

第五，精气是人智慧的源泉。《内业》认为精气是化生万物包括人的本原。人如果明白精气是万化之源的道理，对精气加以修炼、运用，就能强健身体，增长智慧。这是《内业》最为关注和大加阐释的方面。"精也者，气之精者也。气，道乃生，生乃思，思乃知，知乃止矣。"精就是气的精，就是精气。精气顺畅运行则能创生生命，有了生命就能思考，有了思考就有智慧，智慧是精气作用的所止之地，也就是最高境界。《内业》认为精气始于化生包括人在内的一切生命，而终于人的智慧。也就是说智慧是宇宙中的最高级现象。《内业》所说的智慧并不是我们所理解的理性能力，而是在精气发用下的高级智慧。所谓"神明之极，照知万物"。这种照知万物的能力就是精气的作用。"彼道自来，可藉与谋，静则得之，躁则失之。"精气自来后，就可以借机与之谋划。当然，这是拟人化的说法。其实是说精气能够提高人的思维能力。但前提是内心必须安静，相反，内心躁动则失去这种能力。精气产生智慧的前提是排除耳目心智的干扰，任由精气发用："敬除其舍，精将自来。精想思之，宁念治之，严容畏敬，精将至定。得之而勿舍，耳目不淫。心无他图，正心在中，万物得度。"精气到来后，把耳目的外视、外听收归于内，即收视反听，心无杂念，正心于内，万物就可以得到度量。精气产生的智慧是遍知天下的大智慧："人能正静，皮肤裕宽，耳目聪明，筋信而骨强。乃能戴大圜，而履大方，鉴于大清，视于大明。敬慎无忒，日新其德，遍知天下，穷于四极。"《内业》强调这种智慧是精气集聚达到的最高境界。"抟气如神，万物备存。……非鬼神之力也，精气之极也。"

显然，通过行气修炼进入了与气相融的状态，则完全是另一种生命体验的境界。在这样的生命体验状态中，通过气，人与宇宙实现完美的合一，宇宙就是以人为中心的放大的人体，人体就是小的宇宙。物我不分，我即物，物即我。正如庄子所言："天地与我并生，万物与我为一。"又如《内经》言："上古有真人者，提挈天地，把握阴阳，呼吸精气，独立守神，肌肉若一，故能寿敝天地，无有终时，此其道生。"都是同样的生命体验境界。此种生命境界的总结就是元气论哲学。元气论哲学是以古人长期的精气修炼实践的感悟为基础，并结合外部实践经验的认识成果，对内气实践的理论概括和总结。

　　从现代哲学和科学的角度看，人所能认识的世界只能是通过耳目感官以及作为自然感官之延伸的各种仪器获得感性认识，然后通过理智的提炼而获得理性认识，即便是对人体的认识也是将其当作客体并运用研究客观事物的方法来获得外部世界的认知。此外，皆被视为巫术一类的玄想。中国古代漫长的精气修炼实践告诉我们，人类除了由一个以自然感官为基础的外部实践和认识之外，还有一个以心身结合为基础的内部实践和认识。外部实践和认识需要充分发挥人类特化的自然感官特别是耳目的感知功能并辅助以人造仪器，以获得丰富的感性材料，并运用理性的分析能力，如此才能获得正确的认识并发挥指导实践的作用。而内在实践和认识则与此相反，要尽可能排除特化感官的感知干扰即收视反听、安静心灵，然后把整个身心与宇宙融合为一，这样就能感知到元气的存在及其功能。内在实践的特点是：不是以特异的感官而是以整个身体为"感官"，这个"感官"也不像特异感官那样以获得感性材料为目的，而是直接感知整个宇宙。在这个过程中，"身"与"心"是直接合一的，"身"的感知也就是"心"的感知。这里的"心"并不是外部实践中的理性，而是可以与元气相通、相合而产生超级智慧的东西。在内在实践中，实践的过程也就是认识的过程，二者是合一的。当"精气流行于胸中"时，就是具有超级认识的"圣人"。"胸中"也就是"心"。"心"能与"精气"相通合一，能感知"精气"。"精气"即元气是古人在气功修炼中直接感知到的，并将其命名为：真气、灵气、元气等。这就是元气概念的产生根据，是"心"与"气"通的结果。

## 七、象：元气生化万物的表征

元气作为化生万物的本原是内在于万物之中的。元气化生的万物形象各异，千差万别。但这千差万别的万物形象，却透漏着元气的信息。万物的形象（象）是元气生化万物的表征。本节我们就对"象"与"气"的关系做一系统讨论。

### （一）象与气

"象"是颇具中国传统文化特征的独特概念，有人把"象"视为中国文化的基因。"象"与现在说的"现象"有联系，但又有所不同。"现象"是与"本质""本体"相对的范畴。按照现代哲学的说法，本质决定现象，现象反映本质，透过现象认识本质。而"象"则是与"气"相对的范畴。"气"表现为"象"。可以说，"象"是可以感知的"气"，"气"是不可感知的"象"。张载说："凡象，皆气也。"就是说"象"可以归属于"气"，"象"是由"气"产生的，是"气"的表征。这是从二者相互联系的方面讲的。那么，二者的区别何在呢？

如果套用西方哲学的说法，"气"是本体论范畴，而"象"则是认识论范畴。"气"即元气是生成万物的本原，而"象"是元气生成的万物作用于人形成的主观印象，是认知万物及元气的中介。

"象"从造字来说就是动物"大象"的形象描摹，本义即指大象。"象"字为什么能从指称动物的普通名词演变为中国传统思想的重要范畴呢？这与我国古代自然环境的变化导致大象的迁徙有关。原来上古时期，气候温暖、植物丰沛，在我国中原地区黄河流域就有大量象群活动。河南省简称"豫"就是证明。"豫"者，象也。后来气候变迁，中原地区植被减少，象群南迁。现在我国只有西双版纳还有野生象群生存。至少在古人造"象"字时，黄河流域还有大象存在，是人们经常接触并且与人的生活关系密切的动物。象群南迁后，人们就见不到"象"

了，但是"象"字作为文化遗存被保留在人们的记忆中了。一般而言，某一具体的事物消失后，表达这一事物的文字也就死亡了。但"象"字很特殊，在古代，大象虽然离开了人们的视野，但大象并没有消亡，偶尔有远行的人可能见到，加之历史的记忆，人们就会"想象""象"的"形象"。这样"象"就由最初的动物名称获得了各种引申义。由于"象"曾经生存于人们的视野中，现在又离开了人们的视野，这就为人的想象创造了丰富的空间。如果"象"像"牛""马"一样一直生活于人的周围，就不好展开"想象"；如果"象"彻底消亡，在人心中没有一点印记也无法展开"想象"。"象"与中国古人的关系正好满足了"象"字能引申出后来各种意义的条件。正如韩非子说："人希见生象也，而得死象之骨，案其图，以想其生也，故诸人之所以意想者，皆谓之'象'也。"(《韩非子·解老》)

"案其图，以想其生"所想的当然是"象"的"状貌""形象"。任何事物都有其可以感知的形象，所以"象"字引申指事物的感性形象。由于人们是"案其图，以想其生"，其想象的结果必然是有差异的、是多种多样的，所以，"象"所表达的感性形象又有变易、变动的含义。这也与事物的感性形象相符合。事物的感性形象具有变动的特点，正如荀子所说："状变而实无别""谓之一实"。形状变化而实物没有变就还是同一实物。在现代汉语中，"形象"指的是某一事物的可以感知的外部样态、状貌。"象形"指的是像某种形状。在古代汉语中，"形""象"则各有所指。《易传》说："在天成象，在地成形。"这里"象""形"相对而言，含义是有区别的。在古人看来，天健运不息，是运动的，所以在天上形成的"象"（主要指星象）也是变动不居的；而地是宁静不动的，所以在地上的"形"（有形之物）也是静止不动的。因此，"象"蕴涵着变化、变动的意思，"形"蕴涵着固定、不变的意思。

在认识论上，"象"范畴最原初的内涵是指感官所获得的外物的形象信息。由于不同的事物具有不同的物象，因而"象"成为人甚至动物识别外物，确定行动的直接根据。因此，以形象为基本要素的形象思维成为人类最早产生的思维形式。这在世界各民族的祖先那里都是一样的。"象"在比较宽泛的意义上也就是事物的现象。由上述可知，事物的现象或者"象"较之事物的形体本身具有多样性和易变性，根据事物"象"的变化作出相应的判断并调整行为，基本上能够满足早期人类生活需要。比如无论是蔬菜、粮食还是动物的肉，腐败变质后都会在颜色、气味等方面发生明显的变化（象变），据此，而作出不宜食用的结论。

虽然"象"或现象的变化对于人的现实生活具有重大的指导意义，但由于现象的杂多性和易变性，使得人们对世界作统一性的理解变得困难起来。以至于从埃利亚学派的巴门尼德开始到柏拉图乃至于整个西方哲学都对"现象"抱有鄙视和敌意的态度。他们认为我们生活于其中的世界，我们的感官所感知的具体事物构成的世界，是不真实的虚幻的世界，因而试图寻找"真正的实在"即"理念世界"。柏拉图以他的"理念世界"来解释他生活于其中的感性世界的统一性和存在根据。因此，在西方哲学史上虽然有经验论与唯理论连绵不绝的争论，但理性主义终究还是西方哲学更强大的传统。

恰恰相反，在东方传统中，由于元气的发现，杂多、易变的"象"（现象）不但没有被鄙视和抛弃，反而成为认识论的核心范畴。可以说，在古代中国由于元气论自然观拯救了"象"，从此"气"与"象"携手并肩，构筑起以天人合一为灵魂的中国古代独特的哲学和科学大厦。在常识和现代的视野中，"象"不过是外物的形象信息刺激人的感官而形成的感觉、知觉及表象。在中国古代哲学看来，事物外在的"象"是其内在之"气"的显现。"气"的变化引起"象"的变化，"象"的变化是"气"的变化的反应。《素问·六微旨大论》云："本标不同，气应异象。""气应异象"即"气"的反应表现出不同的"象"。《素问·五常政大论》云："气始而生化，气散而有形，气布而蕃育；气终而象变，其致一也。"这是说伴随着"气"的"始""散""布"

而有万物的"生化"、"有形"(成形)、"蕃育"(壮大繁茂),最后"气终"而"象变",即气终结了,因而物象也彻底改变了。如由生而死,由生机勃勃而枯槁不荣。《素问》有《平人气象论》篇,该篇以"平人"(健康人)的脉象为标准,兼论病脉,故名"平人气象",即健康人之气在脉象上的反应。《素问·脉要精微论》云:

> 夫精明五色者,气之华也。赤欲如白裹朱,不欲如赭;白欲如鹅羽,不欲如盐;青欲如苍璧之泽,不欲如蓝;黄欲如罗裹雄黄,不欲如黄土;黑欲如重漆色,不欲如地苍。五色精微象见矣,其寿不久也。

这里提出了一个基本观点:"精明"(两目)及面部五色是人体内之气的显现(华)。"华"为"花"的古字,"花"为显现、表现之义。五色由五脏之气生成,不同的五色反映五脏之气的状况。可见,中国古代先哲认为无形之气可以显现为有形之象,通过有形之象的变化就可以知道无形之气的变化。认识了"象",也就间接地认识了"气"。古人认为"气"是宇宙万物的本质和生化动力,对宇宙万物运动变化规律的探求实质上就是对"气"的运动变化规律的探求。"气"是内在于事物的无形存在,但"气"可以显现为"象",所以,对"象"的研究也就是对"气"的研究。"象"的规律也就是"气"的规律。但这只是事情的一个方面。

### (二)"大象无形"的高级认知能力

在古人看来,"气"虽然能显现为"象",并为一般人所认识,但这种认识相对而言还是比较浅显的滞后的认识。因为虽然"气"的变化可以通过"象"显现出来,但"象"并不是对"气"同步的无差异的反应。"象"的变化往往落后于"气"的变化或者是"气"的变化的部分反应。如何在"气"的变化还没有显现为"象"之前就能够较早较完整地捕捉到"气"的变化信息,对于个体和人类社会的生存和发展具有重要意义。因为事物演变的结果对于个体和人类来说,大致有有益和有害

## 第二章 元气论的主要内容

两种情况。特别是对有害的情况能够及早预知和发现其发展趋势及时做出应对，是有着重大意义的。相反，如果到了灾害已经发生才认识到，这种认识即便正确也没有什么意义了。实际上，当事物发展到有了明显的"象"变时，往往已经不可改变了。因此，如何在事物发生变化的早期，在没有明显的"象"变甚至没有"象"变时，就能够预知事物将要发生的变化，成为人们努力追求的目标。有人可能反驳说，人只能用感官感知到的"象"来判断事物的状况，在"象"没有变化之前，如何判断事物的状况？也有人会说，根据"现象"反映"本质"的哲学原理，可以通过"现象"来发现事物的"本质"，根据具体科学的有关知识，对事物的发展趋势做出科学预测。这种说法当然是正确的，但这是理性的概念思维的方法。此外，中国古代哲学通过气功修炼还为我们提供了"象思维"的预知事物发展趋势的方法。

这里附带说明一下，"象思维"是王树人先生在研究中国传统思维时提出的概念。"象思维"比较准确地刻画了中国传统思维与西方思维的差异。西方传统的也是现代的思维以概念思维为特征，这也就是我们今天习用的主要思维方式。"象思维"概念提出后获得了学术界的认同，特别是中医界的学者基本认同中医所运用的思维是不同于西方概念思维的"象思维"，研究和掌握"象思维"是继承发展中医学的关键。

前面已经论及中国古代先哲在精气修炼实践中，"发现"了精气及其运行规律。这种"发现"并非像发现某种具体的事物或科学规律那样的外部发现，而是一种内部发现。这种发现既不像具体事物那样可以用感官感知，也不像科学规律那样可以用理性把握，而是用身心把握到的一种无形实在。"精气"和具体事物一样是实在的，但前者是无形的，而后者是有形的。具体事物具有可以用感官或者感官的延伸工具来把握，即具体事物具有"有形之象"；而精气却不能用感官或感官的延伸工具把握，即精气具有"无形之象"。也就是老子的"大象无形"之象，可以用身心把握。"精气"与科学规律的共同性在于都是无形的，不能为感官所直接感知。其差异性在于科学规律是人的思维对客观世界规律的主观反映,科学规律并不是存在于客观世界的实体或实在;而精气则是一种实际的存在,不过是无形的存在而已。

由于"精气"或者说元气是万物生命活动的本质和动力源泉,决定着事物的发展变化,能够把握无形之气的运动规律,就能及时采取应对行动,实现人的目的。古人认为精气修炼达到一定境界的人就具有这样的本领。所以,在古人看来,人的感知能力有两种。一种是以人类天然的感官感知外物的形、色、声、嗅等形象信息。只要天然感官没有生理缺陷,这种能力是人类所有成员都具备的。另一种感知能力则是在进入特异生命状态中,感知无形精气及其运动变化规律的能力。这种能力除了少数天然具有特异功能的人之外,经过特殊的修炼有些人也可以达到这种境界,具备这种感知能力。可以说,前一种自然的感知能力是所有人都具备的低级能力,而后一种能力是只有部分人具备的高级能力。具有低级感知能力的人不具有高级感知能力,但具备高级感知能力的人也具备低级感知能力。这样,高级感知能力可以把低级感知能力统一起来。也就是说高级感知能力可以涵摄低级感知能力,低级感知能力可以渗透高级感知能力。

我们这里所说的高级感知能力和低级感知能力对应的对象分别是"形而上"的"道"(精气、元气)和"形而下"的"物"。从中国古代哲学的视域来看,无论是"形而下"的可见的万物,还是"形而上"的不可见的道,都是实在的。既然是实在的,就是多少可以为人所感知的。正如巴克莱所谓的"存在就是被感知"。当然,人对"形而上"的"道"(精气、元气)的感知与"形而下"的"物"的感知肯定是不同的。因为如果是相同的,也就没有所谓的"形而上"的"道"和"形而下"的"物"的区别了。"道"也不是西方哲学中的纯粹抽象的思辨产物。因为中国古代哲学并没有西方的那种思辨哲学。中国古代哲学的"道"或"精气"是古人以特殊的方式感知的实际存在。既然是感知到的实际存在就应该具有某种"象",只是这种"象"不是物的"具象"而是无形的"大象"。所以,"大象"是道即气的显现,不过这种显现

## 第二章 元气论的主要内容

不是耳目等感官感知的有形之象,而是身心感知的无形之象。由此可以说,"象"可以分为"有形之象"和"无形之象"两种。有形之象是气的活动的显现,已经能够为普通人所感知;而无形之象是气的隐秘的活动,不能为普通人感知,可以为具有特异感知能力的人感知。

由于中国古代哲学的"形而上"的道与"形而下"的物并不是像柏拉图的"理念"与作为其模仿的"万物"那样存在于两个世界之中,而是存在于一个世界之中。其区别在于道无形,是心灵感知的对象;物有形,是感官感知的东西。由于"形而上"与"形而下"、道与物、气与物是一体贯通的,所以,对"形而下"的物的感知也并不是单纯以感官,而是心灵与感官相配合,才能达到对物的完整认识。中医学对生命及健康和疾病的认识就是如此。中医象思维既是"形而上"的,也是"形而下"的,是二者的综合。

以上,我们对"气"与"象"的关系,作了较为详细的论述。概言之,"气"可以说是存在论范畴,"象"是认识论范畴。"气"决定"象","象"反映"气"。"象思维"以元气论自然观为基础,甚至可以说,"象思维"就是"气思维"。"象思维"的主客相融、天人合一的动态整体观也是元气论自然观的基本内容。我们之所以把这种思维方式称为"象思维"而不是"气思维",在于相较于"气","象"是具有直观性的认识论范畴,而"气"则是具有内在性的存在论范畴。但是,在中国哲学的视域中,具有直观性的"象"的认识论范畴是以元气论自然观为基础的,而且对"无形之象"的感知就是对内在之气的感知,所以,"象"与"气"具有内在的一致性,"象思维"也可以看成是"气思维"。关于"象"与"气"的关系,张载做过明确的说明。他说:"凡可状,皆有也;凡有,皆象也;凡象,皆气也。"[1] 这是说一切的"象"都可以归属于"气","象"以"气"为生成论基础。他又说:"所谓气也者,非待其郁蒸凝聚,接于目而后知之;苟健顺、动

---

[1] 张载.《张子正蒙》.233页.上海古籍出版社,2000.

止、浩然、湛然之得言，皆可名之象尔。然则象若非气，指何为象？时若非象，指何为时？"① 这是说"气"所显现的"象"不一定都是有形可见的，还有没有形状，但可以为身心感受的"象"。就是老子的无形之"大象"。"象若非气，指何为象"，就是说"象"以"气"为存在论基础，没有"气"什么可以称为"象"呢？所以，"气"与"象"有时是可以相互通用的范畴。如《灵枢•五色》云："相气不微，不知是非，属意勿去，乃知新故。"这里的"相气"就是察看气象。

### （三）象的分类

我们讨论过元气化生万物的具体机制是：元气→阴阳→五行→万物。阴阳五行是元气化生而来的，阴阳、五行也就是"气"，即阴阳之气、五行之气。阴阳五行之气普遍存在于万物之中。上面的讨论已经说明"气"也就是"象"，"象"也就是"气"。阴阳、五行既然是"气"，也就是"象"，即阴阳之象、五行之象。我们说过，"象"范畴的最初内涵是指感官所获得的外物的形象信息。每个具体事物都具有不同于其他事物的独特的形象信息，这正是人与动物识别外部事物的基础。由于具体事物的形象各个不同而难以形成统一的认识。最多是具有相同形态的事物归属于一类，但仍然难以在自然观的高度形成统一的认识。这也是西方哲学轻视"现象"的认识论根源。中国先哲则不仅认识事物的具体形象，而且在事物的具体形象中发现了阴阳五行之象，由此而能够把万物归入阴阳五行之中，而形成对世界的统一认识。

"象"范畴在中国传统哲学认识论中就不再仅仅是指感官所获得的外物的形象信息，而且具有极其丰富的内涵，成为中国文化的基因。为了准确理解"象"的丰富内涵，从分类学的角度可以把"象"分为：物象、心象、体象、用象、大象、小象、自然象、人工象等。结合本书主题，我们简单谈谈体象与用象，大象与小象。

---

① 张载.《张子正蒙》.116页.上海古籍出版社，2000.

## 第二章 元气论的主要内容

体用是中国传统哲学用来阐释事物的形体和功用的一对范畴。类似于亚里士多德形式逻辑学中的实体与属性范畴，又类似于系统论中讲的结构与功能范畴。不过，"结构"与"体"还是有差别的。"结构"强调的是构成性，而"体"强调的是生成性。前者是可以分析的，即可以分解为构成部分，认为不同的结构决定不同的功能；后者则不讲"体"是否可以分解为部分，只是讲"体"是产生"用"的根据，强调"体"是一个统一的整体。无论是事物的形体还是其功用都能够作用于人的感官形成形象。所以，物象可分为体象与用象。由于"体"是事物的形体，形体是相对静止的，故体象也可以称为静象。"用"是事物的功用，是相对活动的，故用象也可以称为动象。

某一"体"固然有与其相对应的某种"用"，但同一"用"可以属于不同的"体"。"体"与"用"不是绝对的一一对应关系。同样，体象与用象也是如此。虽然没有"体"就没有"用"，"体"决定"用"，但从实用的角度看，"用"比"体"重要，人们关心的，是事物对人的功用，而不是其形体。所以，不同的"体"只要有相同或相似的功用就可以代用。这也是对"象"作"体""用"之分的意义所在。说到事物之体，一般都有具体的形象，称"体象"虽然一般人可能感觉不太习惯，但尚能接受。而说到事物的功用则往往无具体的形象，说"用象"则难以理解。这里做一申述。

"象"是中国传统思维的核心范畴，中国传统思维中占主导的就是"象思维"。在西方哲学中，"象"作为"现象"是被排除在认识论的真理之外的。当然，这样类比其实并不准确，"象"并不等于"现象"。不过是为了说明道理权且如此。西方传统的思维是建立在实体论哲学基础之上的。实体论的逻辑学认为世界上最根本的存在是实体，依附于实体的是各种属性。实体与属性，后来演变为事物与属性，是逻辑学研究的基本内容。中国古代并不存在这样的哲学和逻辑学。中国古代思想家从"象"出发认识世界，思维中的一切要素皆属于"象"。"实体"相当于"体象"，"属性"相当于"用象"。前面已经论及

"体象""用象"也可以称为"静象""动象"。其实,中国传统思维之所以偏重于从"象"来认识世界,端在于"象"的变动性。《系辞传》把"形"与"象"相对,"形"是一事物存在的依托,"象"是事物的存在状态的变化表现。《周易》认为天地万物都是随着时间的变化而不断地变化着的。事物之"形"是相对稳定的,不能反映事物的变化;而"象"则是随时为变的,能够很好地反映事物的变化,因而成为古代思想家偏重的认识方面。王树人先生认为"象思维"的一个根本特点就是"流动与转化"。所以,谈"象"从根本上说就是"动",就是"用"。那为什么又把"象"分为"体""用"两类呢?这是因为从"象"的角度看,事物之"形"确实有具体的形象,这种"形象"与动态的变化之象确有不同,因此可以做一区分,以便于人们把握。

"大象"之名首见于《老子》。"体象"较生动鲜明,而"用象"则隐微模糊。"象"的形象性有从生动鲜明到隐微模糊直至无形的不同。老子认为"大象"是"无形"的。"大象"虽然"无形",但遵守"大象"即"执大象"则天下人就都归顺了。也就是说顺应大道的运行规律则无往不胜。《老子》中虽然没有明确提及"小象",但"大象"是与"小象"相对的范畴。有"大象"自然就有"小象"。"大象"即"道象","小象"就是"物象",是具体事物的形象。"道象"是无形之象,也就是我们在前面讲过的以身心这种高级感知能力感知到的精气运行规律。解说《易经》的《十翼》中有《象传》。《象传》又分为《大象》和《小象》。《大象》是对卦的整体说明,但与《彖传》不同,是把六爻还原为三爻的八卦,以八卦象征的事物,来说明全卦。如《屯》卦:"象曰:云、雷,屯;君子以经纶。"《小象》是对各爻的解释。如《屯》卦:"初九:盘桓;利居贞,利建侯。""象曰:虽盘桓,志行正也。以贵下贱,大得民也。"当然,把《象传》分为《大象》和《小象》是后世的做法,在《周易》中并没有明确地这样讲。

概念思维的认识是一种纵向认识。作为概念思维基础的实体论哲学认为事物具有本质和现象两个层面。本质决定现象,现象表现本质。认识的目的就是要透过现象抓住本质。与现象相对应的是感性认识阶段，感性认识得到的是关于现象的认识。与本质相对应的是理性认识阶段，理性认识的成果就是概念。概念是本质的反映。概念属于主观序列，本质属于客观序列，二者具有对应关系。概念的获得是透过现象达到本质的结果，所以，概念思维是一种纵向的认识。象思维的认识则可以说是一种横向认识。象思维的"象"并不是概念思维的现象。"象"并不是达到本质的桥梁，象思维并没有"本质"这一范畴，"象"直接就是认识的目的。从概念思维来说，现象是杂多的，本质是单一的。杂多的现象指向同一的本质，这样就可以形成简单而又符合客观实际的认识，便于人类把握和改造世界。象思维虽然以"象"为认识的直接目的，面对众多的"象"，象思维也不会停留于个别之"象"的杂散集合状态，也要寻求对众多之"象"的统一理解。但不是去寻找"象"的"本质"，而是对"象"进行归类，直至把所有的"象"都归入阴阳两大类。象思维由此而形成自己对世界统一性的理解。如《素问·阴阳应象大论》就是把各种"象"归入"阴阳"两类的重要著作，故名"阴阳应象"，即阴阳是与天地万物之象相对应的"大象"。"小象"就是个别事物的"具象"，而"大象"就是能够涵括"小象"的"类象"。当然，"类象"可以有不同的层次，是相对的范畴。最大的"类象"就是阴阳，其下还有如五行、八卦等不同的层级。"小象"则是不能涵括其他物象的仅仅与其自身同一的物象。"大象"类似于概念思维的"本质"或者"规律"范畴。"大象"对于象思维具有非常重要的意义，使得象思维没有停留于个别物象的堆积，而是超越个别物象达到对万物之象的统一理解。

  无形的元气通过阴阳五行的机制化生为千差万别的具体事物，某一事物之所以成为某一事物在于它不同于其他事物的外在的感性形象，所以，"象"是元气生化万物的具体表征。在中国传统元气论自然观中则把"象"作为可以与元气或"气"相通互用的范畴，使之具有了重要的认识论意义，决定了自然国学的独特风貌。

## 八、物物感通：元气生物的全息性

万物由元气化生，那么，万物之间是什么关系呢？依据元气论自然观，元气分化为"阴阳"，"阴阳"生"五行"，"五行"生"万物"。显然，万物最终皆化生于元气，因而"万物"之间具有亲缘关系，通过阴阳五行的具体机制元气贯穿于万物之中，万物通过元气而彼此联系起来，形成统一的整体。

### （一）物在气中

万物有形，元气无形。从人的肉眼直观看，宇宙就是万物的集合。万物并存于空间之中，随着时间的流变而发生空间位置和自身性质的变化。而在元气论自然观的视域中，有形的万物如"冰"，由无形元气凝聚而成，元气如"水"，万物消散，复归于元气。万物如漂浮于水面上的冰凌，各有自己独特的形态，似乎各自独立互不相干，实则都生于水，并为水所贯通。有形的万物生生灭灭于元气之中，犹如冰在水中凝释转化而水却永恒不变。从天地之间的具体一物看，任何"物"都有其不同于他物的独特的"形"，以此而区别于他物。

按照中国传统哲学的观点，任何事物（"物"）都是由"形"与"气"结合而生成的。"形"是"物"的形态结构。"形"标志着"物"所占有的空间位置，任何"物"都以其独特的形态结构而与其他"物"区别开来。任何"物"都凭借其"形"而具有属于自己的一定的空间位置。"物"与"物"之间不能同时占有同一空间位置，也就是说在空间上并存的某"物"不能进入另一"物"中。因此，在同一时间，万物是并存于空间之中的。随着时间的流变，一"物"可以进入另一"物"腾空的空间。"形"可以为人的感官感知，而"气"则不是感官能够直接感知的，但通过静默内观可以为身心感知。"气"是贯穿于

## 第二章 元气论的主要内容

"形"中,使"物"具有生命的动力源泉。在中国哲学看来,"形"是"物"存在的结构依托,"气"是"物"存在的内在动力。一"物"是否具有生命不在于其"形"而在于其"气"。一"物"之"气"离开了"形",这一"物"的生命也就结束了。简言之,"形""气"结合,古人称"相感",生成具体的"物"。"气"是"物"的动力、灵魂,"形"是"物"的生命活动展开的场所,是"物"存在的依托。这是某一具体"物"生成与存在、发展的基本内容。那么并存于天地之间的万物之间,即"物"与"物"之间是什么关系呢?

如果从静态的"形"的角度看,万物之间是各自独立存在,互不相干的。但从运化不息的元气看,万物之间是同出一源,彼此联系的。说到"联系",唯物辩证法也十分强调事物之间的普遍联系,但仅仅是从哲学的意义上对"联系"作出了一般的说明,指出了"联系"的普遍性、客观性,而没有对"联系"的具体形式作比较深入的论述。现代科学虽然也承认事物的普遍联系,但受现代科学分科研究的学术范式的影响,而把研究领域限制在本学科自身的特殊领域,其注意的联系也只能是学科内部的联系。新近发展起来的以系统论、信息论、控制论为代表的横断学科是从各学科面临的共性问题出发,对"联系"问题有比较深入的研究。总的说来,西方的科学、哲学受古希腊以来物质实体论哲学的深远影响,对于与"运动"关系极为密切的"联系"的研究不如中国传统的哲学和科学研究得深入、细致。

在对世界的认识上,中国传统思想文化并没有西方古希腊以来的物质实体论哲学,也就是说中国古人认识事物并不是从形质构成的角度为出发点,通过研究物质结构构成,而后再研究其功能变化,而是舍弃了事物的形质构成,直接研究其运动变化规律的。这样,自然对运动变化的各种形式有着较为深入的领悟。习惯于物质实体论哲学的头脑对此可能是难以理解的。根据唯物论哲学的基本观点:世界是物质的,物质是运动的,运动是物质的固有属性和根本属性。按照这种哲学,显然物质是第一性的,运动是第二性的,研究运动不能离开研究物质,也就是只

## 元气论：自然国学的哲学与方法论基石

有研究清楚物质构成才能说明运动。在这里我们不讨论在哲学上物质本体论和运动本体论孰是孰非，我们只想说明根据不同的需要完全可以以"运动"作为研究的出发点，而不考虑物质运动担当者的物质形体的构成，也就是以"运动"为本位来展开研究。中国传统哲学正是从这样的认识角度来认识世界的。作为"群经之首"的《易经》所研讨的核心问题就是"变化之道"。"易"就是变易、变化，《易经》的名字揭示的就是这一主题。构成《易经》核心的阴爻、阳爻，乾卦、坤卦并不是两种物质实体，而是两种不同的功能状态、活动趋向。所以，《易经》和中国传统思想文化所关注的就是事物的运动、变化，要研究的就是"运动""变化"的各种具体形式，也就是"变化之道"。

我们知道，"联系"与"发展"是辩证法刻画其自身特征的两个基本概念。所谓"联系与发展是辩证法的基本特征"。"发展"即"运动""变化"。而"联系"在本质上也是与运动、变化相关联的。所谓"联系"最少是两个事物之间的关系。两个事物能够发生关系一定是发生了某种形式的相互作用即运动变化才可能。绝对孤立、静止的两个事物之间很难发生"联系"。所以，"联系"内在地就包含着"运动""变化""发展"的概念，是"运动""变化""发展"中的"联系"。

万物由元气化生，但万物生成后，元气并没有消失，元气仍然贯穿于万物和宇宙时空之中。古人说"气充一切虚，贯一切实"。即便有形的万物都消失了，元气依然存在。就元气生成的具体一"物"而言，依其自身元气的存亡而存亡。"物"与"物"之间则依元气而相通互联。元气是"物"与"物"相互联通的中介。从"物"的角度看，"物"与"物"之间各个不同，彼此独立，互不相干；而从元气的角度看，万物皆为元气所化，本为一体，物物相通。这就是庄子所谓的"万物一齐"，"道通为一"。

就具体一物而言，其禀受于自然的"形"与"气"构成了其存在的基础。"形"是相对固定不变的，而"气"则是时时处于流动更新之中。《素问·六微旨大论》说：

出入废,则神机化灭;升降息,则气立孤危。故非出入,则无以生长壮老已;非升降,则无以生长化收藏。是以升降出入,无器不有。故器者,生化之宇,器散则分之,生化息矣。故无不出入,无不升降。

"器"就是"形",是元气进行生化运动的场所。一物要维系其生存必须时时与环境进行物质、能量、信息的交换,进行新陈代谢,才能保持生命活力。用古人的话说就是元气的"升降""出入"。如果元气的"升降""出入"运动停止了,那么,动植物的"生长壮老已",自然界的"生长化收藏"的生化运动也就不能进行了。所以,任何事物的存在都以元气的"升降""出入"为前提。现代系统论告诉我们,有机系统的存续是通过系统与环境的物质、能量、信息的交换以消除"熵"增,维持系统的有序性实现的。元气在一"物"中的"升降""出入"可以有多种形式。以人为例,大概有三种形式:一是直接接受来自宇宙的元气;二是通过呼吸获得天地之间的"清气";三是通过饮食水谷获得"精气"。其中,第三种属于物物相通的特殊形式。人之所以能饮食水谷,在于人与物都由元气化生,通过元气可以相互联通。

### (二)感应:物物相通的根据

下面我们详细讨论物物相通的情况。从万物都从元气化生的同源性说,任何物之间都存在普遍的相通关系;而从万物生化的亲缘关系有远近之异说,物物相通又有不同情况。也就是说物物相通的联系方式是多种多样的。其中最重要的相通方式是"感应"。"感应"是中国传统思想文化中独有的概念。感应是指在时空上存在一定距离的两个或多个相互独立的事物之间的关系。"感应"与"因果"概念不同。因果是指在时间上先后存在的两个事物之间的关系,在先的事物是产生在后事物的原因,在后事物是在先事物产生的结果。因果关系揭示的是事物纵向的联系,因果之间具有母子般生与被生的关系。而感应关系揭示的是事物横向之间的联系，在具体的感应过程中虽然有感者在先，应者在后的时间差，但感应双方作为"物"是独立并存的，没有生与被生的关系。因果联系是西方科学文化特别重视的概念，可以说一切现代西方的科学都是以研究各自领域的因果必然性联系为最后归宿的。相对而言，在中国传统思想文化中虽然不乏因果关系的观念，但是以感应关系为关注重点的。中西思想文化的这种差异是有其不同的哲学依据的。中国传统哲学视万物为"一气"所化，万物如并生的"兄弟"，是平等关系，所以，中国传统思想文化自然重视物与物之间横向的感应关系；而西方思想文化认为事物由实体构成，实体是隐藏在现象背后的本质，西方科学文化自然偏重对自然现象溯因性的因果关系研究。

对于什么是"感应"，刘长林先生给出了一个定义："中国古人发现，天地万物是一个整体。它们之间，无论有识无识，无论是自然界还是人类社会，存在着普遍性联系。但是这些联系不是同样的、相等的、均衡的，而是各异的。其中有一类，具有相互招引、相互发动的特征，联系双方无论哪一方先'动'，都会引发对方回'报'。此种联系称为'感应'。"① 对于事物之间的感应关系，古人有很多详细的观察，典籍中多有记载。

> 东风至而酒湛溢，蚕咡丝而商弦绝，或感之也。画随灰而月运阙，鲸鱼死而彗星出，或动之也。故圣人在位，怀道而不言，泽及万民。君臣乖心，则背谲见于天，神气相应，征矣。
>
> （《淮南子·览冥训》）
>
> 故天之且风，草木未动，而鸟已翔矣；其且雨也，阴曀未集，而鱼已噞矣。
>
> （《淮南子·泰族训》）

---

① 刘长林.《中国象科学观——易、道与兵、医》.213页.社会科学文献出版社，2008.

## 第二章 元气论的主要内容

"感应"的思想最早见于《易经》咸卦,《易传》作了明确的阐发。咸卦卦辞说:"咸:亨,利贞。取女吉。"咸卦《象》说:"咸,感也。柔上而刚下,二气感应以相与。止而说,男下女,是以亨,利贞,取女吉也。天地感而万物化生,圣人感人心而天下和平。观其所感,而天地万物之情可见矣!"

《象》是对卦辞的解释。《象》云:"咸,感也",就是说"咸"就是"感"的意思,有"感"则必有"应"。所以说,《易经》咸卦已经蕴含着"感应"的思想了。按照古人的解释:"咸"是无心之感,"感"是有心之感。"感"本指人际之间的有意识的心灵感应,"咸"则指宇宙之中一切的感应现象。显然,"咸"的包容性更强。咸卦的构成是代表少女属于柔的兑卦居于上位,代表少男属于刚的艮卦居于下位。这就是"柔上而刚下"。这里"柔""刚"各代表独立的两个事物,其各具有刚柔之性而发生感应关系,亦即阴阳二气发生感应关系。可见,《易传》是以"气"作为解释"感应"的根据的。事物发生了感应关系就可能发生进一步的变化。所谓"相与"即相互感应的双方相互合作,产生新的事物。如少男少女因发生了感应的恋爱关系,而可能进一步结成婚姻,组成家庭,繁育后代,促进社会的发展。其条件是"止而说",即双方都止于对方而相互喜悦,才能建立稳固的家庭,而亨通、有利,前提是双方相互的坚贞。

《易传》认为这种感应关系具有普遍而重要的意义。"天地感而万物化生",天地阴阳的感应是万物化生的前提。"圣人感人心而天下和平",圣人能与人民心灵相通是天下和平的基石。可见,在古人看来,"感应"是天地万物之间的基本现象和规律,因此,十分重视对"感应"的研究,通过"观其所感",以了解"天地万物之情"。"感应"如此重要,那么"感应"发生的条件是什么呢?《乾·文言》:

> 同声相应,同气相求;水流湿,火就燥,云从龙,风从虎。圣人作而万物睹。本乎天者亲上,本乎地者亲下,则各从其类也。

"同声相应,同气相求"指出了发生"感应"的条件是"同声""同气"。"同声相应"是说具有相同音调的声音容易发生感应。这还是就"声音"这一特殊领域说的,而"同气相求"则是指一切"感应"发生的根本原因在于感应双方具有相同的"气"。"声"也是"气"的一种。所以,"感应"的基本条件就是"同气"。从理论上说,万物皆化生于"一气",所以,任何物之间都有发生相互作用的可能性。但元气化生万物是经过了一系列复杂的过程,元气化生万物犹如树木分枝生长,不同的分枝由于与树干的距离不同,而有远近和层次的不同。距离相近或层次相同的分枝更容易发生"感应"关系。由于宇宙万物具有极其复杂的层次性和显隐性,有些"感应"可能实际发生着而处于隐秘状态而不能为人所感受。因此,就人的有限感知力来看,有些事物存在着感应关系,而有的事物之间就没有感应关系。

孔颖达疏:

> 同声相应者,若弹宫而宫应,弹角而角动是也。同气相求者,若天欲雨而础柱润是也。此二者,声气相感也。水流湿,火就燥者,此二者,以形象相感也。水流于地,先就湿处;火焚其薪,先就燥处,此同气也。水火皆无识而相感,先明自然之物,故发初言之也。云从龙,风从虎者,龙是水畜,云是水气,故龙吟则景云出,是云从龙也。虎是威猛之兽,风是震动之气,此亦是同类相感,故虎啸则谷风生,是风从虎也。此二句,明有识之物感无识(之物)。故以次言之,渐就有识而言也。圣人作而万物睹者,此二句正释飞龙在天,利见大人之义。圣人作,则飞龙在天也;万物睹,则利见大人也。陈上数事之名,本明于此,是有识感有识也。此亦同类相感。圣人有生养之德,万物有生养之情,故相感应也。本乎天者亲上,本乎地者亲下者,在上虽陈感应,唯明数事而已,此则广解天地之间,共相感应之义。……本受气于天者,是动物含灵之属。天体运动,含灵之物亦运动,是亲附于上也。本受气于地者,

## 第二章 元气论的主要内容

是植物无识之属。地本凝滞,植物亦不移动,是亲附于下也。则各从其类者,言天地之间,其相感应,各从其气类。

(《周易正义》)

从孔颖达的疏释可以看出,在形式上"感应"有多种:声气相感、形象相感、有识无识相感、有识相感等,然所有这些"感应"又都属于"同类相感"。这里说的"感应"类型有的我们容易理解,如声气相感、形象相感;而如有识无识相感可能就不太容易理解。这是因为我们不理解古人的"类""感"。从西方实体论哲学出发的形式逻辑对类的划分所依据的是实体形质,而中国传统哲学划分类的依据则是事物的活动和功能属性,而不在意其形质实体。也就是说只要具有相似活动特点和功能性质的事物就归为一类。如《周易·说卦传》把如下的事物归属于乾:"乾为天、为圜、为君、为父、为玉、为金、为寒、为冰、为大赤、为良马、为老马、为瘠马、为驳马、为木果。"这种归类方法,在现代人看来,简直是匪夷所思。其实,《周易》把这些事物归属于"乾"的根据并不是它们的形质实体,而是其功能属性和活动特点。古人理解的"感"也不仅是有意识的人之间的感应,而是广泛的相互作用关系。所以,"感",原初作"咸",为无心之感。人与人之间的有心之感只是感应的一种特殊形式。"感应"也可以发生在有识和无识之间。其更深层的原因是气类相同。正如孔颖达说:"天地之间,其相感应,各从其气类。"

万物之间普遍存在着同类相感的情况决定于万物都有追求自我存在和发展的本性。任何事物产生后都有维系其存在并获得发展的本性。而事物的存在和发展不仅需要个体自身的努力,还需要外部的助力。我们知道,事物要获得自身的发展必须经常与环境保持着物质、能量和信息的交换。同类的事物最容易获得这些。水先流向湿处是因为"湿"与水同类,有利于水的存在;如果流向"燥"处,因为"燥"与水的性质相反,水就不能存在了。同样,燃烧的火也是先趋向干燥之处。同类的植物和动物聚集一处才能更好地生长和抵御外敌的攻击。有共同志趣的人在一起才能相互砥砺,共同发展。所以,同类事物相互感应是事物生存发展的本性决定的。其内在根据在古人看来就是"同气",它们在化生过程中获得了相同的"气",因而能发生"感应"关系。

《吕氏春秋》有《精通》篇,该篇论述了各种感应现象,并认为感应的发生是"精气"联通的结果。《精通》篇记载说:有人说菟丝子没有根。其实菟丝子不是没有根,只是它与根不直接连属,茯苓就是它的根。古人发现菟丝子与茯苓总是相伴而生,就认为茯苓是菟丝子的根。阴历十五满月的时候蚌蛤丰满,而初一月亏的时候则消瘦。这是形体方面的感应关系。慈石能吸铁,是有什么东西(精气)吸引。这是行为功能方面的感应关系,还有信息传递方面的感应关系。如圣人在位,有爱民之心,圣人没有发出号令,天下人就都引颈举足仰望他了。这是自身精气与人民相通的缘故。同样,残害人的行为,人也会有感应。准备攻击的人在整备兵器、铠甲、食物,距离举兵还有些时日,被攻击的人就会有不快的反应,他们并没有听到要被攻击的消息,而是"神"(精气)先告诉了他们。

《精通》还特别讲了心灵感应的例子。自己在秦国,亲人在齐国,虽然秦齐相距遥远,在亲人死的时候,内心就会有不安的感觉。这是精气在自己和亲人之间往来沟通的结果。《精通》讲的这种情况在很多人身上都发生过,各种书籍也都有记述。《精通》还记录了两个具体的案例。

钟子期有一天夜里从一位击磬者那里听到了悲哀之情,就问他为什么击磬中透出悲哀之情。那人回答说:我父亲不幸杀了人,被处死;我的母亲被免死,给公家酿酒;我被免死给公家击磬。我三年没有见到母亲了。前些时候,在市场上见到母亲,想把她赎出来但没有办法,而自己又是公家的奴隶,因此悲哀。钟子期感叹道:悲哀呀!悲哀呀!心不是手臂,手臂不是椎(击磬之锤),椎不是磬石。悲哀之情存于心而木石就有感应。所以,君子在自己这里有诚实的行为,对方就会明白;自己的真情实感,就会传达给别人。哪里还要勉强解释呢?

周地（洛阳一带）有个叫申喜的人，母亲走失多年。有一天，听到一个乞讨者在自家门外歌唱，而感到悲伤，并为之动容，就叫门卫把乞讨者叫进来，亲自问道：您为什么乞讨？与她一说话，发现原来是自己的母亲。作者评论道，父母与子女，子女与父母，实在是一体而分在两处，同气而异息，如同草莽有花实，如同树木有根心。虽然身处异处而心灵感通，内在的心志会相互触及，痛苦疾患会相互援救，忧思之情会相互交感，活着都欢乐，有一方死去则悲哀，这叫做骨肉之亲。神从身中发出而反应于心，双方的精气相互作用，哪里还需要言说呢？

### （三）阴阳、五行之间的感应及全息论

以上所说还是"同气相感"的一般情况，更具体的感应情况则发生在五行内部。前面讲过元气化生万物经过了元气而阴阳，阴阳而五行，五行而万物的具体过程。阴阳五行也是"气"，即"二气""五气"。这样，在五行中属于同一行的事物，也就是"同气"的事物，彼此之间也具有感应关系。如中医认为人身的五藏与天地之间的五行就具有感应关系，五藏分属五行。同时，五藏与人身其他器官、组织结构、情志等也具有属于同一行的感应关系。如自然界的春天、东方、风、青色、酸味、角音，都属于木行，而人身的肝、胆、目、筋、爪、怒等也属于木行。这样它们之间就存在着同类相动、同气相求的感应关系。而与其他五行之间的事物就不太容易发生感应关系。如风、酸味与肝有特别的亲和关系。在春风吹拂之时，也是人身的肝气活动最旺之时；酸味入肝，对肝有补益之功；而风、酸味对其他的如心、脾、肺、肾则没有这种作用。

前面说过感应关系能够加强感应双方的生存发展能力，属于正向作用。但这只是事情的一个方面，感应双方也可能发生反向的破坏作用。这与感应的量度、时间、空间等因素有关。如酸味具有补肝之功，但如用量过度，则会使肝气亢盛而损害肝。如风作为正常之气对人是有益的，但如果风的来向不对则会伤人。《灵枢·九宫八风》说："风从其

元气论：自然国学的哲学与方法论基石

所居之乡来为实风，主生长养万物。从其冲后来为虚风，伤人者也，主杀主害者。"怒为肝之志，但大怒会伤肝。又如脾属土性湿，夏末秋初为长夏主湿，如果此时湿气过盛就会首先伤及脾藏。由此可见，五行之间的感应关系不仅是一种自然存在的现象，而且具有科学意义。医家可以根据五行感应关系来制定养生和治疗的原则和方法。这个问题留待下一章讨论。

"感应"关系的发生以"同气""同类"为原则。这里我们讨论一下"感应"与"阴阳"的关系。从字面上看，"阴"与"阳"是性质不同的类，《吕氏春秋》说："以阴召阴，以阳召阳"。这样，依据感应关系的"同气""同类"原则，似乎阴阳之间不能发生感应关系。这显然与我们一直讲的阴阳相感是矛盾的。如何理解这个问题？实际上，"感应"首先是古人在现实生活中发现的某些事物之间存在的特别的联系，而称之为"感应"。而"阴阳相感"则是宇宙万物生成论的说法，是一种理论解释。元气化生万物的过程，首先分为阴阳二气，而阴阳二气只有相互作用交感才可能生成复杂的世界万物，否则阴是阴，阳是阳，根本不能生成世界万物。均质混沌的元气分化为"阴阳二气"，既然是分化，阴与阳就必然不同，就是两类。但阴阳不同的类和万物生成后不同的物类不是一回事。阴与阳必须交感才能生物。可以说阴阳二气的交感是万物之间存在感应现象的基础。随着阴阳二气向五行万物的不断发展，万物之间的关系越来越复杂，有的越来越疏远，因此才出现特定事物之间的感应现象。所以，《吕氏春秋》的"以阴召阴，以阳召阳"，是从后天万物的阴阳说的，而不是先天万物发生之前的阴阳。再者，"类"是个相对的而不是绝对的概念。在某个角度或层面是同类的事物，在另外的角度和层面则可能是异类，因而不同层面的"类"发生感应的程度也不同。从绝对的意义上说，万物皆由元气所化，皆为同类，都可以发生"感应"关系。这就是"物物相通"的"宇宙全息论"。

## 第二章 元气论的主要内容

宇宙全息论认为,宇宙是一个各部分之间全息关联的统一整体。在宇宙整体中,各子系统与系统、系统与宇宙之间存在着全息对应关系。凡相互对应的部位较之非相互对应的部位,在物质、结构、能量、信息、精神与功能等宇宙要素上相似程度较大。在潜态信息上,子系统包含着系统的全部信息,系统包含着宇宙的全部信息。在显态信息上,子系统是系统的缩影,系统是宇宙的缩影。

宇宙全息论的基本原理是:从潜显信息总和上看,任一部分都包含着全息宇宙整体的全部信息。通俗地说,一切事物都具有时空四维全息性;同一个体的部分与整体之间、同一层次的事物之间、不同层次与系统中的事物之间、事物的开端与结果、事物发展的大过程与小过程、时间与空间,都存在着相互全息的对应关系;每一部分中都包含着其他部分,同时它又被包含在其他部分之中;物质普遍具有记忆性,事物总是力图按照自己记忆中存在的模式来复制新事物;全息是有差别的全息。

宇宙全息论的理论基础在于宇宙在物质、能量、信息方面的总和是恒定不变的,既不会增加也不会减少,只是其存在方式有隐显的不同。恩格斯在《自然辩证法》导言中说:"物质在它的一切变化中永远是同一的。它的任何一个属性都不会丧失。"[①]物质转化定律证明,物质的属性是守恒的。因此,物质具有的一切具体形态,都有生有灭,也有灭有生。其"产生"并不是由什么超级物质力量创生,从无到有,而是由隐而显;其"消灭"也不是彻底的消亡,而是以另一种形式潜藏起来。物质永恒运动的结果,必定会在某时某地使这些属性重新显现为具体的物质形态。"物质在它的一切变化中永远是同一的"不能仅从宇宙整体上理解宇宙中任何一部分的物质与任何其他部分以及与宇宙整体,在所包含的属性上都是同一的、等价的。否则,宇宙间这一部分与那一部分就不能相互过渡,宇宙就不是同一的宇宙了,物质转化定律就不能成立,物质世界的统一性就破坏了。从广义上理解,物质的属性揭示物质所包含的信息。一切物质组成属性的同一性,决定了宇宙全息。

---

①马克思、恩格斯.《马克思恩格斯选集》第三卷.462页.人民出版社,1972.

## 元气论：自然国学的哲学与方法论基石

元气论自然观蕴含着丰富的宇宙全息论思想。元气其大无外，其小无内，充满整个宇宙，贯一切实，充一切虚。万物虽然由于不同的生化机制而有远近亲疏之别，但在根本上都由元气所化，具有共同的属性，万物都有相通互感的可能性。元气论自然观认为阴阳五行是万物化生的基本机制，阴阳五行是宇宙中存在的普遍结构，不同的事物因为禀受了共同的阴阳五行之气而具有相互感应、相互反应的全息性质。古人认为万物由"一气"所化，所以宇宙一体，天人合一。人是小宇宙，宇宙是大人体。每个人都带有宇宙的全部信息。

刘长林先生认为作为表征天地万物变化之道的《周易》六十四卦具有全息特征，其中的任何一卦中都隐含着其他六十三卦，都可以通过一定的变换使之显现出来。董仲舒的"天人感应""人副天数"在剥离其宗教神学的迷信色彩之后，可以发现其宇宙全息论的思想闪光。全息论运用于医学就是人身全息论，中医学中就蕴含着丰富的人身全息论思想。人身全息论也是中医学的重要内容和科学方法。《灵枢·邪客》篇就以天地结构类比人体，说明人具有与天地相似的结构，说明人是天地的缩影。

> 天圆地方，人头圆足方以应之。天有日月，人有两目。地有九州，人有九窍。……岁有十二月，人有十二节。地有四时不生草，人有无子。此人与天地相应者也。

另外，人身的局部也是整体的缩影。中医诊脉认为通过诊察寸口（气口，桡动脉）就可以了解五脏六腑的病变。这是因为五脏六腑的变化信息可以传达于气口，通过气口可以知晓五脏六腑的病变信息。

> 帝曰：气口何以独为五脏主？岐伯曰：胃者，水谷之海，六腑之大源也。五味入口，藏于胃以养五脏气，气口亦太阴也，是以五脏六腑之气味，皆出于胃，变见于气口。

《内经》还认为，面部不同部位的五色变化可以反映人体内部的生理病理信息。其基础也是局部能够反映整体的人身全息论。

## 第二章 元气论的主要内容

在元气论自然观的视域中，万物之间并不是各自独立的封闭存在物，而是以元气为中介的相互联系的整体。从根本上可以说是物物相通，无物不通的。从万物生化的机制与时间、空间的差异看，万物之间存在着亲疏远近的不同。比较而言，关系亲密的事物之间存在着更广泛、更密切的联系，古人称之为"感应"。"感应"关系不仅是一种普遍存在的自然现象，而且具有重要的科学价值。

# 第三章 作为自然国学科学方法论的元气论

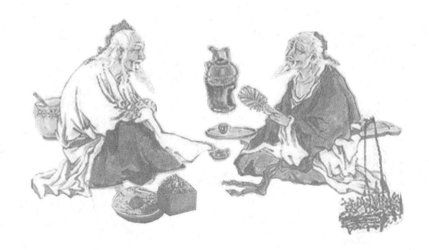

# 第三章 作为自然国学科学方法论的元气论

自然国学是古代先哲在顺应自然的前提下，认识自然，以获取物质生活资料，协调人与自然的关系为主要目的的中国古代科学和技术体系。包括中国科技史、科技哲学、科学思维方式、科学方法论等内容。通过前两章的论述，我们知道，元气论是自然国学的自然观基础。自然国学的各学科都是从元气自然观这块沃土上生长出来的。元气论为自然国学提供了基本的自然观图景、价值观和方法论基础。本章讨论自然国学的科学方法论问题，包括科学认识方法论、实践操作方法论和实践指导方法论三部分。

## 一、科学认识方法论

科学虽然是以一种独立的人类意识形式存在的，但科学是以为实践服务为最终目的的。自然国学更是如此。而实践是以认识为前提的，因此，任何科学必然包含有特定的认识方法论。本节讨论自然国学的认识方法论，包括观物取象、以表知里和推天明人三个问题。

### （一）观物取象

认识是实践的前提，任何具体的实践总是要以一定的认识为基础。科学实践更是如此。不同的科学具有不同的认识方法，这是人们熟知的常识。但就现代科学的总体来说，其所使用的根本方法是严格的科学实验方法和形式逻辑的思维方法。实验方法是获得丰富感性材料的感性认识的科学方法，形式逻辑则是把实验中获得的感性资料加以整理、分类、分析、概括的思维方法。科学实验方法和形式逻辑相结合获得理性认识的科学结论。科学实验方法的根据是源自古希腊以来的西方实体论的哲学观。依据这种哲学观,某种实体(如原子)构成事物,事物的运动变化决定于这种实体。因此,对事物及其变化规律的认识就是对实体的认识或实体的内在本质及联系的认识。由于实体的本质及其联系隐藏于现象的背后,因此,切断与周围事物的联系,排除现象的干扰,让实体的本质及其联系充分暴露的考问自然的实验方法就成为西方科学的各个学科共同使用的最基本的方法。

对自然国学缺乏了解的人看到"观物取象"这个概念,可能会想当然地理解为:观察事物,获得表象的感性材料的认识方法。这种理解显然是把"观物取象"看成了现代哲学认识论中的感性认识阶段,并不是自然国学的真义。

其一,自然国学的"物",并不是现代意义上的具有各自不同运动规律的客观事物,而是具有广义生命内涵的受总的共同运动规律主导的活物。这里要说明的是,现代科学和哲学所理解的"事物"是独立于人之外具有不同运动规律的客观事物。虽然,现代科学也承认事物有有生命和无生命的区别,但对生命的研究还是以研究物理、化学的方法来进行的。而中国古人理解的"物"主要是指有生命的活物。"物"字从"牛"得义,最初的"物"指一种牛,渐渐引申指动物、植物等有生命之物。

现代科学把世界万物分为有机物和无机物,有机物形成生命。恩格斯给生命下过一个著名的定义:生命是蛋白质的存在方式。中国古代哲学对生命的理解是广义的。中国古人认为万物皆由元气化生,元气是万物生化运动的动力,把万物都视为有生命的存在。当然,对土块瓦石与动植物的区别古人也是很清楚的。但从总体上古人是把万物当作生命存在物来看待的。总之,西方哲学把"物"看成是无生命的客观事物,而中国哲学把"物"看成是有生命的,而且是与人息息相关的活物。

其二,既然现代科学把"物"看成客观事物,那么"观"就是作为主体的人站在客观的立场上,用客观的手段对事物现象的观察。很多情况下要把研究的事物从环境中分离出来,或者除去被认为是对研究有干

## 第三章 作为自然国学科学方法论的元气论

扰作用的因素,纯化研究对象;或者增加特定的影响因子,以便获得对事物因果联系的认识。这就是观察实验的方法。

中国古代元气论自然观把万物看成是由元气化生的生命存在,整个宇宙及其中的万物就是一个大化流行的巨大生命体,每个事物都是这巨大生命体的一个部分,是一个小的生命体。每个小生命体在整个宇宙大生命体中都有其存在的绝对价值。这样一种自然观就决定了自然国学必须以尊重的态度对待每一种事物,在对"物"的研究中不能采用主宰强制的方法,而只能采用随物流转的静观方法。

刘长林先生说:"静观是在事物的自然状态下,即不对事物进行干预、控制的条件下,对事物进行观察。静观并不意味消极被动,而是主动顺从客体,与客体相融,而不固执既成的预定的观念、目标与方法,不以主观设定的东西强加和扰乱认识对象,让对象显露其自身原本的真实,以便整体地认识对象,把握对象的自然演进的规律。"[1]

在中国哲学史上,老子最早提出了"静观"思想。他说:

> 致虚极,守静笃,万物并作,吾以观复。夫物芸芸,各复归其根。归根曰静,静曰复命;复命曰常,知常曰明。

意思是只有达到虚静之极,才能观察万物的往复运动。芸芸众物最后都复归其本根,本根是"静"的,观物者也必须以虚静之心为根本才能得万物复命的真情之常,这就是光明的智慧。《管子·心术上》也倡导"静因之道"。荀子更是倡导"虚壹而静"的解蔽之道,认为做到"虚壹而静"就能达到"大清明"的境界,就能够把握宇宙的真理。《内经》也认为"静观"是诊脉的根本方法。《素问·脉要精微论》曰:"持脉有道,虚静为保。"这里的"虚静"既指医家也指病人。因为只有医家和病人都处于"虚静"状态,才能诊察出病人的病象之真。

"观物"之"观"不仅是"静观",还是整体全面的"整全之观"。在上古文献中与"观"意思相近,表示"看"的还有"视""察"

---

[1] 刘长林.《中国象科学观——易、道与兵、医》.164页.社会科学文献出版社,2008.

等字，但"观"是古人非常喜用的"字"。在都表示"看"之意的"观""察""视"中，古人之所以喜用"观"，是因为"观"的意思是"远观"，而视是"近视"，察则是"细察"。古人以天地人为一体，其视野宏大，因此，自然用"观"。从常识可知，远观整体，近视局部。所以，"观物"就是对"物"的整全之观，全面的认识。"观"不仅要求在空间上对"物"作整全之观，而且还要求在时间上进行多次长期的观察，这也是整全之观的内在要求。自然国学视野中的"物"并不是孤立存在的事物，而是与他物以及天地息息相关的。所以"观物"之观虽然以所观之物为重心，但绝不是仅仅关注所观之物，而是对与所观之物密切相关的他物同时观之。"观物"强调整全之观是否就完全忽视局部呢？完全不是。古人用语简练，大中包小，"观"包含"视"与"察"，"观物"实际上包括远观事物整体与近察事物局部两个方面。孔子说过："视其所以，观其所由，察其所安，人焉廋哉？人焉廋哉？"意思是评价一个人，看他在当下做了什么（近视），再看他这样做的缘由（远观），最后细察他平日的喜好习惯，就能正确判断了。《素问·脉要精微论》曰："切脉动静而视精明，察五色，观五脏有余不足。"这里同时出现"视""察""观"三个字，不宜仅仅从修辞学的"避复"角度理解，其意义是有差别的。"察五色"是细致的辨察，"视精明"是靠近看，而"观五脏"的"观"显然不是直接的"观"而是整全考察后的判断。可见，"视""观""察"是不可分割的整体认识过程。

"象"最初的含义固然是外物的形象信息刺激感官所形成的感性形象，能够辨别外物的不同形象是人与动物生存的前提条件。但在自然国学的视域中，"象"具有更深刻和丰富的内涵。"象"不仅是外物形体的静态之象，还是事物运动变化的功能动态之象，是事物在没有受到人为控制，彻底开放的自然运化过程中，自然呈现出来的功能活动状态。也就是自然呈现的现象。事物的动态功能之象既是一种直接感知的现象，也是事物内在本质和规律的反应。所以，"观物取象"的"象"

## 第三章 作为自然国学科学方法论的元气论

并不是简单的感性形象，而是能反映事物运动变化规律的"大象"。对"象"的获取，即"取象"并不是自然感官的感知力可以做到的，而需要在特殊条件下的特殊感知力才能做到。所谓"特殊条件"是指消除主客二元的僵硬对立的状态，进入主客相融、物我不分的天人合一之境。在这样的境界中就可以与化生天地万物的元气感通，通过元气感知到认识对象的运动状态和规律，也就是"取"得了"象"。所谓的"特殊感知力"不是指特化的各种感觉器官，而是达致虚静极笃的整个身心，使"身心"与整个宇宙融为一体，并着力于要认识的外物。"观物取象"是以身心为感知力的直觉认识方法，而其认识成果却不是简单的感性认识，而是能够反映事物运动变化本质规律的超越理性认识的悟性认识。

前已论及"象"是"气"的反应，"气"决定"象"。"大象"就是对元气运动变化的规律的直接感知。因此，"观物取象"不仅是对事物可感之象的认识，更是对事物运动本质规律的认识。《内经》中的脉诊就是通过脉象的变化认识五脏六腑气血的有余不足，以此把握内在生命机能的状态。自然国学中的"观物取象"是一种与现代西方科学和哲学不同的认识方法。从主客关系说，前者主主客相融，后者主主客相分。从对认识对象的态度说，前者主任物自运而观其生化的尊重态度；后者主抽取对象而考问因果的宰制态度。从认识过程的阶段看，后者明确地分为感性认识和理性认识两个阶段；而前者则没有明确的认识阶段的划分。如果一定要和后者比较，可以说是涵盖了后者两个认识阶段的整全认识。所以这样说是因为：浅层的"观物取象"相当于感性认识，这是感官正常的人都具有的认识能力，是人生存的基本条件。而在天人合一的境界中能直接感知元气变化规律的"大象"则是超越于理性认识的悟性认识。此外，还有介于二者之间的相当于"理性认识"的"取象比类"。

所谓"取象比类"是指对在认知活动中获取的"象"与知识库中已有的类属关系进行比照，而将其归属某类，以此获得对认识对象的准确认识。如中医脉诊诊得某种脉象，经过与已有知识的比对而判定为"弦"，以此将其与"肝"联系起来，并结合其他疾病信息，而做出肝的某种病变的判断。"取象比类"并不是理性认识，因为理性认识是抽象思维的成果，而"取象比类"是"象思维"的一种具体方法，其中蕴含着感性、理性，甚至悟性的因素。

由于元气论自然观具有泛生命的特征，因此，自然国学的大部分特别是其中的主要学科都是与生命有关的科学。生命运动的自主性以及赞天地之化育的伦理观念都要求在充分尊重和满足万物自性的基础上进行科学研究，因此，以不干涉万物生化为前提的"观物取象"的方法就成为自然国学中普遍使用的基本方法。

### （二）以表知里

表里的本义是外衣与内衣。所以，表里都从"衣"字得义。《说文》："表，上衣也。从衣，从毛。古者衣裘，以毛为表。""表"字繁体为上"毛"下"衣"，是用动物毛皮做的外衣。"表"是简写，从"毛"得音，读"biǎo"。《说文》："裏，衣内也。从衣，里声。""裏"是内衣。表里引申指事物的内外关系，所以，表里也称"内外"。"表"在外，是事物可以为感官直接感知的部分，"里"在内，是事物不能为感官直接感知的部分。我们知道，元气论自然观把整个宇宙看成是巨大的生命体，在宇宙之中的"物"也多是有生命之物。万物由元气化生，事物虽然有内外表里、上下左右的不同结构，但它们是"一气"所化，彼此之间是密切联系的整体，而不是像机械构成之物那样是一种简单的组合关系，彼此没有内在联系。由于表里上下本为一体，相互作用，彼此之间能够相互影响和反应。外表受到的刺激可以传导入内里，内里的变化也可以传递到外表。在人类的长期生产、生活实践中，很容易形成内部改变是事物变化的根本原因的观念，而内部的改变又不是感官可以直接感知的。不过人们坚信内外一体，内部的变化会在外表有所反应，通过对外部信息的捕捉，就能达到间接认识内在变化

## 第三章 作为自然国学科学方法论的元气论

的目的。这就是"以表知里"的认识方法。

正如刘长林先生所指出的,表里范畴在各传统学术领域均起着重要作用,特别是在医学、心理学、人才学、军事学、矿物学等领域都有广泛的应用。

传统中医学认为人的生命活动依赖于脏腑经络生成和疏布的气血津液。人身有形的脏腑、器官、组织分布于不同的空间位置,各有其相对的边界,因而可以分为阴阳、表里、上下、内外、雌雄。但在空间上相对独立的各器官、组织,又由在时间中连续变化的气血津液连接为一个统一的整体,因而形成了人身整体的生命活动。所以,人身的脏腑、器官、组织是一个在时空统一体中运转的网络系统,各部分之间相互联系,相互反应。《内经》称之为:"此皆阴阳、表里、上下、雌雄,相输应也。"(《素问·著至教论》)"相输应"即相互转输生命活动的物质、能量、信息。《素问·阴阳离合论》说:"阴阳冲冲,积传为一周,气里形表而为相成也。""冲冲"即老子的"冲气以为和"的"冲","冲冲"即冲虚之气。"阴阳冲冲"是说居于不同空间位置上的各脏腑、器官、组织,因为无形的冲虚之气而连接为一个统一整体,冲虚之气积累抟聚,周流运行。总之,冲气运行于里,形体屹立于表,共同完成人的生命活动。

由于气循行周身,五藏的调控信息就能传递到不同器官,而形成相应的生理活动。《灵枢·脉度》说:

> 五脏常内阅于上七窍也,故肺气通于鼻,肺和则鼻能知臭香矣。心气通于舌,心和则舌能知五味矣。肝气通于目,肝和则目能辨五色矣。脾气通于口,脾和则口能知五谷矣。肾气通于耳,肾和则耳能闻五音矣。

这里用了拟人化的说法——"阅",检阅。其所表达的意思是五脏能够调控七窍的生理功能。肺气调控鼻的嗅觉,心气调控舌的味觉,肝气调控目的视觉,脾气调控口的味觉,肾气调控耳的听觉。这种调控不

元气论：自然国学的哲学与方法论基石

是五脏直接作用于七窍，而是通过"气"来传递调控信息。因此，由于气的周流布散而把人身连接为一个"阴阳、表里、内外、雌雄，相输应"的统一体。

中医学认为人的面部色泽和脉象变化最能反映体内脏腑气血的机能状态。《素问·移精变气论》认为"理色脉"可以"通神明"，即通过研求色脉变化，可以通达主宰生命活动的神明之理。《灵枢·五阅五使》说："刺有五官五阅，以观五气。五气者，五藏之使也，五时之副也。""五官"即面部五官，是五藏之阅，即可以反映五藏变化，故曰"以观五气"。"五气"是五藏的使者，即传递五藏的变化信息。五官的改变反映五藏的病变，如"肺病者，喘息鼻胀；肝病者，眦青；脾病者，唇黄；心病者，舌卷短，颧赤；肾病者，颧与颜黑"。这就是"以表知里"的认识方法。

《内经》明确地提出了"以表知里"的方法。《素问·阴阳应象大论》说："以表知里，以观过与不及之理，见微得过，用之不殆。"这种方法是中医学在没有检测手段的古代，认识疾病的主要方法。中医学也把这种方法称为"外揣"，即根据外部变化揣测内里的改变。中医学认为"外揣"的有效性在于人身是"内外相袭"的整体，内里的改变一定会反映于外表。《灵枢·外揣》说：

> 日与月焉，水与镜焉，鼓与响焉。夫日月之明，不失其影，水镜之察，不失其形，鼓响之应，不后其声，动摇则应和，尽得其情。

日月之光一定有影子，水镜一定会照见形体，鼓声一定有回响。总之，"动摇"就会有"应和"，就能尽知其情。

在社会生活中，对人心人性的认识是非常重要的。对个人来说，对人缺乏正确认识，交友不慎，就会给自己带来伤害；对国家来说，不能识人，用人不当，更会使社会蒙受损失。因此，"知人"是古代先哲非常重视的问题。问题是人心人性深藏于内，难以窥见，而且人又有伪装掩饰的能力。那么如何"知人"呢？依然是"以表知里"的方法。古人

## 第三章 作为自然国学科学方法论的元气论

坚信的一条真理是"有诸内,必形诸外"。存在于内里的东西一定会表现于外。《大学》在解释"慎独"时说:

> 小人闲居为不善,无所不至,见君子而后厌然,掩其不善,而著其善。人之视己,如见其肺肝然,则何益矣!此谓诚于中,形于外,故君子必慎其独也。

小人闲居做不好的事,无所不为,见到君子就掩饰自己的不良行为,显示自己好的方面。可是别人看自己就像看见了你的五脏六腑,掩饰有什么用呢!这叫做内在真实的东西必定表现于外部,所以君子一定要慎独啊!

1993年出土的《郭店楚简》中有一篇名为《性自命出》的儒家文献,也提到了通过行为考察人心的方法。

> 凡学者求其心为难,从其所为,近得之矣,……人之不能以为(伪)也,可知也。[不]过十举,其心必在焉,察其见者,情焉失哉?

了解人心虽然很难,但也不是没有办法,通过行为就可以知其内心。人虽然会伪装自己,但并不能每次都把自己伪装起来,不超过十次动作,其真心就会显露出来。根据他的表现,他的内心的真情怎么可能不知道呢?

后来的思想家提出了很多具体的考察人心的方法。《周易·系辞下传》:"将叛者,其辞惭;中心疑者,其辞枝。吉人之辞寡,躁人之辞多;诬善之人,其辞游;失其守者,其辞屈。"《吕氏春秋·季春纪·论人》提出了"八观六验"之法。"凡论人,通则观其所礼,贵则观其所进,富则观其所养,听则观其所行,止则观其所好,习则观其所言,穷则观其所不受,贱则观其所不为。喜之以验其守,乐之以验其僻,怒之以验其节,惧之以验其特,哀之以验其人,苦之以验其志。八观六验,此贤主之所以论人也。"

《孙子兵法·行军》主要论述的是行军作战的要领和观察敌情的方法。在战争中及时发现敌情,是制胜的重要条件。《行军》篇中论述了

元气论：自然国学的哲学与方法论基石

在冷兵器时代，根据敌方可能所处之地的外部变化来判断敌情的方法。《行军》记载说：军队在山川险阻、芦苇丛生的低洼地、草木繁茂的山林地区行动，必须仔细反复搜索，因为这些地方是容易隐藏伏兵和奸细之处。敌军距我很近，却保持安静的，是依仗占据有险要地形；而敌军距我很远又来挑战的，是企图诱我前进；敌军不居险要而居平地，必有其好处和用意。树林中有树木摇晃的，是敌军向我袭来。在草丛中设有很多遮蔽物是敌人企图迷惑我。鸟儿突然飞起来，是下面有伏兵。走兽受惊猛跑，是敌人大举来袭。飞尘高而尖的，是敌人战车开来；飞尘低而广的，是敌人的步兵开来。……敌方营寨上有飞鸟停集的，说明营寨已空虚无人；敌营夜间有人惊呼的，说明敌军心里恐惧……《行军》篇中，讲了30多种根据外部表象判断敌情的方法，这里就不介绍了。

根据"有诸内，必形诸外"的理论，古人在探矿实践中很早就发现地上之物与地下矿物有对应关系，以此作为探矿的线索。荀子说："玉在山而草木润，渊生珠而崖不枯。"（《劝学》）《管子·地数》说："上有丹砂者，下有黄金；上有慈石者，下有铜金；上有陵石者，下有铅、锡、赤铜；上有赭者，下有铁。此山之见荣者也。"南梁成书的《地镜图》说："草木先生下垂者，下有美玉。""山有葱，下有银，光隐隐正白。草茎赤秀，下有铅。草茎黄秀，下有铜器。"

"以表知里"作为一种认识方法广泛运用于自然国学的很多领域。"以表知里"的方法能够成为普遍有效的认识方法在于古人坚信"表"与"里"之间存在着必然联系。表里之间之所以存在必然联系是因为表里本来是有机体的组成部分，表里的划分是相对的，表里之间由遍布全体，无所不在的"气"联系为一个整体。"气"是"以表知里"认识方法有效的本体论根据。我国先哲很早就把"以表知里"的方法运用于自然国学的很多领域，取得了超越当时科技水平的巨大成就，展现了古人的丰富智慧。"以表知里"的认识方法，不但有即时的实践指导意义，而且有预测未来事物发展方向，并作出调整的方法论意义。

中医根据病人面部的变化就可以预测生死。《灵枢·五色》说：

# 第三章 作为自然国学科学方法论的元气论

> 赤色出两颧，大如母指者，病虽小愈，必卒死。黑色出于庭，大如母指，必不病而卒死。

皇甫谧《甲乙经》序记载张仲景见到二十岁的王仲宣时，预测他四十岁当眉毛脱落，眉落半年而死。张仲景给他提供了免死药，不过，王仲宣没有听从劝告，果然四十而亡。类似的例子在中医史上史不绝书。《礼记·中庸》说：

> 至诚之道，可以前知。国家将兴，必有祯祥；国家将亡，必有妖孽。见乎蓍龟，动乎四体。祸福将至：善，必先知之；不善，必先知之。

一个国家的兴亡不会是一天发生的，国家要兴起或消亡必定会有相应征兆，就可以预知并作出相应的准备。

## （三）推天明人

天与人是中国哲学的永恒主题，天人合一是中国哲学关于天人关系的基本观念。天人关系在中国学术的不同流派中具有丰富多彩的内涵，而"推天道，以明人事"则是探究天人关系的根本目的。也就是说中国传统思想文化研究天道并不是纯粹为了探究自然规律，而是为人事服务的，是为人事寻求天道根据的。"推天道，以明人事"作为一种认识方法论是中国传统思想文化所共同遵循的。有很多论者认为"推天道，以明人事"是道家推崇的方法，而儒家关注的是社会人事领域。这种说法有一定道理，但并不准确。儒家创始人孔子倡导仁爱，以恢复周礼为一生的奋斗目标。似乎是只关注人道，而无视天道。其实，孔子晚年已经把学术重心由人转移到了天。他的学生子贡说："夫子之文章可得而闻也，夫子之言性与天道不可得而闻也。"说明孔子已经开始关注这一问题了。孔子晚而喜易，读易韦编三绝，就是证明。孟子的性善论是从"知天"得来的。至于荀子则写出了中国哲学史上的第一篇《天论》。

无论是儒家还是道家其"推天道，以明人事"的学理论述虽然不同，但其目的都是为个人的道德修养和社会的公共治理提供天道根据。

在今天看来,这属于人文社会科学的范畴。此外,"推天明人"也是自然国学中极其重要的认识方法,主要广泛地运用在中医学中。

在现代科学和现代哲学思维看来,作为有机生命的人体和无机自然界的"天"之间,在物质构成上是完全不同的。因此,以形态结构为立论基础的现代生物学和现代医学绝不会把生物有机体及其生命活动规律的研究与作为无机自然界的"天"之间建立联系。而且在这种思维看来,把二者联系起来是难以理喻和荒谬绝伦的。而传统中医学恰恰把二者联系了起来,而且是其基本的学术观念。这就是为什么中医学疗效确实,却不为很多人所接受的根本原因。人们认为中医学的基本理论是与现代科学的基本精神完全背离的,不能纳入现代科学范畴,必须加以拒斥。

从现代科学和哲学的视野出发,此种观点不无道理。早在20世纪初,余云岫的《灵素商兑》就自认为从解剖学的角度摧毁了中医学的根基。问题是这种批判在现代科学的视域中是有效的,但在另外的层面看却是无效的。中医学虽然有一些初步的解剖学知识,但中医学理论建立的基础并不是以形态结构为基石的解剖学,而是自然运动的功能学。也就是说中医学和中国传统科学文化所走的并不是西方科学从事物的物质构成出发,进而研究事物功能的路数,而是直接以事物的运动、功能为研究目标。这里我们不讨论事物的物质构成与功能运动二者孰为第一性的问题。我们只是指出,不考虑物质构成,直接研究事物的运动、功能也是可行的科学之路。现代计算机科学的成功,证明这条路是可行的。计算机的基本原理是对人脑的模拟,但由于人脑结构极其复杂,无法从人脑的物质构成上实现这一目标。科学家放弃了大脑的物质构成而直接去模拟大脑机能,获得了成功。

古代中医学的成功与现代的计算机科学具有可比性。直接研究人体的结构构成,特别是微观构成和疾病状态中的结构改变,无疑对缺乏现代科技手段的古人是不可行的。西方古代虽然已经有了比较发达的解剖学,但对临床医学的发展并没有太大的直接的意义,直到文艺复兴之

## 第三章 作为自然国学科学方法论的元气论

后,随着近代科学的兴起,现代西方医学才借力发展起来。大部分人类的疾病,特别是在过去对人类威胁最大的传染病首先是功能的改变而不是结构的变化。因此,从运动的、功能的角度研究疾病及其防治规律成为中医学的基本理念。

元气论自然观认为天地万物的生化遵循着阴阳五行的共同法则,因此,天人同构、天人同理是中国古人根深蒂固的基本信念。人的机体虽然复杂,且不能打开去直接观察,但既然天人同构、天人同理就可以根据"天"去类推"人"的构造和功能。中医学就是依据这种信念建立了人体构造及功能学,为临床医学提供理论指导。

中医学五脏六腑理论就是天人类比的结果。一般人会认为五脏六腑是实际解剖观察的成就。诚然脏腑学说是以一定的解剖学成果为根据的,但脏腑理论的最终形成却是天人类比的结果。脏腑的数目并不是人体内的实际数目,而是天有六气、地有五行思维的类推。因为自然界有五行,所以人体之"藏"的数目才是"五"。"藏""府"的分类是取法于阴阳。古人认为"藏"是地气生成,故主静;"府"是天气生成,故主动。人身经络(正经)数为十二,是取法于一年有十二月。"脉"的概念是取法于自然界的河流,所谓"六经"为"川"。自然界有"四海",人身也有四海:脑为髓海,胃为水谷之海,冲脉为血海,膻中为气海。《阴阳应象大论》从自然界:"清阳为天,浊阴为地,地气上为云,天气下为雨;雨出地气,云出天气",而类推出人体:"清阳出上窍,浊阴出下窍,清阳发腠理,浊阴走五脏;清阳实四肢,浊阴归六腑。"中医学认为无论是人的正常生命活动还是异常的疾病状态都具有与天时同步的时间节律。如随着一年五行主治的更替,相应地人身的五藏也更替主治。春天木气当令,肝气主治;夏天火气当令,心气主治;秋天金气当令,肺气主治;冬天水气当令,肾气主治。这是生理活动规律的年节律。另外,还有月节律、日节律。《灵枢·顺气一日分为四时》提出疾病多有"旦慧、夕加、夜甚"的规律。类似的学术观点,在《内经》中俯拾皆是。这里就不一一列举了。

## 元气论：自然国学的哲学与方法论基石

"推天明人"的认识方法，在很多人看来可能是牵强附会，将其运用于医学形成的理论更是荒诞不经。人们不自觉地对"推天明人"认识方法的抵抗与西方近代以来明确地区分天与人、自然与社会的思想观念有关。这种观念认为天与人具有不同的物质构成，人与自然具有不同的运动规律。因此，近代以来的西方学术严格划分不同的研究领域，各领域之间互不相连，彼此无关。这是西方自古希腊以来实体论哲学发展的必然结果。既然封闭孤立的实体是构成世界万物的本原，由不同的实体构成的事物及其运动当然遵循不同的运动规律，是彼此互异的。从中国传统的元气论自然观的角度看，则完全是另外一番景象。元气论自然观认为万物都由元气化生，元气分化为阴阳、五行而生成万物。所以，万物都遵循共同的活动规律。这种观念在今天看来基本上也是正确的。现代科学已经揭示万物都是从同一的宇宙原初物质发展而来，因此，万物之间具有同源性，不同的事物之间由于进化的不同而具有不同的亲缘性。现代生物学证明一切有机生命的基因都是由四对碱基控制的，人与水稻的DNA都有相同的部分，可见万物同出一源的理论是正确的。

虽然现代科学认为不同学科各自具有不同的运动规律，如物理学和化学就是对物理运动和化学运动这两种不同自然现象运动规律的研究。物理学家和化学家各自关注自己的研究领域的特殊规律，而不会彼此去关注对方的问题。但不可否认自然界物质运动存在着统一规律。恩格斯曾经按照运动形式把运动由低到高分为机械运动、物理运动、化学运动、生物运动和社会运动。恩格斯指出在较高级的运动形式中包含着低级的运动形式。可见，恩格斯已经隐约认识到一切运动都具有共同的规律。这正是世界统一性在运动方面的体现。

所以，对万物规律的研究可以从"同"与"异"两个不同的角度进行。西方科学是从不同自然领域的差异的角度研究各自领域的不同规律，而自然国学则从"同"的角度去研究不同领域所共同遵循的规律。从原则上说这两条路都是合理的。从统一宇宙本原分化为万物来说，分化后的万物各不相同，各有自己不同的规律；从万物皆由同一本原而来说，分化后的万物无论多么不同，但都有同一的来源，因此也必然遵循某些共同的规律。自然国学走的就是从"同"的角度研究万物运动规律的路。虽然自然国学的某些具体结论不一定正确，但这条道路本身是可行的。不过，在当今西方科学占统治地位的时代，自然国学的"求同"思路是不易为人理解的，然而，这正是自然国学的独特价值所在。

## 二、实践操作方法论

"知行合一"是中国传统哲学和科学的基本特征。中国传统学术都具有强烈的实践指向性，李泽厚先生称之为"实用理性"。中国传统学术与西方学术的一个根本差别是西方有一个"为知而知"的纯粹的求知传统，而中国传统学术则是"为行而知"，没有"为知而知"的传统。"为知而知"的哲学根据是认为存在着一个独立于人之外的客观世界，因而有必要追求关于客观世界的纯粹知识。相反，中国古代并没有存在着一个纯粹客观世界的观念，人与世界是融为一体的。天地人三才的世界观就是其表征。所以，中国古代一切学术特别是自然国学皆具有实践的品格。本节和下一节讨论自然国学的实践方法论。实践方法论又可以根据其操作性强弱而分为实践操作方法论和实践指导性方法论两种。本节讨论实践操作方法论，包括炼精养气、燮理阴阳和补泻五行三个问题。

### （一）炼精养气

前面已经论及，在元气论自然观看来，"形"与"气"是构成生命体的基本要素。"形"是生命活动的依托，"气"是生命活动的动力。而人的生命则包括形、气、神三要素。《淮南子·原道训》说："夫形者，生之舍也；气者，生之充也；神者，生之制也。"诚然"形"与

## 元气论：自然国学的哲学与方法论基石

"气"是生命存在不可或缺的两个基本要素，但比较而言，"气"则更重要。"气"提供了生命活动的动力，"物"（生命体）的生命活力取决于"气"，"气"是生命的本质。所以，自然国学的主要学科都以"气"（元气）为基本的研究内容。由于元气的泛生命性质，自然国学的主要学科都具有生命科学的属性，都是以改善和提高生命质量，使人及万物的生命更加完善为目的的，自然国学的重要学科都带有养生学的性质，也可以说是广义的养生学。《易传》说："天地之大德曰生"，"生生之谓易"。天地最伟大的品德就是生育万物，而易学就是对生生之道的研究。当然，维护万物生命的方法有多种。在古人看来，炼精养气是维护生命最重要和最根本的方法。

在中国古代学术中，"精气"或元气不仅是一个具有普适性的哲学概念，同时也是一个具有可操作性的科学概念。因为"精气"不是思维抽象的一般概念，而是实际存在的东西。古人坚信既然生命活动的质量决定于精气，就可以通过一定的途径，修炼、提升精气的水平，进而提高生命活力，进入更高的生命境界。这就是源自道家、道教的精气炼养术。老子说："抟气致柔，能如婴儿乎？""抟气"就是集聚精气的炼养术。老子认为修炼"抟气"之术，就能使身体柔软如婴儿。婴儿虽柔弱却具有最旺盛的生命力。《素问·上古天真论》说："呼吸精气，独立守神，肌肉若一。"其意与老子同。《庄子》中的"神人""肌肤若冰雪，绰约若处子"，正是精气修炼的结果。

精气是人及万物生命活动的动力，精气的状态决定生命活动的状态和生命质量。在这种生命观背景下，重视对精气养护的养生学理论与实践是很容易为人所接受和奉行的。因此说自然国学的主要学科属于广义养生学。中国养生学中又有一重要分别，可以分为一般意义上的养生学和积极养生学两种。一般意义的养生学即日常人们都能做到的养生之道。既然我们知道精气是生命活动的能量源泉，就应该爱惜精气，减少无谓的精气消耗。如不过劳，不过食，按时、充足睡眠，等等。这样就可以安享天年，不致早夭。这在一般人看来已经是很不错的了，但这在

## 第三章 作为自然国学科学方法论的元气论

"积极养生学"看来还是远远不够的。我们说的积极养生学主要是指道教的"内丹"养生学。

道教是呼应印度传来的佛教,在东汉末年产生的中国本土宗教。道教是在秦汉以来流行的神仙方术的基础上,以老庄哲学思想为理论基础而形成的。道教以神仙不死为基本的宗教信仰。这种宗教信仰的哲学基础是元气论。元气论认为万物由元气化生,最后复归于元气。万物有生有灭,而元气则是永恒存在的。道教认为人和万物一样也是由元气化生,又复归于元气。但人与万物不同的是人是有灵性的生物,可以窥知宇宙生化的奥秘,盗取"天机"而求得生命的还原和永驻,实现长生不死的目标。神仙不死的基本思路是:既然人是禀气而生,如果可以通过一种养气的功夫使所禀之气固守不失,不就可以长生不老吗?道教的早期经典《太平经》说:"天地之道,所以能长且久者,以其守气而不绝也。"神仙之道也是如此,"先不食有形而食气,是且与元气合",自然与天地同寿。可见,道教神仙学的关键就是对精气或元气的炼养。

道教的精气炼养术之所以称为"内丹术",是与道教的历史发展实际有关的。早期道教徒是炼外丹的。我们知道黄金作为惰性金属具有抗氧化的性质,可以经年不变。道教徒认为如果用自然界中的各种药材炼出如黄金般的丹药,丹药的经久不坏之性就能使人长生不死。不过,道教徒炼成的丹药多是含有重金属的矿物质,服食不当非但不能长生,反而易致人死亡。因此,后来的道教徒就由炼"外丹"改为炼"内丹"了。

内丹术的实质就是精气神的炼养功夫。不过道教徒在描述内丹修炼功夫时借用了原来炼外丹的一些术语,让外人感觉玄妙莫测。炼外丹需要如铅汞等药物、盛药的鼎炉、燃料等,而能否炼成丹的关键还有火候,"金丹"则是炼出的成品。"药物""铅汞""鼎炉""火候""金丹"等概念被引入内丹术后,在不同的修炼功法中所指也有所不同。如上品炼丹之法"以身为铅,以心为汞,以定为水,以慧为火";中品丹法"以气为铅,以神为汞,以午为火,以子为水";下品丹法"以精为铅,以血为汞,以肾为水,以心为火"。①

道教内丹术理论相当复杂难懂,其修炼过程更是漫长而艰苦。这里不可能详论,给大家简单介绍一下王沐先生的《内丹养生功法指要》的列表就可见一斑了。王沐先生在《内丹养生功法指要》中给"内丹进程"列了两张表。表(一)是筑基功夫(道术),由下而上包括:筑基补精、筑基炼气、筑基炼神三部分。表(二)是炼金丹(仙术),包括:百日关(炼精化炁、三归二)、十月关(炼炁化神、二归一)、九年关(炼神还虚、一归无)。②两表的具体内容不再引述,由此就可见其复杂与艰难程度了。

道教内丹术一直以来就蒙着神秘的面纱,特别是近代以来,受唯物论哲学影响人们将其看成封建迷信,缺乏对它的正确认识。我们说内丹术的实质就是精气修炼术,属于内在实践活动。人类的外在实践活动在西方科学的推动下取得了改天换地的巨大成功,而内在实践由于其隐秘性及其在近现代的衰微不为人知和认可。历史上的道教徒(不仅道教,还有佛教、儒教以及其他宗教或修炼团体)在这方面有过丰富而艰难的探索,也取得了丰硕的成果,流传下来的大量丹书就是他们实践活动的记录和总结。虽然道教神仙不死的宗教信仰在今天看来不切实际,但不能由此而全部否定内丹术的功效,道教中人的寿命明显高于一般人就是内丹术的显著效验之一。我们应该认真总结继承内丹术这份宝贵遗产,为探索人类内在实践提供有益的资料。

补益精气是中医养生和治疗的重要原则。中医认为人的生命活动由五藏主导,而五藏能够主导生命活动在于五藏藏精气。在正常情况下生命活动要消耗精气,所以要不断地从自然界补充精气。精气的补充渠道有自然界中的清气以及饮食水谷。《素问·藏气法时论》说:

> 五谷为养,五果为助,五畜为益,五菜为充,气味合而服

---

① 萧天石.《道家养生学概要》.52页.中州古籍出版社,1988.
② 王沐.《内丹养生功法指要》.134~135页.东方出版社,1990.

## 第三章 作为自然国学科学方法论的元气论

之，以补精益气。

五谷作为主要的营养，五果作为辅助，五畜作为补益，五菜作为补充，把以上这些食物按照一定的比例调配服用，来补益精气。这是生理状态下以补充消耗的精气补益。

在病理状态下，由于邪气的侵害也会造成精气的消耗，如不能及时补充则有生命危险。《素问·评热病论》认为"阴阳交"就是精气得不到补充而可能致死的严重疾病。病人患瘟病（急性发热）出汗之后，又发热，脉动急速不稳，没有因为出汗而缓解，胡言乱语，不能进食。对此，《内经》解释说：人所以能出汗是因为饮食水谷化生的精气。正邪交争而出汗的是邪退精胜。精气胜，就应该能进食而不再热。再热是邪气未退；出汗是精气所化。现在汗出后还发热是邪气胜。不能进食，精气得不到补充，病邪不去，生命就危险了。

因此，由于疾病造成的精气亏虚，必须及时补之。疾病所致精气亏虚有急、慢两种。对精气耗夺的宜急补。如阳气暴脱，中医常用独参汤，即人参一味来回阳救逆。又如近代名医盐山张锡纯创升陷汤治疗胸中大气下陷之症。症见气短不足以息，或努力呼吸，有似乎喘，或气息将停，危在顷刻。脉沉迟微弱，严重者，六脉不全，或参伍不调。张氏此方效验卓著，其书附有治验。而长期慢性病所致的精气亏虚则宜徐徐补之。《素问·阴阳应象大论》说："形不足者，温之以气；精不足者，补之以味。"这方面中医的经验和方药非常多。如张仲景的肾气丸、六味地黄丸就是补益肾阳和肾阴亏损的名方。明代大医张介宾又创立了大补元煎。张氏云：此"治男妇气血大坏，精神失守危剧等症，此回天赞化，救本培元，第一要方"[①]。

补益精气还是传统农学的重要方法。一粒小小的种子能够萌芽、成长，最后结出果实也是天地之精气化生的结果。明末科学家宋应星在《论气·形气一》中说：

---

① 张介宾.《景岳全书》.679页.上海科学技术出版社，1959.

气从地下催腾一粒，种性小者为蓬，大者为蔽牛干霄之木，此一粒原本几何，其余则皆气所化也。

与植物生长有关的天地精气分开来看，无外乎天的阳光雨露和地的土壤肥力等。阳光雨露，人力难以改变，而土壤肥力则可以通过施肥来改善。施肥相当于补益精气。所以，古代农学家把肥料又称为"粪药"。根据不同的土壤采取不同的肥料，如中医治疗之辨证施治。

总之，精气（元气）是中国传统元气论自然观的核心范畴，也是自然国学的核心范畴。作为实践方法论被自然国学的各学科广泛运用，以上仅列举了在内丹学、中医养生和治疗及农学中的应用，以说明其作为实践方法论的重要作用。

### （二）燮理阴阳

阴阳是元气论自然观的核心范畴之一。元气（精气）又称为"一气"（简称"一"）。"一气"化生首先必须分为"二"，即阴阳。《易传》说："一阴一阳之谓道"。老子说："万物负阴而抱阳"，都把阴阳视为元气化生万物的根本。混沌均质的元气不能直接生物，必须先分化为动静清浊有异的阴阳。再经过阴阳的离合、上下相互作用，层层累积，才能生成万物。《素问·阴阳应象大论》说："阴阳者，天地之道也，万物之纲纪，变化之父母，生杀之本始，神明之府也。"

既然"阴阳"在万物自然生化的过程中居于关键枢纽的地位，人就可以运用阴阳的生化机理，仿效或调整阴阳，实现更好的生化效能。这就是自然国学燮理阴阳的方法。燮理即调理。明代大医张介宾说：

造化者，天地之道；而斡旋者，圣人之能。消长者，阴阳之几；而燮理者，明哲之事。欲补天功，医其为最。

（《类经图翼·序》）

这是说，人有参与（斡旋）天地造化之道的能力。而万物消长的关键（几）在于阴阳，能调理阴阳是明哲的事业。要弥补天功，医学是最

## 第三章 作为自然国学科学方法论的元气论

重要的。

我们说过,人身精气修炼术,在《管子》称为"内业",即内在事业,也就是我们说的"内在实践"。后来发展为道教的内丹术。燮理阴阳是内丹学的关键。萧天石说:"金丹大道,……即炼养阴阳,炼养心性,炼养精气神之性命大道。"[①] 内丹学中的"取坎填离"原则就是燮理阴阳之道。坎离是《易经》中的两个卦名,是乾坤交合而生的。坎 ☵ 从太阴坤体 ☷ 而来。因乾坤交媾,而接受了乾中爻之一阳,变成坎 ☵ 为少阳。丹经中又喻称婴儿。离 ☲ 从太阳乾体 ☰ 而来。因乾坤交媾,而接受了坤中爻之一阴,变成离 ☲ 为少阴。丹经中又喻称姹女。"取坎填离"的原理就是采取坎中的真阳,以填补离中之虚神;采取离中之真阴,还归坎中以化实为虚,使离男仍然还归纯阳之乾体,坎女仍然还归纯阴之坤体,各自复返其未交媾之前的先天状态,这就是"返本还源"之道,也就是所谓的"移炉换鼎"采大药之法。

其具体修炼方法之大概是:坎水性寒,以神光下照,阳火下蒸,火蒸水沸,真金上浮,阳炁上升,四布周身,使先天真金自坎归之。这是身中固有之药,亦即本来之丹。离为火,火性发;坎为水,水性凝。火发则无法收敛,必火尽而后已。如果济之以水,使水火同居而以水制,则可收心肾相交,神炁相凝,水火既济之效。所以离中之真阴,没有坎中之真阳,则不能为药,而失其大用了。世人之所以不能长生,只是心神日发,没有真水克之,散尽而死。如果加以修炼,以神火下照,炼出坎中之金,继而以金水同归,降服离中之火。所以,外药是坎离交媾而产,内药是阴阳交会而育。其实,都是阳中求阴,阴中求阳,阴阳配合而成的。由此可知,坎离的千般妙用,百种喻词,不过阴阳而已。[②]

阴阳是中医学认识和诊疗疾病的总纲,具有多方面的意义。正如张介宾所说:"医道虽繁,而可以一言蔽之者,曰阴阳而已。"这里仅说

---

[①] 萧天石.《道家养生学概要》.51页.中州古籍出版社,1988.
[②] 萧天石.《道家养生学概要》.263页.中州古籍出版社,1988.

元气论：自然国学的哲学与方法论基石

明阴阳在中医学实践方法论方面的意义。《内经》已经阐明阴阳在万物生化方面的作用。《素问·阴阳应象大论》说：

> 积阳为天，积阴为地。阴静阳躁，阳生阴长，阳杀阴藏。阳化气，阴成形，寒极生热，热极生寒。
>
> 天地者，万物之上下也；阴阳者，血气之男女；左右者，阴阳之道路也；水火者，阴阳之征兆也；阴阳者，万物之能始也。故曰：阴在内，阳之守也；阳在外，阴之使也。

简单地说，阴阳是万物产生的初始动因。阴阳性质相反而又相互配合，共同完成万物的生化功能。疾病的发生从最根本的意义上说就是阴阳生化机能的异常，调整阴阳使之恢复正常，是中医治疗实践的总则。《素问·阴阳应象大论》说："阴胜则阳病，阳胜则阴病。阳胜则热，阴胜则寒。"阴偏胜则阳病，阳偏胜则阴病。阳偏胜则发热，阴偏胜则畏寒。所以，在治疗上，"审其阴阳，以别柔刚，阳病治阴，阴病治阳"。审查疾病在阴还是在阳，判断疾病的刚柔即阴阳性质，阳分发病调治阴分，阴分发病调治阳分。"故善用针者，从阴引阳，从阳引阴，以右治左，以左治右。"善于用针治疗的医生，从阴经治疗阳经的病，从阳经治疗阴经的病，从右侧取穴治疗左侧的病，从左侧取穴治疗右侧的病。

明代大医张介宾受道教及宋明理学影响，在《内经》的基础上又提出先天阴阳说。他说：

> 凡人之阴阳，但知以气血、藏府、寒热为言，此特后天有形之阴阳耳。至若先天无形之阴阳，则阳曰元阳，阴曰元阴。元阳者，即无形之火，以生以化，神机是也。性命系之，故亦曰元气。元阴者，即无形之水，以长以立，天癸是也。强弱系之，故亦曰元精。元精元气者，即化生精气之元神也。生气通天，惟赖乎此。①

---

① 张介宾.《景岳全书》19页.上海科学技术出版社，1959.

## 第三章 作为自然国学科学方法论的元气论

张介宾认为先天无形之阴阳即元阴元阳在人身生化过程中具有关键性的作用。同样,维护元阴元阳的功能也是养生和治疗的重要课题。因而创立了左归饮(丸)、右归饮(丸)四张补益元阴元阳的方剂。张介宾谓:左归饮"此壮水之剂也,凡命门之阴衰阳胜者,宜此方";右归饮"此益火之剂也,凡命门阳衰阴胜者,宜此方"(《景岳全书·补阵》)。张介宾认为元阴元阳有相济互补之妙用,因此,对元阴元阳的补益也必须从相济互补中收功。他说:"善补阳者,必于阴中求阳,则阳得阴助,而生化无穷;善补阴者,必于阳中求阴,则阴得阳升,而源泉不竭。"(同上)最后再强调一下,即便作为实践方法论的阴阳在中医学上的运用也是非常广泛的,这里也仅仅是举其一端而已。

元气阴阳论是中国传统生态农学的理论基础,燮理阴阳也是传统农学的基本实践方法论。《素问·四气调神大论》说:"阴阳四时者,万物之终始也,死生之本也。"阴阳既然是万物终始死生的根本,当然也是农作物的终始死生之本。因此,农业生产离不开阴阳的指导。《吕氏春秋》中的农学著述就引用过阴阳范畴。《辨土》说:"故畮欲广以平,甽欲小以深;下得阴,上得阳,然后咸生。""畮"即"亩"的本字。田中的垄背为亩,垄沟为"甽"。垄背应该宽广平整,这样有利于禾苗接受阳光和暖气的温养;垄沟应该小而深,有利于积存雨水滋润土地。《吕氏春秋》以垄背为阳,垄沟为阴,认为阴阳统一是庄稼生长的理想环境。

宋代陈旉以气化与阴阳之理阐明农作物与天时地宜的关系。他说:"万物因时受气,因气发生。"这是说随着一年四时的阴阳消长,万物禀受阴阳之气而发生成长。这是自然法则,人应该认识和顺应这一法则,搞好农业生产。他说:"然则顺天时地利之宜,识阴阳消长之理,则百谷之成,斯可必矣。"(《农书·天时之宜》)所谓"阴阳消长之理"就是天地之间充满阴阳二气。春夏阳气渐渐旺盛,阴气衰微,秋冬则阴气渐渐旺盛而阳气转衰。阴阳二气的消长形成了四季循环。农作物的萌芽、生长、开花、结果、死亡的生命活动过程正是阴阳二气推动

## 元气论：自然国学的哲学与方法论基石

的。马一龙是中国农学史上用阴阳范畴系统总结生态农学原理的代表人物。马一龙说：

> 太虚生物之功，不过日月之代明，四时之错行，水火相射，五行杂糅，而万物之为物也。……验之物理自然，阳道生，阴道成。
>
> （《农说》）①

这段文字显然是总结古人特别是《易传》之说而成。认为万物的生成无不仰赖于太虚中的阴阳二气。把这一道理运用于农作物生长，他说："繁殖之道，惟欲阳含土中，运而不息；阴乘其外，谨毖而不出。若阳泄于外，而阴实其中，生机转为杀机矣。"马一龙的说法与张介宾的重视阳气在生命活动中的重要意义是一致的。阳主生，故必须使阳气含蓄土中，以促进种子的萌芽发育。阴主成，主敛，故应固结于土上，以阻挡阳气外泄。马一龙认为与万物的生化一样，阴阳平衡也是农作物成长的基本条件，所以在为农作物创造良好生态环境时，必须以阴阳平衡为目标。他说："启原宜深，启隰宜浅。深以接其生气，浅以就其天阳。"地势高的地（原）要耕得深些，才能与地下的"生气"接通。地势低的地（隰）要耕得浅些，地势低本来就阳少阴多，如果再深耕，就会阴重于阳，而失去平衡。

燮理阴阳的实践方法论用于农学就是使用各种方法使阴阳失衡的土壤恢复平衡。马一龙提出在农作物管理上，应用"亢而过泄者水夺，敛而固结者火攻"的方法。这与唐代医家王冰提出的"益火之源，以消阴翳；壮水之主，以制阳光"的调整阴阳的原理是一致的。他解释说："独阳不长者，济之以阴也。""独阴不生者，济之以阳也。"力求通过阴阳的相互调节达到二者的平衡。宋代陈旉说："黑壤之地信美矣。然肥沃之过，或苗茂而实不坚，当取生新之土以解利之，即疏爽得宜也。硗埆之土信瘠恶矣，然粪壤滋培，即其苗茂而实坚栗也。"

---

① 刘长林.《中国系统思维——文化基因探视》（修订本）.379页.社会科学文献出版社，2008.

## 第三章 作为自然国学科学方法论的元气论

(《农书·粪田之宜》)这就是通过整地施肥,使土壤阴阳平衡而获得好收成。

### (三)补泻五行

从生成论说,五行由元气、阴阳化生,五行是连接元气、阴阳与万物之间的中间环节。五行之气相互交感生成不同的万物,万物之中普遍存在五行之气,具有五行结构。因此,运用五行之间的关系来解决万物生化运动出现的问题,就成为自然国学的又一重要的实践方法论。就五行本身来说,五行之间通过生克制化达到整体的平衡。如果其中某一行的机能亢盛或衰弱就会导致整体失衡,通过补泻调理,就可以恢复五行的和谐。在内丹学中通过对五藏之五行的调配达到锻炼精气神的效果。此外,跳出具体的五行关系,在五行中还包含着事物之间相生相制的普遍原理,被广泛地运用于自然国学中。

内丹学认为可以在人身之内模拟元气、阴阳、五行的宇宙生化过程,创造生命、完善生命,乃至永葆生命。东汉魏伯阳的《周易参同契》被称为丹经王,其书以老子"道法自然"为指引,以《易传》宇宙论为框架,建构起乾坤(天地阴阳)坎离(水火)体用相须的宇宙生化模型。五行亦是其中修炼内丹的重要方法。

内丹学最基本的原理是取坎填离,取坎中之真阳,填离中之虚位;以复其纯阳纯阴之体而丹成。从藏府说最重要的是心肾,从五行说是金水。《参同契》说:

> 金为水母。母隐子胎,水为金子,子藏母胞。真人至妙,若有若无,仿佛太渊,乍沉乍浮,退而分布,各守境隅。采之类白,造之则朱,炼为表里,白里真居。

(《上篇·七》)

这一节是讲述提取"真铅"加以烹炼及药物入炉之象。铅是炼外丹时的药物,用于内丹比喻肾。肾属水,坎为水,内藏元阳真气,故称

"真铅"。"真人"也指"真铅"。按照五行生克规律,金能生水,故金为水母,水为金子。水中藏有真铅,真铅好像沉潜在深渊里,忽而下沉,忽而上浮,似有似无,令人捉摸不定。一旦被提取出来,金水才各归本位,真铅才独立存在。提取的真铅近乎白色,经过真火锻炼之后,就变得通红通红了。这与外丹炼成后外部红润、内里纯白是一致的。由于真铅的性质不稳定,非常容易受外界干扰而损失,必须加强周围环境保护,才能保证不受影响,安然入炉。

《参同契》说:

> 五行相克,更为父母,母含滋液,父主禀与。凝精流形,金石不朽,审专不泄,得为道。立竿见影,呼谷传响,岂不灵哉,天地至象。

(《中篇·二十五》)

这一节是讲内丹修炼以相克为父母,也就是说相克是内丹修炼的关键和核心方法。五行的常规是相生为父母,而内丹相反。因为没有克就没有生,杀机之中蕴含着生机。如金能克木,但金一动便生水,木贪水之生而忘金之克,克者为父,克而能生者为母。母主养育形体,父主施与精神。精气相合,形象产生,就是内丹。这是以人类父母精血结合孕育子女说明内丹修炼的道理。内丹炼成后就有寿如金石、长存不朽的希望。只要慎重守护就能最后成功。譬如立竿见影,呼谷有声。这是天经地义的,难道还不相信吗?

《参同契》说:

> 丹砂木精,得金乃并,金水合处,木火为侣。四者混沌,列为龙虎,龙阳数奇,虎阴数偶。肝青为父,肺白为母,心赤为女,肾黑为子,子五行始,脾黄为祖,子午行始。三物一家,都归戊己。

(《中篇·二十八》)

这一节主要讲三物归一即成丹的道理。丹砂即朱砂,在五行中属火,而火是木的精英;黑铅属水,而水是金的元气。因此,水火相交则

## 第三章 作为自然国学科学方法论的元气论

生物，金木相并则成器。金能生水，水中也能藏金；木能生火，火内也可含木。可见，金水与木火结为伴侣，密不可分。金水木火四者就是金水四象，四象混合以后分裂为二：金水合为龙，木火合为虎。龙为阳，阳数奇；虎为阴，阴数偶。在内丹修炼中，龙代表元神，虎代表元精。龙代表性，性属木，木位于东方，于卦位震，木色青，故称"青龙"；虎又代表情，情属金，金位于西方，于卦位兑，金色白，故称"白虎"。通过真意的沟通使金木交合为一，则金木无间，龙虎自伏而成丹。五行配五藏，五藏应五色。肝木色青，肺金色白，心火色赤，肾水色黑，脾土色黄。从修炼的角度看，水火是主角。木属阳，木能生火，故称"父"；金属阴，金能生水，故称"母"；水为金所生，故称"子"；火为木所生，故称"女"；金与木都生于土，所以为水火之"祖"。天地之数起于一，五行循环之生始于水，天一生水，而水为金之子，所以子为五行的开端，金水合一，在体内为元精；木火合一，在体内为元神；土自为一，在体内为真意。三者合并一处，才能结成内丹，而合一的先决条件则在于真意，即土。

在中医学中，以五行生克为根据，通过补泻五行，调整人身生理活动的异常，达到治疗疾病的目的。最早而且比较详细论述这种方法的是秦越人（扁鹊）的《难经》。秦越人发挥《内经》"虚者补之，实者泻之"的思想为"虚者补其母，实者泻其子，当先补之，然后泻之"（《六十九难》）。这是针法中的补泻，这样就把"虚实补泻"具体化了。意思是某藏的虚症可以通过补其母藏之气来治疗，而实证可以通过泻其子藏治疗。

《七十五难》以"肝实肺虚"之证为例，说明了"泻南补北"的道理。

经言，东方实，西方虚；泻南方，补北方，何谓也？

然：金、木、水、火、土，当更相平。东方木也，西方金也。木欲实，金当平之；火欲实，水当平之；土欲实，木当平之；金欲实，火当平之；水欲实，土当平之。东方肝也，则知肝实；西方肺也，则知肺虚。泻南方火，补北方水。南方火，火者，木之子也；北方水，水者，木之母也。水胜火。子能令母实，母能令子虚，故泻火补水，欲令金不得平木也。

大意是金、木、水、火、土五行应该是平衡的。如果某行亢盛，克制它的那一行就会来平抑它。如木气亢盛，金气就来抑制它。其他各行情况同此。"肝实肺虚"之证可以通过"泻南方火，补北方水"治疗。因为火是木之子；水是木之母。子气能令母气实，所以泻肝木之子心火之气，就可以间接泻肝气；而母气能令子气虚，所以补肝木之母肾水之气，也可以间接泻肝气而达到治疗目的。

补母泻子还有两种比较特殊的情况。《七十三难》说：

诸井者，肌肉浅薄，气少不足使也，刺之奈何？

然：诸井者，木也；荥者，火也。火者，木之子，当刺井者，以荥泻之。故经言，补者不可以为泻，泻者不可以为补，此之谓也。

井穴位于手脚指的末端，肌肉浅薄，气少有时针刺达不到效果。这时可以根据补母泻子原则选用其他穴位治疗。如果是实证，则取该经的荥穴。荥属火，为井木之子。如果是虚症，则取该经的合穴。合属水，为井木之母。补母泻子的另一种特殊情况是指"迎随补泻"针法。《七十九难》说：

迎而夺之者，泻其子也；随而济之者，补其母也。假令心病，泻手心主俞，是谓迎而夺之者也；补手心主井，是谓随而济之者也。

假如心病，心属火，土为火之子。手心主的俞穴大陵属土，泻手心主的俞穴大陵就是实则泻其子的"迎而夺之"针法。木为火之母，手心主的井穴中冲属木，补手心主的中冲穴就是虚则补其母的"随而济之"针法。

五行补泻法还可以用于治未病。《七十七难》说：

## 第三章 作为自然国学科学方法论的元气论

> 所谓治未病者，见肝之病，则知肝当传之与脾，故先实其脾气，无令得受肝之邪，故曰治未病焉。中工者，见肝之病，不晓相传，但一心治肝，故曰治已病也。

所谓"治未病"即未病先防。病人出现肝病，根据五行生克之理，可知肝病会传于脾，所以首先充实脾气，使之不为肝之邪气侵害，这就是治未病。一般医工不知道母子五行生克的道理，只是一心治疗肝病，这是只知道治已病。

五行作为中医学的实践方法论除了依据其生克关系来调整藏府经络，还可以依据同行之间"同气相求"的原理来治疗疾病。《灵枢·五味》说：

> 五味各走其所喜，谷味酸，先走肝，谷味苦，先走心，谷味甘，先走脾，谷味辛，先走肺，谷味咸，先走肾。

这是"同气相求"原理在五味与五藏关系上的体现。由此，根据五藏的不同病情，而应采用不同的饮食，这样有助于疾病痊愈。《灵枢·五味》说：

> 五宜：所言五宜者，脾病者，宜食秔米饭牛肉枣葵，心病者，宜食麦羊肉杏薤，肾病者，宜食大豆黄卷猪肉栗藿，肝病者，宜食麻犬肉李韭，肺病者，宜食黄黍鸡肉桃葱。

《素问·藏气法时论》说：

> 肝色青，宜食甘，粳米、牛肉、枣、葵，皆甘。心色赤，宜食酸，小豆、犬肉、李、韭，皆酸。肺色白，宜食苦，麦、羊肉、杏、薤，皆苦。脾色黄，宜食咸，大豆、豕肉、栗、藿，皆咸。肾色黑，宜食辛，黄黍、鸡肉、桃、葱，皆辛。

对于五行学说，如果跳出"五"这个具体数字的局限，可以发现其中包含着事物之间普遍存在相互促进和相互制约的思想。这一思想作为思维方式具有更普遍的意义，对中国传统文化有着深远的影响。刘长

元气论：自然国学的哲学与方法论基石

林先生认为："中国农学除了研究同类作物的群体关系，还对不同作物的群体并生关系作了一些考察，目的是为了发现不同作物之间的相互促进或相互克制关系，从而加以利用和避免。"① 贾思勰在《齐民要术》中谈了有趣的种瓜方法。挖斗口大的坑，把刨出的土堆积在坑北。四粒瓜子和三粒大豆一起种在坑里。农学家发现"瓜性弱，苗不独生"的特性，故利用大豆发芽时发出的力，帮助瓜芽拱出地面。这是把自然界生物之间的共生关系用于农业生产。等瓜苗长出几个叶片，则掐断豆苗。不要拔出，拔会把土掀起可能伤及瓜根，也不利于保墒。留着半截豆棵还有肥田作用。

除了相互促进的作用外，作物之间还可能有相互克制的作用，应该根据利弊取舍。贾思勰讲过：麻子与大豆相互妨害不能种在一起。如果把麻子与胡麻种在地边，则可以起到阻挡牲畜咬踏庄稼的作用。因为六畜不吃胡麻，而啃了麻子的头反而会促进麻子生长。不同作物的群体关系属于空间并生关系，换茬则属于时间上的前后相续关系。先秦农家研究发现，同一块地，如果连续种同一种作物，产量会下降。如果把不同作物换茬，而又安排得当，产量会明显提高。《吕氏春秋·任地》："今兹美禾，来兹美麦。"今年春天种谷子，秋天改种麦子，来年夏天麦熟。谷麦换种可以丰收。

五行相胜在军事学上发展为五行无常胜思想，成为古代兵学的重要哲学根据。孙子说："五行无常胜，四时无常位，日有短长，月有死生。"（《虚实》）这是说没有什么是永远处于恒常地位或状态的东西，随着时间的推移一切都会朝向自己的反面转化。任何事物都有它能克制的事物，也一定会为其他事物所克制，军事上就可以利用这一点克敌制胜。孙膑对孙武的这一重要思想作了进一步的发挥和论证。

> 代兴代废，四时是也，有胜有不胜，五行是也。有生有死，万物是也。有能有不能，万生是也。有所有余，有所不

---

① 刘长林.《中国系统思维——文化基因探视》（修订本）. 374页. 社会科学文献出版社，2008.

> 足,形势是也。故有形之徒,莫不可名。有名之徒,莫不可胜。故圣人以万物之胜胜万物,故其胜不屈。战者,以形相胜者也。形莫不可以胜,而莫知其所以胜之形。形胜之变,与天地相敝而不穷……故善战者,见敌之所长,则知其所短;见敌之所不足,则知其所有余。见胜如见日月,其错胜也,如以水胜火。
>
> (《孙膑兵法·奇正》)

孙膑首先从哲学上论证了万物都有所胜和所不胜,圣人获胜是以万物胜万物,因此,是永不穷竭的。在军事上就是以形(有形的军事力量)战胜形。既然是有形的军事力量,就一定能找到其可胜之处而取胜。以上我们对阴阳五行作为实践操作方法论的意义做了简要说明,此外阴阳五行还有认识论的意义,这里就不俱述了。

## 三、实践指导方法论

本节接上节讨论实践指导方法论,包括"待时而动""柔弱胜强"和"因而不为"三个问题。

### (一)待时而动

元气论自然观是一种泛生命或者说大生命的世界观。这种自然观认为整个世界就是大化流行的宇宙生命过程,而生命的本质主要是在时间中展开的过程。万物的生化运动虽然由元气推动,但都有其自主性和时间性。就是说万物的生化发展都是由其内在本性决定而不受外力干扰,自主地在时间里自我实现、自我完成。每一事物既独立地自主生化,又与其他事物和整个世界构成一个大的和谐生命整体。宇宙中的万物既完成自己的生化使命,又成为其他事物完成生化运动的必要条件。人作为万物之灵与天地并称"三才"。所谓"才"即才能、才干,就是说人是区别于一般的物而与天地一样具有"才干"的存在。天地的才干,在古人看来就是创生万物。《易传》说:"天地之大德曰生。"人作为万物中的一类也是天地所生,这一点人与万物同。但人不同于万物的是,人有灵性,对天地创生万物的自然生化有自觉、有认识,并且能够赞助天地的化育万物之德,使人类自身和宇宙万物变得更加美好、更加有意义。

赞助天地的化育之德当然不能仅仅停留在头脑中,也不能仅仅停留在口头上,必须付诸行动。从元气论自然观来看,宇宙是运动的宇宙,宇宙中的万物都是运动的万物。万物的运动是依其本能不自觉的运动,而人的运动则是有目的的自觉运动。所以,人的运动称为"行动"。按照现代哲学的说法,人以实践改变客观世界和主观世界,人是实践的存在,也是否定的存在,即人不断地以实践来改变现实世界。不过,现代哲学实践论所肯定的人的行动价值尺度是满足人的需要的人类尺度。这样的价值尺度虽然具有合理性,却由于忽视万物的价值而容易导致人类欲望的过度膨胀,使宇宙整体的生化运动失衡,造成生态破坏,最终危及人类和万物的生存发展。而元气论自然观视宇宙为一大生命体,宇宙中的万物与人一样都是有生命的存在,都具有主体性,都有其独特的价值,都是与人一样的价值主体,都应受到尊重。

因此,在元气论自然观看来,人的行动就不能仅仅以人类的价值为唯一的尺度,而且还要考虑宇宙整体和万物的尺度,尊重万物的生化规律,实现宇宙整体的利益,唯此也才能实现人类的恒久利益。因此,自然国学要求人们的行动必须是"顺动",即顺应万物的自然生化而行动。"顺动"之说见于《易经》豫卦的《彖传》。《彖》曰:"豫,刚应而志行,顺以动,豫。豫,顺以动,故天地如之,而况建侯、行师乎?天地以顺动,故日月不过而四时不忒;圣人以顺动,则刑罚清而民服。豫之时义,大矣哉!"豫卦的组成是坤☷下,震☳上。豫卦唯一的刚爻九四,有五个阴爻与之相应,所以能实现自己的志向。坤之德为顺,震之德为动,顺从地行动,所以豫乐。豫卦顺应时机而行动,正如

## 第三章 作为自然国学科学方法论的元气论

天地，天地尚且如此，更何况建立公侯的事业或进行军事行动呢？天地顺应时机行动，所以日月运行没有差错，四季循环没有偏差；圣人顺应时机行动，所以赏罚分明，人们信服。豫卦显示的时间意义太伟大了。豫卦《象传》的核心思想就是顺动，顺动是天地生化的本性；人法天地，人的行动也必须顺动。

顺动，也称为"顺行"。复卦《象传》："复亨，刚反，动而以顺行，是以出入无疾，朋来无咎。反复其道，七日来复，天行也。利有攸往，刚长也。复，其见天地之心乎？"复卦所以亨通是因为阳刚再次返回，再度生机勃勃。复卦的构成是震☳下，坤☷上，与豫卦刚好相反。阳气发动顺从自然之理而上行，所以出入没有妨碍，朋友来也无咎。阴阳反复是宇宙的自然法则，经过七个阶段，阳又返回，这是阴阳消长的循环。有利于前进是因为阳刚在伸长。从复卦就可以看出天地生生不息的意志了。

《易经》认为顺与不顺会决定行为的利害。咸卦六二爻辞说："咸其腓，凶，居吉。"感应在腿肚，凶险，但安居守静则吉。《象》曰："虽凶居吉，顺不害也。"《象传》说虽凶居吉，是因为顺从而使危害消除了，而不顺则会产生危害。蒙卦《象》曰："勿用取女，行不顺也。"不能娶这样的女人为妻，因为其行为不顺从礼仪。

自然国学不仅要求"顺动"，而且要求"时行"。时行即按事物自然运化的时间行动。"时行"一词出于《易传》。坤卦《文言》说："坤道其顺乎！承天而时行。"这里把"顺"与"时行"联系在一起了，即坤阴顺从乾阳，按照自然的节律运行。大有卦《象传》说："其德刚健而文明，应乎天而时行，是以元亨。"大有的德行兼有下卦乾☰的刚健和上卦离☲的光明，顺应天的法则，依四季的时序而行动，所以大善而且亨通。遯卦《象传》也说："遯亨，遯而亨也。刚当位而应，与时行也。"遯即退避。退避能亨通，是因为当退避时就退避，所以亨通。刚当位而应，是说九五阳爻在上卦的中位，中正地位适当，又与下卦的六二相应，这是九五不仅退避，而且有把握时机，采取行动的可能。时行也称"与时偕行"。乾卦《文言》说："终日乾乾，与时偕行。"君子整日勤奋不息，随着时间的节律而行动。

顺动、时行是对人的行动的一般要求。也就是说人的日常活动就应该顺应自然与万物的本性，随着时间的顺序去行动。当进行特殊行动时则要求"待时而动"，即选择最佳时机，以期获得完全的成功。因为万物的生化运动皆有其自身的规律，人的行动能成功必然是各种条件完全具备，再加以人力的结果。没有客观条件的具备，无论人如何努力都不会有结果。因此，必须选择恰当的时机，甚至等待时机。

现代以来的哲学有夸大人的能动性的倾向。如所谓有条件要上，没有条件创造条件也要上。这种说法听起来信心满满，颇有鼓动力，但并不符合客观实际。有些事情在一定的时间里，无论人如何努力也是无济于事的，就必须耐心等待，否则只能落得惨败的结果。典型的例子如"大跃进"中的大炼钢铁、亩产万斤，为了追求钢铁和粮食产量，根本不具备条件，搞所谓的全民大炼钢铁和"放卫星"的闹剧，最后受到了自然严厉的惩罚。

万物生化的时机是客观的，人必须等待。等待并不是消极的行为而是积极的行动智慧。就是说在等待、观察中选择最佳行动时机，以获得最大的人类利益，并且不破坏自然生态的整体利益。

"待时而动"之说见于《易传》。孔子在解释"解"卦，上六爻辞"公用射隼于高墉之上，获之，无不利"时，说：

> 隼者，禽也；弓矢者，器也；射之者，人也。君子藏器于身，待时而动，何不利之有？动而不括，是以出而有获，语成器而动者也。

孔子说，要猎获飞鹰（隼）必须是飞鹰、弓箭和人三个条件同时具备，缺一不可。飞鹰何时出现不是人能决定的，必须等待。但等待并不是纯粹的消极等待，而是把射猎的工具——弓箭准备好，随时带在身上，才会在出现机会时猎获飞鹰，而且不迟疑，该行动时果断行动。我们知道，猎物出现在可以猎获的区域内的时间是非常短暂的，必须毫不

## 第三章 作为自然国学科学方法论的元气论

迟疑才行。而这一结果的获得是以成器在身,随时而动为条件的。

"待时而动"是自然国学,特别是其中的内丹学、中医学、生态农学等学科必须依循的实践指导方法论。

一般气功修炼都要求选择在最佳的时间段内。按照传统说法天地之气,从半夜到中午为生气,从中午到半夜为死气。内丹学认为百日筑基产生"小药"的时间就是"活子时"。在内丹学中精、气、神都可以说是"药"。精满化气,气满又生精,调药的方法关键是凝神入于气穴。经过凝神入气穴,精气渐趋旺盛就可以产生"小药",也称"真种子"。把百日筑基的成果——"小药"采入任督二脉的时间也是一阳初动的"活子时"。

时间对中医学的意义就更是不言而喻了,现代很多学者称中医学为时间医学。中医学"天人相应"的核心学术思想中的一个主要内涵就是人的生理活动与自然界的昼夜、四时阴阳的循环规律一致,因而在疾病治疗上就有选择最佳时机的问题。根据时间用药、取穴是中医学的一个基本原则。根据兵法"避其锐气,击其惰归"的原则,《内经》认为针刺应该选择病势缓解之时,而不是病势正盛的时候。《灵枢·逆顺》:

> 伯高曰:《兵法》曰:无迎逢逢之气,无击堂堂之阵。刺法曰:无刺熇熇之热,无刺漉漉之汗,无刺浑浑之脉,无刺病与脉相逆者。
>
> 黄帝曰:候其可刺,奈何?
>
> 伯高曰:上工,刺其未生者也。其次,刺其未盛者也。其次,刺其已衰者也。下工,刺其方袭者也,与其形之盛者也,与其病之与脉相逆者也。故曰:方其盛也,勿敢毁伤,刺其已衰,事必大昌。

后来的中医又创造了子午流注、灵龟八法等依时取穴治疗的方法。

如果说中医学是时间医学,那么中国传统农学就是时间农学。不同的农作物有不同的适宜生长期,适时地播种与收割是农业丰收的根本保证。我们的祖先很早就注意观察农作物的萌芽、生长、开花、结果、成熟与季节的特殊对应关系，把时序准确地记录下来，以便合理安排好农事活动。季节与农牧业生产关系极大，为了满足农业生产的需要，中国历法还设置了二十四节气。时间农学产生了大量关于节气与农事活动关系的农谚和相关论著。如元人王祯总结历代关于历法和授时的论述，设计了一张《授时指掌活法之图》，以指导人们适时耕作。此图简明扼要，有较强的实用性和灵活性。

### （二）柔弱胜强

柔弱胜刚强，语出《老子·三十六章》。柔弱胜强的本义似乎是指交战双方力量弱小的一方可以战胜力量强大的对方。在一般人看来，强者战胜弱者是必然的，否则为什么称为强者？而老子通过对"道"的研究，却发现表面上柔弱的事物却具有强大的生命力，而表面上强大的事物却暗含着败亡的危机。老子说：

> 人之生也柔弱，其死也坚强。草木之生也柔脆，其死也枯槁。故坚强者死之徒，柔弱者生之徒。是以兵强则灭，木强则折。强大处下，柔弱处上。

（《七十六章》）

老子的"道"无形无欲，可名于小。道是弱小、柔弱的。但"道"又能生化万物，可名为大。道是最具有力量，是最强大的。人效法道，以柔弱处事而能获得最大收益。由此，可以引出"柔弱胜刚强"的一般方法论原则。这一原则不仅是军事行动的一般原则，也是自然国学各学科所普遍适用的实践指导方法论原则。

在元气论自然观视域中，万物皆由元气化生，万物皆有生命，万物皆有自性，万物皆有按其自身本性运动的倾向。作为万物之灵、能参赞化育的人的行为必须以尊重万物的自性为前提。这样，就可能使用很少的力量而获得巨大的收益。自然国学的各学科均以维护自然界万物的生化平衡和满足人类利益为最高价值标准。在具体行动时均以在充分尊重和利用万物自性的前提下，施以最小的干预引导事物朝向符合人类利益

## 第三章 作为自然国学科学方法论的元气论

和自然整体生化利益的方向发展。这就是"柔弱胜刚强"。柔弱胜刚强作为实践方法论原则,在自然国学中的兵学、中医学、水利学等学科中有着广泛的应用。

我们说人是行动的存在,自然国学是指导行动的科学。从某种意义上看,自然国学的目的就是要改变人和万物行为的方向以符合人类和自然整体的生化利益。从物理学的角度看,要使物体的运动轨迹发生改变必须施加一定的力,不施加一定的现实力量,无论多么高妙的思想都是无用的。但是要改变事物运动轨迹,如何施加力量,却是大有讲究的。最简单的方法是用大于事物运动的力量,强制事物改变方向。这种做法需要最大的力量消耗,而且可能会造成破坏。况且,这也仅仅适合于简单的机械运动,世界上其他的各种复杂运动,用这种方法根本就行不通。另一种方法则是根据事物的本性或运动规律,在顺应其本性和运动规律的前提下,施加较少的力量而改变事物运化方向。这就是柔弱胜刚强。柔弱,即很少的物质力量;胜刚强,即改变了强大的事物的运化方向,使之朝向人类和自然整体利益的方向发展。柔弱胜刚强,从道或元气生化万物的角度看,是自然过程;而从人以自己的努力实现柔弱胜刚强的目的看,则是运用智慧的结果。

人有两种力量,一种是自然的体力,一种是学习的智慧。虽然自然的体力是个体和人类整体存在的基本前提,但人类能够超越于万物之上,成为"三才"之一,则在于智慧而不是体力。广义地看,现代科学知识也是智慧,现代科学技术创造了巨大的物质财富。但现代科学技术是一种常规的智慧,只要按照其要求的条件,投入一定的物资设备和材料,就能得到预期的成果。所以,我们一般不把现代科学技术称为"智慧",而称为"科学知识"。而自然国学柔弱胜刚强的实践指导方法论则是一种智慧,其原因在于:其一,其投入的物资力量,与其获得的收益有巨大差异;其二,在使用时有很大的不确定性和很强的时机性,其成功取决于决策者的超常智慧。

中国兵学追求的最高境界是"不战而屈人之兵"。战争从根本上说

元气论：自然国学的哲学与方法论基石

就是对立的军事集团投入各种军事装备和人力拼死搏杀，以期战胜对手的武力对决，本质上是"力"的较量。战争是自古以来人类社会就存在的，是不同人类集团为争夺生存的地域和物质财富而展开的。在视宇宙万物为一大和谐生命共同体的元气论自然观看来，这是人类贪欲和自私心所导致的，应该加以否定和谴责，倡导万物和谐共生的和平文化，实现人类和宇宙万物的永续发展。

但是面对敌人强加的战争，说教是不能解决问题的，只能以军事手段应对。中国兵学虽然不主张放弃战争，但在元气论和谐共生价值观指引下，主张以最小的物质和人员损失，获得军事胜利，结束战争。因为交战双方虽然是敌人，但都是人，在肉体上消灭敌人也是不符合和谐共生价值观的。强力的对抗战争还会无端地消耗大量物质财富，破坏自然环境，造成民生凋敝。因此，如何以最小的代价战胜敌人，就成为中国兵学优先考虑的问题。其实质就是"柔弱胜刚强"。

《孙子兵法》第三篇为《谋攻》。所谓"谋攻"不是谋划进攻，而是以谋略攻击战胜敌人。也就是说最好的战争是用谋略使敌人处于必败之势，而无需实际的战争行为，敌人就认输投降。孙子说：

> 凡用兵之法，全国为上，破国次之；全军为上，破军次之；全旅为上，破旅次之；全卒为上，破卒次之；全伍为上，破伍次之。是故百战百胜，非善之善者也；不战而屈人之兵，善之善者也。故上兵伐谋，其次伐交，其次伐兵，其下攻城。

把敌国完整地拿下是最好的，击破后战胜之是其次的。把敌人的全军、全旅、全卒、全伍完整拿下是最好的，击破敌人的军、旅、卒、伍后，战胜之是其次的。百战百胜，不是最好的；不战而屈人之兵，才是最好的。所以最高明的用兵方略是伐谋，打乱敌人中枢的谋划能力，不战而胜；其次是破坏敌人的外交，使其失去外援而战胜之；再次是攻击敌人的有生力量；最下策才是攻城。

伐谋当然是最理想的。其次，是在实战中以最少的军力和物质消耗获得胜利。在人类战争史上不乏以少胜多、以弱胜强的战例。究其实，

## 第三章 作为自然国学科学方法论的元气论

则在于战争并不仅仅是交战双方有形力量的比拼,而是如何使有形的力量转化为战场上有效的作战能力。这就需要战争指挥者发挥其智慧了。再者,战争不是在实验室而是在自然时空中发生的人类特殊活动。其最后结果,并不仅仅取决于双方的实力,而在于指挥员能否充分利用天时地利,把时空条件转化为有利于我不利于敌的战争要素,最终获得胜利。这就是在具体战争实践中的柔弱胜刚强。

中国医学受到了中国兵学的很大影响。《内经》中就几次引用兵法说明治疗的道理。中医认为治病可以和打仗类比。南北朝的褚澄提出了"用药如用兵,用医如用将"的说法,清朝的徐大椿则写了《用药如用兵》的论文。兵学的最高境界是"不战而屈人之兵",医学的最高境界则是"治未病"。"治未病"包括:

其一,通过积极的养生方法使人体生命活动保持健旺状态,自然可以抵御疾病的发生。因此,中国医学乃至中国传统文化蕴含着丰富而系统的养生学内容就容易理解了。

其二,对自身保持敏锐的警觉,一当出现疾病征兆,即时调理以恢复健康。张仲景说:

> 四肢才觉重滞,即导引、吐纳、针灸、膏摩,无令九窍闭塞。
>
> (《金匮要略》)

其三,既病之后,防止病邪向其他部位及脏腑传变。"治未病"还是战略层面的"柔弱胜刚强",因为急烈的病情并没有出现,似乎难以让人信服。而中医学在实际治疗中的"柔弱胜刚强"则不能不让人佩服。

在中医学看来,在没有人力干预的自然状态下的疾病是外邪侵入,人身正气起而抗拒邪气,正邪相争,最后,或者正气胜邪,疾病痊愈;或者正不胜邪,病人死亡。疾病的过程好比敌我双方战斗的过程。我为正气,敌为邪气。由于人是万物之中有智慧的生物,不会像动物一样被动地等待自然痊愈或死亡的命运,一定会以人力参与抵抗疾病的战斗。

在正邪剧烈交争的战斗中，在必要的时候中医学也会使用峻猛的驱邪药物与强敌作战。就如同古代的攻城战斗。如《伤寒论》中以峻猛的大承气汤治疗燥屎内结的阳明府实证，但也有以轻灵之法透邪外出的治法。这种治法并不是以重兵（量大而峻猛之药）与敌作你死我活的搏杀，而是以轻灵之品引敌外出，不再为害即可。

清代瘟病学代表人物叶天士（1666—1745），处方用药以轻灵见长，为医林服膺和称颂。当代也有很多名医善以轻灵治病。当代杰出中医学家蒲辅周（1888—1975）先生临重症恒以轻灵取胜。1956年治一危重乙型脑炎患者，因呼吸困难已置于铁肺（过去使用的人工呼吸器）中，已经是性命垂危。蒲老诊治以为病邪尚在卫、气之间，急用辛凉平剂之桑菊饮，终于挽回患者生命。他评论白虎汤方义，谓此方虽是辛凉重剂，但清凉甘润，凉而不凝，清而能达。作用虽宏，仍不失举气分热邪而出于外。若妄加苦寒，则成毫无生机之死虎。安望其有清气透邪之功。这实际上是扩大了轻灵的含义。

蒲老曾以茶叶一味，治愈热病伤阴的老年患者。病人热病后生疮，长期服药，热象稍减，烦躁失眠，不思食，大便七日未行，进而呕吐，食水尽吐，服药亦吐。先生诊病，询问得知患者仅想喝茶，即取龙井茶6克，煮后，少少与患者饮，并特别强调"少少"二字。第二天，病家来报，茶刚煮好，病人闻见茶香即索饮。缓饮几口未吐，心中顿觉舒畅，腹中作响，矢气两次，并解燥屎两枚，当晚即入睡，晨醒后饥而索食。病家问还需何药调理，先生说：久病年高之人，服药过多，大损胃气，今胃气初复，不可再投药石，否则用药偏差，胃气一绝，不可救药。嘱以极稀米粥，少少与之，养胃和气，月余，垂危之人竟得康复。此诚医中以柔胜刚之绝佳战例也。现代老中医中主张用药轻灵的很多。吴少怀（1895—1970）老中医遣方用药，力主轻少，辨证论治，讲究通灵。临床以小方轻剂著称，反对贪多求重。他说：治病如开锁，钥匙对簧，轻拨即开。

中国古代是农业社会，以农立国。水利是农业的命脉，在缺乏现

## 第三章 作为自然国学科学方法论的元气论

代科学技术的条件下，我们的祖先充分发挥自己的聪明才智，运用巧妙的构思，对自然环境略加改变，就实现了充分利用水利的目的，既符合自然的本性，又实现了人类的目的。这样的水利工程在中国历史上有很多。这里以都江堰为例做一简单说明。

都江堰由鱼嘴分水堤、飞沙堰溢洪道、宝瓶口引水口三大主体工程和密布在成都平原上的灌溉渠系组成。主体工程上下绵延三公里，坐落在今灌县城西北岷江开始进入成都平原的制高点上。都江堰是中国古代水利工程的优秀典范。分水鱼嘴、飞沙堰、宝瓶口，简单的几件工程，由于配合巧妙，成功地实现了自动分流、溢洪排沙、自流灌溉三项效能。可谓以柔克刚，缚住水龙的水利工程典范。

### （三）因而不为

"因而不为"作为思想原则是由道家所倡导，同时也是先秦诸子百家所认同的行动原则，更是自然国学尊崇的实践指导方法论原则。《说文》："因，就也。"段玉裁注："'就，高也。'为高必因于丘陵，为大必就基址。故因从口，从大，就其区域而扩充之也。"制造高物一定要凭借丘陵，制造大的东西一定要用基址。就是说人的行动必须要依据、凭借一定的客观条件，才能成功。大禹治水所以成功就是他根据水的本性和自然地理环境的特点而采取行动的结果。

为，繁体作"爲"。《说文》："爲，母猴也。"罗振玉认为"爲"不是母猴，而是人手牵着大象，让大象助人劳动的意思。[①]罗振玉所释是正确的。"爲"字上半部的"爪"即"手"，无论下半部是不是"象"，都表示手的动作。"爲"字下半部确与"象"字相近。从"爲"的基本意思——"行为""作为"可知，其上半部应该是"手"，因为人类活动离不开"手"。与"为"字义近的是"行"，"行"字在甲骨文画的是四个脚印，表示"行走"。所以，"行"与"为"合成常用的

---

[①] 罗振玉.《增订殷墟书契考释》. 转引自《汉语大字典》（中）. 2033页.

"行为"一词。但细分别,"行""为"二字意义是有差异的。"行"是足行,这是人和动物共有的,往往是无意识的动作;而"为"是手的活动,则是人类特有的有意识的活动。所以,"行""为"虽然都表示活动,但一种是自发的活动,一种是有意识的活动。"为"是人为了实现某种目的有意识的活动,这就是"有为"。

我们知道,老子是主张"无为",反对"有为"的。过去人们对老子思想有误解,认为老子宣扬的是无所作为的消极避世思想。老子认为道是无为,而人是有为的。所谓"人有为"是说,人按照自己的意志、欲望和利益去行动,而不考虑他人或客观的情况。这是违背自然本性的,其结果是不会成功的。即便自认为"成功",实际上也是损害了自然或他人的利益。而大道无为是说大道虽然是创生万物的母体,却并不按照自己的意志和欲望去主宰万物,而是让万物依照自己的本性去发展。人应该效法道的无为。无为不是什么也不做,而是排除自我的欲望,依照事物的本性去行动,这样才能获得既符合事物本性,又满足人的需要的结果。

《管子·心术上》对"因而不为"的思想做过比较细致的发挥。《心术上》说:"无为之道,因也。因也者,无益无损也。以其形,因为之名,此因之术也。"无为就是"因"。"因"就是对外物的认识不做主观的增益或减损。根据其形状、形态而为之命名,这就是"因之术"。又说:"因也者,舍己而以物为法者也。感而后应,非所设也;缘理而动,非所取也。……故道贵因。"因就是舍弃自己的固有成见或方法,而以外物作为行动的法则。与外物交感后才做出反应,并非是事先设定好的;按照道理行动,并非以获取什么为目的。所以,"道贵因"。上面引述的《心术上》论因的思想包括认识和行动两个方面。也就是说无论在认识上还是行动上都必须排除人的主观性,完全依据客观实际去认识和行动。

除道家之外,先秦诸子对"因"的重要作用都有所了解。孔子说:"殷因于夏礼,所损益,可知也;周因于殷礼,所损益,可知也。"殷礼、周礼是根据之前的夏礼、殷礼损益而成的。孔子在谈到"惠而不

## 第三章 作为自然国学科学方法论的元气论

费"时说:"因民之所利而利之,斯不亦惠而不费乎!"当政者惠民而不需要耗费国家资财的方法是因顺人民所欲求的利益而使之获利。儒家的孟子和荀子同样对"因"也非常重视。孟子说:"故曰:为高必因丘陵,为下必因川泽。为政不因先王之道,可谓智乎?"(《离娄上》)荀子说:"因众以成天下之大事","因天下之和,遂文武之业"(《儒效》),"故因其惧也而改其过,因其忧也而辨其故,因其喜也而入其道,因其怒也而除其怨,曲得所谓焉。"(《臣道》)到了《吕氏春秋》将《管子》的"因而不为"的思想做了更进一步的发挥,从而更具有现实的指导意义。《吕氏春秋》作《贵因》专论,从"三代"讲起,禹、舜、汤、武都是因为深谙"因"论之道而成就事功的。所以说:"三代所宝莫如因,因则无敌。"推而广之,《吕氏春秋》认为:"夫审天者,察列星而知四时,因也。推历者,视月行而知晦朔,因也。禹之裸国,裸入衣出,因也。墨子见荆王,锦衣吹笙,因也。孔子道弥子瑕见厘夫人,因也。汤、武遭乱世,临苦民,扬其义,成其功,因也。"所以说"因则功,专则拙。因者无敌"。可见,《吕氏春秋》已经把"因"理解为无往而不胜的法宝了。

"因而不为"的思想不仅是哲学家阐发的哲理,政治家治世安邦的法宝,更是自然国学基本的实践指导方法论之一。

兵家作为战争实践的指挥者,对"因而不为"思想在军事战争中的重要意义有着深刻的领悟。在战斗中必须造成敌我双方绝对悬殊的力量对比,才有获胜的绝对把握。交战双方投入的人员和装备一般而言是不会有太大差异的,否则就没有必要打了。要造成敌我力量绝对悬殊的对比,必须依靠指挥员的智慧,调动自己同时调动敌人,进而造成力量悬殊的态势。问题是敌人不是傻子,而是和我们一样的智慧生物。这样,就必须完全依据、顺应敌人的欲求而使之按照符合我们的意愿的方向行动。孙子说:"凡先处战地而待敌者佚,后处战地而趋战者劳。故善战者,致人而不致于人。能使敌人自至者,利之也;能使敌人不得至者,害之也。"(《虚实》)事先到达战斗地点等待敌人的,安逸;后来到达战斗地点奔趋赴战的,劳乏。所以,善于打仗的,调动敌人而不被敌人调动。能让敌人自来的方法是诱之以利;能使敌人不来的方法是惧之以害。要敌人来或不来,当然不能像对自己的部队那样发布命令,而是根据敌人的心理造成他来或不来的结果。这就是"因"的效用。

孙子在讲"火攻"也必须用"因"时说:

> 行火必有因,烟火必素具。发火有时,起火有日。时者,天之燥也;日者,月在箕、壁、翼、轸也。凡此四宿者,风起之日也。

用火攻必须要有一定的条件,用火要选择季节和时日。季节选择干燥的时候;日子选择月亮行经箕、壁、翼、轸四宿时,这是起风的日子。

孙子非常重视"间谍"在战争中的重要作用,提出了"五间",而"五间"中有"三间"的使用是以"因"为条件的。他说:

> 故用间有五:有因间,有内间,有反间,有死间,有生间。五间俱起,莫知其道,是谓神纪,人君之宝也。因间者,因其乡人而用之;内间者,因其官人而用之;反间者,因其敌间而用之。

因间,或作"乡间"。乡间是利用敌方的乡野之民作间谍;内间是利用敌方的官吏作间谍;反间是利用敌方的间谍为我方的间谍。

最后孙子总结说:

> 夫兵形象水,水之行,避高而趋下;兵之形,避实而击虚。水因地而制流,兵因敌而制胜。故兵无常势,水无常形。能因敌变化而取胜者,谓之神。

用兵的态势好像流水,水的流动总是从高处流向低处,用兵的态势总是避开敌人的坚实之处而攻击其虚弱之处。水是根据地势而决定流向;用兵也是根据敌情而确定制胜的法则。用兵没有固定不变的态

## 第三章 作为自然国学科学方法论的元气论

势,流水没有固定不变的形状。能够根据敌情的变化去夺取胜利的就是"神"。

中医学认为正常情况下人的生命活动由元气推动;在疾病状态下,元气就是抵御外邪,祛邪外出,使人体恢复阴平阳秘状态的正气。元气是生命存亡的决定性因素。虽然元气是抵御疾病的根本力量,但人力也是不可或缺的。但在与疾病斗争的认识上,中医学与西医学完全不同。西医是对抗性思维,中医是调整性思维。西医是根据疾病病因给予对抗性的药物,基本不考虑人的因素;中医则是考虑具体的疾病和病人的特点,而给予不同的治疗。这就是"因而不为"思想在中医学上的运用。

《内经》虽然没有专门关于"因而不为"思想的理论阐述,但其思想却渗透在字里行间,成为《内经》作者建构中医理论体系的重要观念,并根据医学的特点作了进一步的发挥。《灵枢·逆顺肥瘦》说:"临深决水,不用功力,而水可竭也,循掘决冲,而经可通也。"认为充分利用自然条件,少用甚至可以不用人力就能够达到人的目的。

《内经》作者将"因而不为"思想运用于医学领域,发展为"因顺自然"的养生之道和"因势利导"的治疗原则。在《内经》看来,天地四时是人类生存的前提,人类必须在深刻认识自然的基础上,以自然为基础,顺从而不是违逆自然,取其利避其害,才能达到健康长寿、长生久视的目的。因此,"因顺自然"就成为中医学养生之道的一个重要原则。

所谓"因势利导"就是根据事物的客观形势,发挥人的主观能动性,使之朝着有利于人的方向发展。这里首要的问题是对事物客观形势的了解,客观形势包括事物自身的特点、规律及其与其他事物的联系等内容,是在人的主观之外的东西,不会自动地呈现在人的面前,必须运用人的认识能力对事物进行全面客观的研究,才能把握。这是一个艰苦而又不得不做的工作,只有对客观形势有一个准确的把握,才可能有对事物的"利导",否则将一事无成。《素问·阴阳应象大论》说:

> 病之始起也，可刺而已；其盛，可待衰而已。故因其轻而扬之，因其重而减之，因其衰而彰之。

根据不同病情采取不同治法。刚发病的可以针刺；病势亢盛的等病势衰减再治疗。病邪在表而轻微的，可以用发扬的解表法；病邪在里而严重的，用衰减的清泻法，正气衰微的用补益法。

正如《吕氏春秋》所谓"因者无敌"，《内经》也把是否懂得"因"的道理看成是决定医疗成败的关键。《疟论》以治疟为例，引用古经的话说：

> 故经言曰："方其盛时，必毁；因其衰也，事必大昌。"此之谓也。夫疟之未发也，阴未并阳，阳未并阴，因而调之，真气得安，邪气乃亡，故工不能治其已发，为其气逆也。

这是说，在病邪正盛时进行治疗必然失败；趁着病邪衰减时施治，必有好的结果。以疟疾为例，疟疾未发时阴阳未并，趁此时机调治，"真气得安，邪气乃亡"。所以医工不能在疾病发作时治疗，因为此时处于气逆的状态。"因而不为"也受到了后世医家的高度重视，凡有成就的大医家没有不谙熟这一思想的。如张介宾在其所列"新方八阵"和"古方八阵"皆有"因阵"。

天时对农作物的生产具有决定性的影响和作用。农业生产必须根据天时来安排，否则就会影响收获。中国传统农学也非常重视天时在农业生产中的作用。这就是"因而不为"思想在农学中的运用。根据天时进行农业生产在今天看来是个简单的常识性问题，似乎没有什么好说的。须知天时与农作物生长之间的关系并不是人的天赋知识，而是我们的祖先在长期生产、生活实践中观察思考的结果。并非所有民族的祖先都有如此恒久而细致入微的观察。虽然依据天时安排农作物种植的总的原则容易理解，但由于各地的气候、地理的差异以及不同农作物适宜生长时期的差异，因天时而安排农事有很多具体的问题需要研究解决。这些都是传统生态农学所关注的。"因而不为"实践指导方法论原则在传统农学中的具体运用这里就不具体说明了。

## 第三章 作为自然国学科学方法论的元气论

上一节我们讲到的都江堰也是"因而不为"思想在水利工程学上运用的典范。据古史传说，上古时期洪水泛滥。舜让禹的父亲鲧（gǔn）去治水，鲧用堵截的方法治水失败。舜又让禹去治水。禹接受了父亲失败的教训，改堵截为疏导，治水成功。这实际上是最早的不自觉地运用因势利导的例子。后来治水的李冰父子对这一思想理解得更加深刻，运用得也更加自如，充分利用了水的自然之性而创造了人类水利工程史上的永久丰碑——都江堰。

# 第四章 元气论与自然国学的基本特征

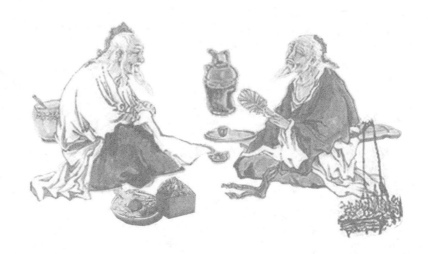

# 第四章 元气论与自然国学的基本特征

元气论自然观是自然国学的哲学基础，自然国学的各学科都是以元气论自然观的基本理念和范畴为基石建立起来的，是元气论的具体运用和发展。元气论自然观也决定了自然国学的基本特征。所谓"特征"是某一事物所独具而不为其他事物具有的属性。因此，特征是比较的概念，在缺乏比较对象的前提下很难发现某事物的特征。所谓"自然国学"是现代学者提出的概念，其研究内容包括中国科技史、中国科技哲学、中国科学思维方式、科学方法论等方面。其最基本的内容应该是指中国古代的自然科学。这样，可与自然国学比较的对象就是源自西方的现代自然科学。所谓自然国学的基本特征就是与现代科学比较而言所具有的独特性质，包括整体性、功能性、时间性和主体性四个方面。

## 一、整体性

元气论自然观认为元气充满整个宇宙，其大无外，其细无内，无所不透，无所不包。万物由元气化生，万物在元气之中，万物之中充满元气。由于万物皆由元气化生，不仅具体的一物是一个有机整体，万物之间也由元气连接为一个统一的整体。整体观是自然国学各学科的基本观点，用中国古代的说法就是"天人合一"。

整体是与局部（部分）相对的概念，没有部分也就无所谓整体。没有部分的整体其实就是绝对均质化的混沌。这是古人设想的天地万物产生之前的只有元气存在的纯粹状态，并不是真实存在的宇宙。整体是经常使用的一个概念。人们常说，中国文化重视整体，西方文化重视局部。这是对整体比较浅层的理解。刘长林先生认为不能简单地说中国文化讲整体，西方文化讲部分。西方也不是不讲整体，不过西方传统哲学

**元气论：自然国学的哲学与方法论基石**

以空间为主，重视物质构成，所以其整体是组合性整体，而中国的整体则是自然整体。

东西方两种不同的整体观源于其哲学世界观的差异。西方世界观的主流是实体论哲学，这种哲学虽然有唯心论和唯物论的不同，但都主张实体，无论是精神实体还是物质实体，是构成世界万物的本原。这就决定了其认识"事物以实体为本位，以构成整体的单元为出发点，注重事物的形体构造，强调实体和物质构成是事物运动变化的根据和本原，主张立足于事物的组成部分来说明事物整体的运动变化。一般地说，整体观坚持把整体视为其构成部分的组装。因此，部分对其整体起形成和决定作用，整体的性质应当由其部分来说明。为了认识整体，就必须将整体分解为它的各个部分。把各部分及各部分之间的联系弄清楚之后，也就等于认识了整体"。①

刘长林先生认为世界有时间和空间两大方面。空间方面显示为"体"，时间方面显示为"象"。"体"指形体、形质等一切有边界的实在；"象"指事物在自然状态下运变的呈现，是事物内外所有关系的显示，也就是现象。"体"的存在离不开时间，但"体"以空间属性为主。"象"的存在离不开空间，但"象"以时间属性为主。这两个层面相互连接，不可分割，又各成体系，各有各的规律。研究现象层面规律的科学称为"象科学"，研究形体层面规律的科学称为"体科学"。②

由于时间与空间虽然是相互连接而又相互独立的两种属性，因此，从理论上说，对世界的认识就可以有时间和空间两种不同的路径选择。中国传统是从以时间为主的角度认识世界，而西方传统是从空间的角度认识世界，因而形成了两种不同的哲学、科学和认识论传统。西方从空间本位认识世界就形成了实体论哲学的强大传统。这种哲学是以静止不变的宇宙空间为背景的。中国从时间本位认识世界形成了元气论（道、易）哲学的强大传统。这种哲学是以川流不息的宇宙时间为背景的。

---

① 刘长林.《中国象科学观——易、道与兵、医》.265～266页.社会科学文献出版社，2008.
② 刘长林.《中国象科学观——易、道与兵、医》.27页.社会科学文献出版社，2008.

## 第四章 元气论与自然国学的基本特征

由此也就形成了自然整体和组合整体两种不同的整体观。刘长林先生称为"象整体观"和"体整体观"。这两种整体观都离不开整体和部分，但整体和部分的作用是截然不同的。组合整体观认为整体是由部分组合而成的，搞明白部分，整体也就得到了说明。因此，这种整体观是着眼于部分，认为部分决定整体的性质、功能。自然整体观虽然也离不开部分的概念，但不认为明了了部分就可以明了整体。相反，部分是整体的部分，部分不能脱离整体，部分必须在整体中才能存在，才能得到说明。

自然整体观在本质上就是生成整体观，即整体是在时间中不断生成变化的。本书反复阐明的观点就是元气及其化生的天地万物是一个巨大的生命有机整体。元气与万物的关系就是整体与部分的关系。而万物自身又各有其部分，又自为一有机整体。万物的性质和生化规律决定于作为整体的元气的性质及生化规则。我们以老子的宇宙生成论为例来说明。

老子说："道生一，一生二，二生三，三生万物。万物负阴而抱阳，冲气以为和。"按照老子的说法，道（元气）生成万物之前，经历了"一""二""三"三个衍化阶段。"一"是进入"生"的状态的道，也就是浑然之气，说明道是作为一个整体来生化的。"二"即阴阳，是浑然之气分化为阴阳二气。阴阳二气分化后，不是截然分开而是又相互沟通，形成"和气"。阴、阳、和为三，有此"三"才能生化万物。各个生化阶段的关系是一而二、二而一的整体与部分的关系；二是三的整体，三是二的部分；三是万物的整体，万物是三的部分。道的一、二、三的衍化规律，也就是万物的生成衍化规律。这说明，从自然衍化的角度，从现象过程的层面看，是整体产生和决定部分。

这一过程凝结在万物之内就成为动态衍化结构，也就是"万物负阴而抱阳，冲气以为和"。每一事物作为统一物，都分为阴阳两个方面，这两个方面由冲气调节沟通。每一事物都有一、二、三，三层结构。一是事物整体，二是阴阳两个方面，三是阴、阳和冲气三者之间的相互作用。这种动态结构正是"道生一,一生二,二生三,三生万物"这一总规律在万物中的体现,为道所赋予。它不仅使万物保持了持续衍化的能力,而且保持了整体对部分的统摄作用。

谈论整体不能没有部分,但自然整体观的理解不同于组合整体观的部分构成整体,而是认为部分由整体分化而来,部分不能脱离整体,整体决定部分,整体的规律也适合于部分,部分的问题既可以通过部分,还可以通过整体来解决。自然整体观和组合整体观的这种根本差异决定了中西科学文化不同的认识路线和实践方式。

西方文化科学认为整体是由部分组成的,整体的性质和运动规律可以通过部分得到说明和理解。因此,采取分析还原的认识路线,通过对整体构成的分解,不断寻找构成宇宙的最小"砖块",希望以此来建造出整个宇宙大厦。这样的思想在古希腊就以原子论的面目出现了。不过,由于受科技水平的限制,原子论在当时只是一种解释世界的哲学理论,并没有产生实际的科学意义。到了近代,随着人类科学实践能力的发展,哲学的原子演变为化学原子。分析还原的认识路线获得了巨大成功,随着物理学、化学的成熟与完善,物理、化学的这种分析思维的科学研究方法被广泛应用于各门自然科学之中,促进了人类科学事业的发展,但同时也带来了新的问题。由于宇宙万物在本质上是复杂生成的,而不是简单组合的,特别是生物的、心理的、社会的运动本质上都是复杂的非线性运动,因此用适用于物理的、化学的分析方法,甚至直接以物理、化学的理论来研究这些科学虽然也获得了一定的成就,但也歪曲了对这些领域的事物运动本性的理解。

如以物理、化学的方法研究生物的生命运动以及人的心理现象,虽然取得了一定成就,但距离全面准确理解生命运动和心理活动规律相去甚远。其所以能够取得一定成就是因为生物、心理的高级运动形式确实以低级的物理、化学运动为基础,但生物、心理运动并不是低级的物理、化学运动的组合,而是以此为基础的生成衍化,已经发展出新的整体属性。这些新的性质为生物、心理运动所独有,不能分解为物理、化

## 第四章 元气论与自然国学的基本特征

学的属性。因此,用物理、化学的方法研究这些性质是无效的,结果可能是歪曲的。因而,现代系统论、信息论、控制论等横断科学兴起,试图克服经典科学的方法论缺陷,更准确地认识自然,为人类服务。现代横断科学在思想原则方面与中国传统的整体论思维具有相通之处,引发了人们对中国传统整体论思想的兴趣。现代科学的发展向中国古代的整体论科学靠近了。

中国传统元气论认为万物由元气化生,元气化生万物的基本过程是元气→阴阳→五行→万物。万物中各有阴阳、五行,也就是说作为宇宙整体的一部分的任何一物都受阴阳五行法则的支配,也就是部分决定于整体,部分的运动规则与整体规则是一致的。由于认为整体决定部分,部分的运动规则为整体运动规则所决定,因此,与西方近代科学的把各个研究领域从自然中抽出,单独研究每个领域的特殊规律不同,中国古代科学即自然国学的研究路径是把要研究的特殊领域放在自然中,或者说,古人根本就没有把要研究的对象从自然中分割出来的观念。自然国学各学科并非没有自己相对独立的研究领域和独特的学科范畴,但它们却都有共同的学科理论基石。这方面与西方近现代科学很不一样。西方科学虽然都遵循还原分析、由果溯因的研究思路,但这只是哲学方法论层面的。至于具体学科的基本概念或元概念则是各不相同,不可通约的。也就是说,在各个学科的研究视野中,各学科之间是互不相关,没有联系通道的,彼此之间是没有联系的。如物理学是以力、声、光、电等自然现象为研究对象,研究其物理规律;而化学则是以原子、分子为学科元概念或研究对象,研究事物的化学变化规律;生物学则以细胞为研究的基本单元,现代分子生物学则从分子的水平研究生物运动规律。相反,中国传统科学即自然国学则具有共同的学科元概念,即气、阴阳、五行等。

有人认为气、阴阳、五行这些概念是属于哲学范畴。受西方近现代以来具体科学从哲学中独立出来,以各自独特的学科元概念为研究对象的影响,很多人主张把气、阴阳、五行这些概念从具体科学中清除出去。如当今很多中医学者就持此种观点，认为阴阳五行是古代哲学思想，应该把它们从中医学中剥离出去。这种看法是受西方影响形成的错误观念。

气、阴阳、五行等概念从其适用于天地万物，具有最广泛的使用范围看属于哲学范畴，是哲学概念。因为哲学是世界观，是对宇宙中最一般规律的研究。同时，气、阴阳、五行等概念又适用于自然国学的各学科，而且不是一般哲学意义上的世界观和方法论，而是各学科的理论基石，具有可操作性，是科学概念。因为科学是可以付诸实践的，并不仅仅是一种对世界的理论解释。换言之，自然国学各学科虽然也是以不同的自然现象领域为研究对象，这些不同的自然现象也各有其特殊规律，但它们又受共同的宇宙一般规律的支配，宇宙一般规律对各种自然现象领域具有决定性的作用。这是由整体决定部分的元气论生化原理决定的。自然国学各学科是以研究不同学科中的共同规律为目的的。

《内经》说："智者察同。"中医学就是以宇宙一般规律研究养生防病治病这一人体特殊自然领域的典范。中医学涉及人体生理学概念有精、气、神、血、津、液等范畴。其中，精、气、神是自然国学中的普遍范畴，而血、津、液是中医学的特殊范畴。中医学是以精、气、神这些普遍范畴为学术统领的。

现在中医学者认为中医学的特色就是整体观念和辨证论治。前者是中医基本理论的特色，后者是中医治疗学的特色。近代以来，中医遭人诟病，不为现代科学所接受不是其治疗学的辨证论治，而是其以自然整体观念为指导建立起来的基本理论与以组合整体观念为指导建立的近现代西方科学在基本理念上格格不入所导致的。

中医学不是从分析的解剖学结构而是以天人相应为理论基点，开始其理论建构的。曾经有学者指出过解剖学在中医理论建构中的重要作用。这一点不容抹杀。我们说过，整体并不是未分化的均质同一的混沌体，整体是有部分的整体。不过不同的整体观看待部分与整体的关系不同。因此，中医学作为研究人的养生、治病的科学是不能不以一定的人

## 第四章 元气论与自然国学的基本特征

体解剖知识为前提的。问题是中医对人体的组成结构（部分）与整体的人的关系乃至与整体的天地的关系的认识与西方科学是完全不同的。

中医对五脏的认识并不是基于五脏的组织结构，以及由其特殊的结构所决定的不同功能。中医对五脏机能的认识确实有基于解剖学和自然观察所获得的关于五脏功能的知识，但更多的或者说更根本的则是基于精气、阴阳、五行思想所形成的。元气论自然观认为元气或者精气是生成万物的本原，也是万物生化的根本动力源泉。中医之所以重视五脏，是因为中医学认为五脏是精气储藏之所，是生命活动的能量之源。解剖学发现的实体五脏的具体机能，特别是五脏之间的相互关联，在缺乏现代科技条件的古代是难以确定的。中医关于五脏之间的生理病理上的相互关联性并不是通过解剖学、生理学的研究发现的，而是以五行思想为指导推认的结果。

中医认为五脏是彼此关联的整体，这种思想不仅在哲学上是正确的理论解释，而且具有指导中医临床实践的实际意义。五脏与其他人体组织如五体、五窍，乃至机能性的五色、五味、五声、五嗅等的关联也是通过五行思想建立起来的。不仅人身是一个统一的整体，人与自然也是息息相关的整体，即"天人相应"。中医认为人的生命之气源于天地之气，生命之气时刻与天地之气相关联。所谓"生气通天"。《素问·六微旨大论》说："非出入，则无以生长壮老已；非升降，则无以生长化收藏。是以升降出入，无器不有。故器者，生化之宇，器散则分之，生化息矣。"万物生长壮老已的生化运动都以统一的宇宙元气为背景，受元气支配，没有元气的升降出入，万物的生化运动就会停息。

在中医学看来，人是由不同的"部分""构成"的整体，部分并不是孤立的部分，而是与整体息息相关的，部分与部分之间也是密切相连的。人作为一物、作为天地的一部分，与天地也是密切相关，不可分离的。整体性观点成为中医养生学、治疗学的指导性观点。《内经·素问》第二篇就是《四气调神大论》，意思是养生以随着四时气候的变化来调养精神为根本宗旨。中医在治疗上也是着眼于整体观念，如上病下治，外病内治，冬病夏治，等等。其背后的指导思想都是整体观念。人体上下、内外是空间上的统一；春夏秋冬是时间上的统一。

中国传统农学也具有整体性的特征，整体性思想在相当大程度上规定了中国农学的发展方向。天地人是中国传统思想文化的出发点，更是中国传统农学发展的基本框架。中国传统农学就是把天地人作为最基本的三要素来谋划农业生产，以获得更丰美的农产品。农业生产是以收获农产品满足人的基本生理需求为目的的，特别是对于以粮食为主要营养来源的中国古代社会更是如此。在人类进入文明时代之前，各种人类取食的谷物果蔬原本是野生状态的，是大自然无私地奉献给人类的。原生态的谷物果蔬生长所需要的条件主要就是天和地两大要素。随着人类进入文明时代，自然的谷物果蔬已经不能满足人类的需要，人类开始以自己的力量参与到自然运化过程中，培育高产的种子，选择适宜的种植时间和地方，等等。这样，人们逐渐形成了天地人是农业生产三要素的观念，农业生产是三要素相互配合的整体性活动。

农业生产是以获得高产优品的粮食为根本目的的。我国古代的农学家，虽然受时代科技水平的限制，不能对作物本身的形态构造、土壤的化学结构、气候的变化作出科学的分析解释，但在整体思维的影响下，他们知道，高产优产与天地人有关，通过对天地自然条件的合理配置和人自身的努力就能够达到目的。这就和古代中医学一样，虽然缺乏对人体结构的科学认识，缺乏对致病微生物的认识，缺乏对药物化学结构的认识，但仍然能够从天、地、人的整体互动中找到有效的治疗疾病的方法，解除疾病对人类的威胁。

中国传统农学的天就是"天时"。古人认为，天的最大特征和本质内容集中表现为一定的时序，即天时。进入农业社会后，天时的意义主要在于农业生产，天时又称"农时"。我们的祖先很早就发现了农作物的生长、开花、结实、成熟，与一定的季节有固定的对应关系，所以要保证农业丰收，必须准确记录时序。只有对农作物适宜的生长时间有了准确的把握才能合理安排种植时间，获得好的收成。古人不仅一般

## 第四章 元气论与自然国学的基本特征

地研究农作物适宜的生长季节,而且研究某些个别作物最适宜的生长时间和不同年份适宜种植的品种。宋代农学家陈旉说:"万物因时授气,因气发生,时至气至,生理因之。"(《农书·天时之宜》)这是说万物在不同时间禀受天地之气,由于气的推动而发生生命活动,时间到了气就到,万物的生机依此而形成。这是用气化理论解释天文气象变化能够推动农作物生长发育的原因,是寻求时序、气象和农作物之间关系的尝试。

中国传统农学的地指"地宜",即不同的土地适宜不同的农作物。《周礼·地官·草人》说:"草人,掌土化之法以物地,相其宜而为之种。"《吕氏春秋》说:"若五谷之于地也,必应其类而蕃息于百倍。"通过研究不同的土壤情况,选择适宜的作物,就可以获得最大的收获。农学家在研究了天时和地宜后,逐渐发现,天时与地宜是相互影响的。考虑天时要注意地宜,考虑地宜也要注意天时。天时并不是固定不变的,而是随着地域和土质的不同而有所变化。

在天、地、人这三项与农业生产关系最密切的要素中,最重要的还是人的因素。天、地是进行农业生产的潜在因素,真正能够使大地出产人们需要的农产品,还要靠人的努力。元代王祯说:"顺天之时,因地之宜,存乎其人。"(《农书·垦耕篇》)贾思勰说:"顺天时,量地利,则用力少而成功多,任情反道,劳而无获。"(《齐民要术·种谷》)说明人的努力又要以尊重客观规律为条件,才能事半功倍。

中国兵学从来不认为战争的胜负仅仅取决于双方有形可见的军事实力的强弱,而是取决于与战争相关的一切要素。与战争相关的要素最主要的依然是天、地、人三项。任何战争都不是像竞技比赛那样在相对封闭的环境中进行的,而是在特定的时间和空间展开的。不同的时空条件就可能使原本优势的方面丧失其优势。如三国时期,曹操的军队在北方所向披靡,但到了南方,因为北方人不习惯南方的气候水土以及水战而败北。"二战"期间,德国军队在冬季开展对苏联的战争,结果在苏联严寒的冬季,德国先进的机械化装备失效,最终战败。因此,高明的指挥员善于筹划和调动与战争相关的一切要素，使之形成有利于我、不利于敌的态势，就完全可能实现以少胜多、以弱胜强的战争奇迹。中国军事史乃至世界军事史上以少胜多、以弱胜强的战例都是指挥员善于从整体角度思维，运筹帷幄的结果。

## 二、功能性

功能是与结构相对的概念，最早出现在医学和医学哲学文献中。西方医学是建立在解剖学基础上的。解剖学认为人体的不同器官具有不同的形态结构，器官的不同结构决定器官不同的功能。如肺脏的海绵状结构，决定了肺脏储存气体的功能；胃肠中空的结构决定了其储存和消化饮食物的功能。功能，后来成为表示一般事物的活动能力的概念。结构、功能是源自西方的概念，与之相对应的中国哲学概念是"体""用"。体相当于结构，用相当于功能。"相当"并不等于"是"。由于中西哲学思维方式和认识路线的不同，"相当"的事物会从不同角度、层面去认识形成不同的哲学、科学体系。

体，只是指明了某一具体事物的支撑者。如人体是人存在的支撑者，是从物质实体对事物存在的意义上说的。而结构则是指一事物的具体的物质构成方式，是对事物物质构成的分析概念。一事物可以有不同的结构组成，如人体就不仅有五脏六腑，而且还有其他组织结构。而"体"作为一事物存在的支撑者则指物质实体的整体，是一个综合而不是分析的概念。由于"体"与"结构"的不同，"用"与"功能"也是有差异的。功能是结构决定的，不同的结构具有不同的功能，所以，理解功能离不开结构。功能总是某种特定结构的功能。而"用"则是某一事物的功用，虽然功用的发挥离不开"体"的支撑，但中国哲学的体用观并没有指出某种具体的"体"产生某种具体的"用"，而是从事物的运动中整体地把握"用"。所以，严格地说，"用"与"功能"的内涵

## 第四章 元气论与自然国学的基本特征

并不完全相同。不过在中西文化交流融合，西方文化成为主流文化的当今时代，为了便于交流和理解，我们还是用人们熟悉的"功能"概念来概括自然国学的特征。从比较宽泛的角度，"用"可以理解为"功能"。

自然国学的功能性特点是指自然国学不是从事物的形体、形质出发，而是直接从事物功能变化的角度研究事物运动规律的。我们知道受实体论哲学和还原论思维的影响，西方近代科学是以物质形态结构的分析为研究自然规律的起点和突破口的。其成功案例就是化学对分子、原子的发现和生物学对细胞的发现。由此带来了近代科学革命性的变化。而自然国学受元气论自然观的影响，直接以事物的功能变化为研究对象。元气论自然观认为万物由元气化生，元气化生万物的过程是：元气→阴阳→五行→万物。这里呈现的是变化的过程。元气论哲学理解的元气是其大无外，其细无内的，并不存在特有的结构。不仅元气没有特有的结构，就是阴阳、五行也没有什么特殊结构。在中国古典文献中，从没有阴是什么、阳是什么一类的论述。有的只是阴阳的状态、关系的描述，如阴盛则寒，阳盛则热；阴阳失调等。如果把它们称为结构，也只能说是功能结构而不是实体结构。同样，关于五行也没有木是什么、火是什么、土是什么、金是什么、水是什么的论述，有的只是关于五行相互关系的论述。所谓"行"即运行，五种运行的状态，五行也就是五种运行状态的关系。现代很多把元气论哲学视为朴素唯物论的人往往把阴阳、五行，特别是五行视为物质元素，其实是对中国古典哲学的误解。阴阳、五行，特别是五行虽然保留有物质的成分，但作为一种思想学说所要表达的不是构成万物的两种或五种物质，而是万物运动所呈现出的功能性规律。

《易经》中的乾、坤、坎、离、巽、震、艮、兑代表自然界中的天、地、水、火、风、雷、山、泽八种事物。但《易经》没有以天、地、水、火、风、雷、山、泽来命名八卦，就是从功能的角度考虑的。乾、坤、坎、离、巽、震、艮、兑代表的是八种功能。以乾、坤为例。"乾"

字由"倝""乙"组成。《说文》:"倝,日始出,光倝倝也。""倝"是太阳刚出来时光芒闪耀的样子。《说文》:"乙,象春草木冤屈而出,阴气尚强,其出乙乙也。"所以,乾的意思就是:"上出也。从乙,乙物之达也。"(《说文》)"乾"是在阳光照耀下万物茁壮成长之貌。故《易经》将"乾"理解为"健",表示天及万物的生生不息。"坤"字由"土"与"申"组成。申即伸,表示大地具有无限伸展的性质。伸,又有顺的意思,表示大地顺从天的规则运行。所以,《易经》把"坤"理解为"顺",指大地及万物顺从天道而发展。

《易经》作为群经之首,大道之源,所探讨的是天地人物的基本规律。《易经》探讨的基本规律不是天地人物的形体、形质的结构规律,而是其运动变化的功能性规律。《易经》称之为"变化之道"。《易经》对天地人物的功能性研究方向也是自然国学努力探求的方向。

从结构与功能的关系看,结构决定功能,没有某种结构就不会有某种功能。即便从中国哲学的角度看,也是如此。所以称"体用",而不称"用体"。也是说,只有具备某种"体"才会有某种"用"。这是从孤立的静止的角度看问题形成的观点。如果从运动、联系的观点看问题就会有不同的结论。一事物特别是有机生命体要维持其存在,直接依赖的是它的功能。很明显的事实是人和动物刚刚死亡时,其形体结构还是存在的,但其生命功能消失了,所以其生命就结束了。从一事物与另一事物的关系而言,一事物直接需要的是另一事物的功能而不是其结构,虽然功能的存在以结构为基础。如杯子对人而言,其根本意义在于盛水的功能。因此,人们就不会在意其构成的具体材质和形态,只要具有盛水功能即可。古往今来的杯子可能有陶、瓷、木、竹、铁、塑料、纸等各种不同材质,以及方形、圆形等各种形状。同样,作为文字载体的书写材料有古代的竹木简、绢帛、羊皮纸、草纸,现代的高级纸张乃至虚拟的磁盘,等等。变化不可谓不大,但其书写记录文字的功能始终是不变的,也是不能变的。

自然国学注意研究事物的功能,或者说以功能的角度为认知世界的

## 第四章 元气论与自然国学的基本特征

起点,与我们祖先注重实用和知行合一的思维方式有关。通过比较中国先秦与古希腊的哲学很容易发现,中国人的哲学是以实用为目的的,缺乏纯粹知识性的探讨;而古希腊哲学并不以直接的实用为目的,而是以追求客观知识为最高目标。造成这一差异的根本原因是中国古代天人合一、主客相融与西方古代天人相分、主客二元的哲学思维方式的不同。主客二元的思维方式认为人与世界是相互对立的主客体关系,作为主体的人站在世界之外,可以对世界作冷静、客观的认识,形成关于世界的纯粹知识。主客相融的思维方式并没有人站在世界之外,认为人与世界相互对立,而是认为人与天地万物是一体相融的,天地万物并不是独立于人之外的客观对象,因而不能形成关于客观世界的纯粹知识。处于天人合一中的人形成的知识是调整人与万物的功能、关系,使之能够更好地生化的实用知识,或者称主观知识。以区别于西方传统的关于客观事物本身的纯粹知识。

从客观事物本身的纯粹知识这一概念来看,不仅要把作为认识主体的人置之于客观事物之外,而且要把客观事物从与其相联系的周围事物和环境抽离出来,如此才能成为关于客观事物本身的纯粹知识。这样一种研究目标只能导致对客观事物的实体结构作静态的研究。这样一种以还原论分析思维为导向的研究还要借助于能对客观事物物质构成进行解析的技术手段。因此,这样的研究进路在西方古代也只能停留于思辨阶段。只是到近代技术手段得到充分发展之后,这一研究进路才成为可能。

自然国学主客相融的认识路线所形成的知识不是纯粹的客观知识而是主观知识。这里所说的"主观知识"并不是个人随意形成的对事物的认知,而是说这种知识并不是单纯为求知而求知所形成的关于事物自身的不以实际功用为目的的知识,而是关于事物自身或与其他事物或环境之间关系的以改善事物存在状态为目的的实用知识。举例说明,《孙子兵法》有《九地》篇,孙子讲的"九地"并不是现代地理学的对九种地形地理的客观研究,而是与作战相关的九种地形情况,是为了交战而形成的主观知识。所谓"有散地,有轻地,有争地,有交地,有衢地,有重地,有泛地,有围地,有死地",都是对作战而言,此外就无所谓"九地"。

自然国学的主观性知识是关于事物之间的关系、关联性知识,而这种关系、关联性知识也就是关于事物的功能性知识。因为事物之间的关系、关联一般表现为彼此之间的相互作用,而这种相互作用必然是事物之间功能的相互作用。即便这种功能有实体结构来提供,但其直接的作用依然是功能之间的相互作用。如人和动物摄取食物,食物是实体物质,但其最终目的是变换成自身生命活动所需要的能量,能量表现为人对内和对外的做功能力,也就是功能。人与他人和天地万物的交往实质也主要是功能关系而不是物质实体的直接作用。即便有身体的直接作用,而这种直接作用也是以能量为基础的。由于事物之间的相互作用直接表现为功能性,因而就可以不考虑形成功能的具体结构基础而直接研究事物之间的功能关系。

这样做的好处是可以避开对实体结构的研究。前面已经论及对事物进行实体结构的分析研究要以一定的技术手段为支持,而在古代则缺乏这种技术装备。而功能性研究则避开了这一难题,直接面对功能,研究事物之间的功能关系,找到功能联系的规律性,从而为改善和调整事物自身或事物之间功能关系的失调提供理论根据。这就是为什么中医学在古代取得远较西方古代医学更高的医学成就,直至今天仍然具有不可替代的独特价值。

人体的生理功能和病理变化确实以一定的物质结构为基础,但直接地则表现为功能,或者是正常的生理功能,或者是异常的病理变化。西方古代就有较中国古代远为发达的解剖学。但是,单纯的解剖学知识距离解决临床问题还相当遥远。解剖学在古代西方并没有为医学提供多少有用的实际知识,只是作为一种"客观知识"而存在。直至西方文艺复兴之后,在整个近代科学发展的推动下,借助现代的技术手段才发展出现代的生理学、病理学、药理学、临床诊断学等学科,才与临床医学接

## 第四章 元气论与自然国学的基本特征

上头，西方医学由此才获得了巨大的发展。

在同样缺乏现代技术手段的前提下，中医学则不去考虑人体及致病因素的物质结构问题，直接从人的生命活动的功能现象和疾病的异常功能活动出发，研究功能活动之间的关系、规律，寻求改变异常功能活动的办法。由此，使得中医学获得了巨大的成功。中医学的成功不是关于人体生理结构和病原微生物的组织结构的这种客观知识的形成，而是消除疾病、维系了人类的健康这一医学的最终目的。在这个意义上，我们可以自豪地说中国古代取得了举世无双的成就。按理说，比较两种事物的短长要以一定的可以比较的数据为依据。作为发生在古代的不同空间中的人类医学成就的短长不好比较。说己方高于对方，往往有民族自大之嫌，并非是实事求是的科学态度。但在中西古代医学的成就上，我们却可以毫不犹豫地这样说。这不仅是因为有一定的事实资料为根据，更主要的是从学理上得出的判断。因而，中西方医学走的是不同的认识之路。西方医学的认识之路在古代受制于技术手段和整体物质科学的不发达，其取得的成就是有限的。而中国古代医学由于从功能、关系出发，避开了认识人体及病原微生物结构的短板，直接从功能活动的角度认识疾病，获得了古代西方医学所达不到的高度。

我们说古代中医学远超西方医学，还有一个事实根据。随着现代医学获得巨大发展，西方传统的西医基本销声匿迹了，而中医学却与现代医学并存于世。中医学之所以今天仍然能够存在并且获得了跨文化的认同，根本原因在于中医学具有西医不可替代的独立价值。我们知道，中国古代的科学技术在今天唯一仍然存在的就是中医学。其他均已经为源自西方的现代科学所取代。道理很简单，中国古代其他科技与现代科学相比没有任何优势。有了汽车就没有人再去坐马车了。

功能研究不仅是避开实体研究能力不足的权宜之计，而且其自身就具有独特的价值。没有了事物的实体，不用说功能，就是事物本身也不存在了。功能依托于实体而存在。但事物的功能与实体结构之间并不是像某种结构决定某种功能那样的简单对应关系。特别是有机生命体和整体自然界的功能往往是各种有关因素交互作用的结果，是一种非线性关系。如现代脑科学研究证明虽然大脑有不同的功能分区，但这种功能分区不是绝对的，某种功能既与其功能分区有关，也与整体的大脑有关。特别是人的精神意识思维活动更是以大脑结构为基础的整体功能涌现。因此，希冀完全通过实体结构研究的途径搞清楚事物功能联系的思路是不可能的，事物的功能具有相对独立性，功能研究具有独立价值。

功能与实体相比还有一个特点。实体特别是具体结构往往隐藏在事物内部，不以特别的手段不易发现和认识。功能是事物存在和与周围事物相互作用的直接体现者，所以，功能直接体现于外，容易被发现和认识。如人体的功能变化无论是生理性还是病理性的都是直接呈现于外的，是可以直接感知的。生理性的：饮食、二便、睡眠、做梦，热天皮肤开张出汗而相对少尿、冷天皮肤密闭无汗而相对多尿……；病理性的：发热、恶寒、汗出、口渴、身体疼痛、小便不利、大便秘结……

中医学对生理、病理的认识就是根据可见的生理和病理性功能现象，作出分别归类，寻找其中规律性的联系，建立起人体生理学和病理学。中医生理学的建立除了可观察的生理现象外，还有初步的解剖学知识以及元气、阴阳、五行等自然哲学思想。病理学当然是以生理学为基础形成的。中医学把临床出现的病理性功能改变称为"证"。"证"就是疾病的证据。认识疾病就是对临床上出现的"证"进行辨别归类，中医称为"辨证"。"辨证"是治疗的前提。中医把认识和治疗疾病的过程称为"辨证施治"。"辨证"就是认识人体功能的异常变化规律性，根据这种异常变化规律寻找能够改变这种异常功能的方药，施以治疗，消除病证，恢复健康。如《伤寒论》说："太阳病，头痛发热，汗出恶风，桂枝汤主之。"病人出现头痛、发热、汗出、恶风的症状，辨证属于太阳病之中风证，可以用桂枝汤治疗。

中医学在现代医学相当发达的今天依然能够存在就是因为中医是与现代医学这种实体医学不同的功能医学。中医学以功能为本位，现代医学以实体为本位。功能具有不可替代的本位价值。临床上有些疾病纯粹

## 第四章 元气论与自然国学的基本特征

是功能的改变而没有实体变化或查不出实体改变，如无名热、失眠等疾病。这种情况现代医学有时是束手无策的，中医却有解决问题的办法。中医功能医学还有一个优点是能够快速对未知疾病作出反应。现代医学治疗学是以病理学的实体证据为理论指导的。在没有掌握实体病理学之前，临床治疗只能是对症治疗而无法对因治疗。如2003年的SARS（非典）是由一种新的人类尚未认识的新病毒引起的。现代医学治疗传染病的思路是找到病原体，研制疫苗，实施防疫。问题是这些都需要时间，而传染病又有来势急速的特点，不等研制出疫苗，疾病已经过去了，再者已经患病的怎么办？所以，现代医学对付传染病是后发制人。而中医学则不考虑具体致病的病原体，只从人体的功能改变即疾病出现的症状出发，辨证施治往往能够取得满意的效果。中医是以不变应万变的策略。中医在漫长的历史长河中，在传染病中能大显身手，原因就在于此。

中国传统农学也是以农作物及其与天、地、人的功能关系为研究取向的。刘长林先生说："不重形体而重功能关系，这一中国传统思维趋向在农学中表现得淋漓尽致。许多学者已经注意到，中国传统农学积累了几千年的丰富经验和知识，取得了卓越成就，可是关于作物形体性状的研究却少得可怜。"[1] 农业生产的目的是生产出满足人们生存需要的农产品。农学研究的目的是如何在适宜的季节（时间）、适宜的土地（空间）中，以相对少的物力人力投入，生产出量多质美的农产品。这一目的的实现关涉到天时、地利、人力等因素，而与农作物自身的生物学性状没有直接关系。天时、地利、人力等因素与农作物之间构成了相互作用的功能关系。只有使这种功能关系达到最优化，才能实现高产的目标。因此，中国传统农学以功能关系为研究目标就是自然而然的事情了。

---

[1] 刘长林.《中国系统思维——文化基因探视》（修订本）.366页.社会科学文献出版社，2008.

## 三、时间性

时间是与空间相对的范畴,时间、空间是世界的两个基本方面。空间表现为事物的并列关系,时间表现为事物的先后流变。时间和空间是宇宙也是宇宙中万物的存在形式。任何事物都有其存在的空间和时间,所以唯物论哲学认为时间、空间是物质的基本属性。时间与空间和宇宙万物的存在密不可分,时间与空间也密切相关。不能设想只有时间没有空间的纯粹时间,也不能设想只有空间没有时间的纯粹空间。但时间与空间又确实是两回事,时间不是空间,也不能转化为空间,空间不是时间,也不能转化为时间。虽然我们常说以时间换取空间,或以空间换取时间。这只是在人事谋略上说的。这正说明时间、空间与事物的密切关系,因而可以做出时空选择。但就时间、空间本身来说,时间就是时间,空间就是空间,二者是两回事,不能相互转化。由于时间和空间是宇宙万物的两个基本属性和量度,因此,对事物的认识就可以有时间和空间两种不同选择。西方实体论哲学则偏重于从事物的实体构成角度研究事物的运动变化及其规律,而中国元气论哲学则偏重于从事物的机能变化角度研究事物的运动变化及其规律。机能变化就是以时间为依据的。时间就是变化,没有时间就没有变化。时间是事物变化的基础,事物变化是时间的证明。时间一维,永远向前,片刻不停。时间的这种性质唯有通过事物的变化才能显现并为人所感知。日出日落,白昼与黑夜的交替,让我们感知到了时间的流动;风华正茂的青年变成了两鬓斑白的老者,更让人感到岁月的无情。

元气论自然观的宇宙生成图示是元气生阴阳,阴阳生五行,五行生万物。元气论自然观关注的不是元气"阴阳""五行"的静态空间结构,而是变化生成的流行过程。元气论自然观的核心观念是"生""化""生化"。《说文》:"生,进也。象草木生出土上。""生"字之形,像草木从土中生出,茁壮成长之貌。许慎以

## 第四章 元气论与自然国学的基本特征

"进"、不断地前进,解释"生"。《说文》:"化,教行也。从匕,从人。匕亦声。"又:"匕,变也。从到人。""匕"字字形是倒写的"人"字,是变的意思。"化"字从一正立的人和一倒立的人,表示在正立之人的教育下倒立的人改变了自己的行为方式。许慎解释为"教行"即实现了教育的目的。倒立的人表示其行为违背社会的规范。段玉裁注引《周礼·大宗伯》"礼乐合天地之化、百物之产"并引注曰:"能生非类曰化,生其种曰产。"能生成其同类的叫"产",如动植物只能产生其同类。能生成不是其同类的叫"化",如天地能生成万物。许慎对"化"的解释是引申其义。在自然国学中"化"的意思主要是"生化",指元气、阴阳、五行及天地的生化万物之功能。

"生""化"是《周易》描述天地万物关系的基本观念。《易传》:"生生之谓易。"《易传》:"天地之大德曰生。"天地最伟大的品德就是生成万物,万物生生不息就是易。《易传》:"《易传》有太极,是生两仪,两仪生四象,四象生八卦,八卦定吉凶,吉凶生大业。"这就是《周易》的宇宙生成论模式。《坤·彖》:"至哉坤元,万物资生。"乾坤二元是万物创生的两个始动因素。由乾元而资始,由坤元而资生。《屯·彖》:"屯,刚柔始交而难生。"屯卦是紧接在乾坤之后的卦。乾坤是创生万物的两个始元,乾坤即刚柔开始交感而生物。但这个过程充满艰辛,故称"难生"。《咸·彖》曰:"咸,感也。柔上而刚下,二气感应以相与,止而说,男下女,是以亨,利贞,取女吉也。天地感而万物化生,圣人感人心而天下和平。观其所感,而天地万物之情可见矣!"咸卦是《周易》下经的第一卦。上经主要讲天地自然,下经主要讲社会人事。而社会始于男女婚恋,咸卦主题是论青年男女自然感应的,故为下经之首。《彖》发挥咸的男女感应之义,认为感应是宇宙间的普遍现象和规律。正是因为天地交感才有万物化生。不仅《周易》,《老子》《内经》等中国文化的重要经典都以生化为其要义。

生化是动态的过程,是时间性的概念。我们说时间和空间是世界的两个基本方面。人们认识世界可以有时间和空间两种不同选择。西方

**元气论：自然国学的哲学与方法论基石**

实体论哲学选择了从事物的实体结构的空间角度研究事物及其运动变化规律，中国元气论哲学选择了从事物的生成变化过程的时间角度研究事物及其运动变化规律。对此习惯于从空间角度认识事物的人可能难以理解。事物可以在空间中被拆解分析或者组装结合，可以了解宏观物体的微观构成，也可以把零部件按一定的形式要求组合成整体。而时间是永恒的流动过程，人与万物只能被动地随着时间之流而变化，人怎么能抓住或掌控时间呢？如何研究事物的时间性规律呢？

持有这种思想的人对时间的理解是抽象的。以为时间只是一往无前的不断消失的过程，人无法掌握时间，而空间是相对不变的，是可以掌握和占有的。确实，人类有史以来为了生存而发生的战争都是对空间及附存其上的物质财富的争夺，从来没有对时间的争夺。空间是直观的外在的容易理解的，而时间则是非直观的内在的不容易理解的。小孩子甚至动物都会有空间概念，而时间概念则是对人生和宇宙具有一定理解能力的人才有的。严格说来，时间不是可以度量的物理量，而是生命的内在过程。只有对生命过程有着深刻觉悟的人才有时间概念。那些浑浑噩噩、饱食终日无所用心的人严格说来是没有时间观念的。明白"天行健，君子以自强不息"的人才是真正有时间感的人。

物理时间观把时间看成是一条直线，是空间的位移，时间附属于空间，抹杀了时间的独立意义。生命时间观的内涵不仅是鲜活的，而且具有相对性、规律性、重复循环等诸多特点。这正是自然国学能够以时间为本位，从时间的角度研究事物机能变化规律的内在根据。

元气论自然观把天地万物看成是一个巨大的生命运化整体，这个生命整体的生化运动在宇宙中展开。宇，就是空间；宙，就是时间。所以，元气论宇宙观的时空观就是生命的时空观。就是说，这种时空观不是把时空从活生生的现实世界中抽离出来的抽象的物理时空，而是与具体生命活动连接在一起的生命时空。刘长林先生把《周易》时空称为"生命时空"。这也是整个中国文化以及自然国学对时空的根本看法。由于与具体生命活动相联系，自然国学的时空是相对的。

## 第四章 元气论与自然国学的基本特征

刘长林先生认为根据《易传》的有关论述,《周易》中涉及了三种具有普遍意义的时空体系:1.天地自然时空体系;2.人世社会时空体系;3.个人时空体系。这三类时空体系既相互独立,又相互包容,相互影响。① 这样三种不同时空体系具有不同内涵而显示出不同的规律性。因此,人们要想在实践中获得成功,就必须遵守相应的时空系统的法则。② 天地时空法则是由日月天体的运动造成的,不受人的控制,人生存于天地时空之中必须遵守天地自然的时空法则。而人世社会和个人时空主要由人的实践获得和个人生命运动造成,在一定程度上受人支配。但无论是人世社会还是个人时空本质上都是自然过程,有其规律性,人的行为还是要遵从规律而行。这就是"时行",依据时间的法则或规律而行动。

与自然国学关系最密切的是中国传统哲学或元气论自然观以时间为重复循环的观点。刘长林先生称之为"环形时间观"。他说:"认时间周而复始,循环进行的观点,为环形时间观。认时间一往直前,不会往复的观点,称线性时间观。对这两种时间观来说,时间都不可逆转。差别在于环形时间观主张时间会在一定意义上重复进行,但时间始终是向前行进。线性时间观则主张时间无论经历多么长久,都不会重复,时间愈是向前进,距离过去就越远。"③

重复循环时间观的形成是以日月天体的运动造成自然界的年、月、日、时的周期循环为根据的。地球的自转形成了昼夜的循环交替,地球绕太阳公转形成了一年四季的循环,月亮绕地球旋转一周形成了一年十二月的交替。昼夜、四季、十二月形成的道理古人受时代局限并不一定了解,但昼夜、四季、十二月的周期循环变化却是自古如斯,呈现于人的面前,给人以强烈印象。特别关注时间变化的中国先哲牢牢树立了时间重复循环的观念,进而探究时间过程的规律。

---

① 刘长林.《中国象科学观——易、道与兵、医》.562页.社会科学文献出版社,2008.
② 刘长林.《中国象科学观——易、道与兵、医》.563页.社会科学文献出版社,2008.
③ 刘长林.《中国象科学观——易、道与兵、医》.571页.社会科学文献出版社,2008.

我们知道,规律是客观的,又是重复的。规律的客观性是指规律是自然存在的,人既不能创造也不能消灭规律,人可以认识和利用规律。规律的重复性是指在一定的条件下,规律会反复地出现,只出现过一次的事件不能称为规律。把时间抽象地理解为一往无前的直线的线性时间观,无法理解时间的规律性。因为线性时间观的时间只是一条直线而没有重复循环的特性,当然就没有规律性可言。在他们看来,只有可以切割、分析的空间以及其中的事物才有规律可言。如化学发现了构成物质的各种分子、原子。世界上的万物都是由不同分子构成,而分子又是由100多种化学原子按照一定的结构方式构成的。分子又分为有机分子和无机分子。有机分子组成有机物,无机分子组成无机物。有机物与无机物再形成生命有机体。20世纪50年代,现代生物学发现了控制生命遗传信息的物质DNA(脱氧核糖核酸)的双螺旋结构模型。21世纪初又破译了人类基因组的全部排列顺序。所有这些现代科学成果都是关于物质空间结构的成果,都与时间无关。时间作为永不停息的流动过程何以有规律性?这种规律又何以研究、掌握和利用,实在难以理解。

我们说中国传统文化和自然国学所理解的时间是环形时间,这种时间观本质上就是生命时间观,是日月天体运动所推动的生命运化的规律性的体现。由于天体运动的周期性造成了地球上的物质、能量的分布发生周期性的变化而形成了自然万物生命活动的周期性变化。也就是说生命活动的时间过程一方面是一往无前,不会逆转的;同时,又是周而复始,具有重复性的。这种重复性就是时间规律的根据。

由于时间规律和空间规律是两种不同类型的规律,当然不能用研究空间规律的方法研究时间规律。也就是说不能用主客二元对立的方式,把对象作为客体,进行"解剖学"式的切割分析研究,考问自然,让自然"说话";而只能用主客相融的方式,把主体融入客体,融入天地万物之中,倾听自然的"表白"。时间规律的研究方式是充分尊重自然万物,不粗暴地干涉自然万物的运化过程,是融入其中去感受自身与他物的生命律动。这就是中国传统哲学和自然国学倡导的"静观"的方法,

## 第四章 元气论与自然国学的基本特征

"观物取象"的方法。通过这种方法就可以发现万物生化运动中的时间性规律，并利用这种时间性规律使万物和人的生化运动更加和谐有序。

中医学和中国传统农学是自然国学中研究时间规律并取得巨大成功的典型代表。中医养生学和治疗学的目的就是祛除疾病，维系个体健康，保障家庭和社会生活的正常进行。从元气论哲学的角度说，就是保障个体生命的正常生化机能，进而维系整个宇宙大生命体的正常生化。中医学发现自然万物以及人的生化运动是有其自然节律的，维系健康的养生之道也必须顺应这一节律进行。《内经》第二篇为《四气调神大论》。该篇论述了人应该根据一年四季的变化规律来调养形体和精神，才能达到健康无病的目的。该篇题名为《大论》即示人其极端的重要性，是每个人在生活中所必须遵守的基本准则。该篇在最后总结说：四时阴阳是贯穿于万物生命之终始的，是生死的根本。违背了这一规律就会死亡，顺从这一规律就不会生病。这叫做"得道"。对于"道"，聪明人实行它，愚昧的人违背它。顺从阴阳的法则则生，违逆阴阳的法则则死。《灵枢·本神》也说："智者之养生也，必顺四时而适寒暑。"

中医学发现不仅人的正常生理具有时间节律性，而且异常的病理也具有时间规律性。《灵枢·顺气一日分为四时》说：

> 黄帝曰：夫百病者，多以旦慧昼安，夕加夜甚，何也？
> 岐伯曰：四时之气使然。
> 黄帝曰：愿闻四时之气。
> 岐伯曰：春生夏长，秋收冬藏，是气之常也，人亦应之。

以一日分为四时，朝则为春，日中为夏，日入为秋，夜半为冬。朝则人气始生，病气衰，故旦慧；日中人气长，长则胜邪，故安；夕则人气始衰，邪气始生，故加；夜半人气入藏，邪气独居于身，故甚也。

病情大多具有早上最轻、白天稳定、傍晚加重、夜间最重的特点。《内经》认为是四时之气的不同变化使然。一年春生夏长，秋收冬藏是四气之常。人也与此相应。一天也可以分为四时，就是朝则为春，日中为夏，日入为秋，夜半为冬。早上人的阳气开始生发，病气衰微，所以最轻；中午阳气旺盛，能够胜邪气，所以稳定；傍晚阳气开始衰微，所以加重；夜晚阳气入藏，邪气在身体独自作乱，所以最重。关于人的正常生理活动和异常病理活动与时间关系的论述在《内经》以及历代中医著述中比比皆是，这里就不一一论列了。

生理、病理的时间规律是中医在诊察和治疗疾病时必须考虑的重要因素。脉诊是中医独具特色的诊断方法。古代中医认为诊脉的最佳时间是早晨（平旦）。因为此时病人刚起床，阴气未动，阳气未散，饮食未进，血脉运行平和，未受干扰，最能反映机体的真实状况。现代受条件所限不能都在清晨诊脉，但总以患者身心平和时诊脉为宜。随着四气的变化，正常人的脉象会出现春弦、夏洪、秋毛、冬石的变化。春天木气生发，肝气主令，脉象呈现如琴弦之象。夏天阳气盛大，心气主令，脉象来势旺盛，去势转微之象，犹如洪水。秋天金气肃降，肺气当令，脉象如毫毛一样轻浮。冬天阳气内藏，肾气主令，脉象如石入水，必深入水底才可摸到。在临证时必须熟悉四时正常脉象，才能与病脉作出鉴别。

在治疗上更要注意时间问题，要求立法处方根据四时寒温变化，"因时制宜"。《内经》中就提出"用寒远寒""用热远热"的原则。意思是在寒凉的冬季不能用大寒药，在炎热的夏季不能用大热药。在刺法上要根据经络气血的运行规律来施行针刺。《灵枢·四时气》说：

> 四时之气，各有所在；灸刺之道，得气穴为定。故春取经、血脉分肉之间，甚者深刺之，间者浅刺之。夏取盛经孙络，取分间，绝皮肤。秋取经腧，邪在腑，取之合。冬取井荥，必深以留之。

随着四时气候的变化，人的气血也有不同的分布，针刺艾灸的原则是只有达到气穴才会有效，所以，春天取经穴、血脉分肉之间，病重

## 第四章 元气论与自然国学的基本特征

的深刺，轻微的浅刺。夏天取盛满的经穴，取分肉之间，要穿过皮肤。秋天取经穴、腧穴，邪气在六腑的，取合穴。冬天取井穴、荥穴，一定要深刺并且留针。在《内经》时间取穴的基础上，后世医家经过不断努力，至金元时期形成了比较系统的时辰针灸理论。提出了"子午流注""灵龟八法"和"飞腾八法"，揭示了经脉腧穴开阖的时辰节律，提高了针灸治疗的疗效。

前面已经提到中国传统农学是时间农学。农作物生长与一定的季节气候有关，在今天看来似乎是常识性问题，但在古代却是先民经过漫长的时间才形成的宝贵知识。这一点暂且不谈，中华民族的先民不仅一般地确定农作物适宜生长的季节，而且深入地研究个别作物特异的适宜季节和年份。如西汉氾胜之说："欲知岁所宜，以布囊盛粟等诸物种，平量之，埋阴地。冬至日窖埋，冬至后五十日，发取量之。息最多者，岁所宜也。"（《氾胜之书》）欲知当年适宜所种，用布袋盛同等量的作物种子，埋入背阴地中，冬至后五十天取出布袋，容积增长（"息"）最多者，就是这一年最适宜的农作物。

如果说中医学作为维系人的生命生化运动的辅助方法必须顺应人体生理和病理的时间节律而从事医学活动，带有"被动"的性质，那么，传统农学则在尊重农时的基础上还进一步地"盗天地之时利"，充分利用时间规律，获得更多更好的产出。孟子说："虽有智慧，不如乘势。虽有镃基，不如待时。"（《公孙丑上》）这是说即便有先进的生产工具也要等待农时。贾思勰也说："顺天时，量地利，则用力少而成功多。"（《齐民要术·种谷》）而陈旉则说：

在耕稼，盗天地之时利，可不知耶？传曰：不先时而起，不后时而缩。故农事必知天地时宜，则生之，蓄之，长之，育之，成之，熟之，无不遂矣。

（《农书·天时之宜》）

陈旉认为在尊重农时的基础上，可以盗取天地之时利。具体说来就是尽量提高包括土地、阳光、水塘、空气等空间因素和四时节气等时间因素的利用率，增加单产产量。为此，古代农家创造了"间种""套种"等立体化农业。篇幅与本书主旨限制，这里就不详细论述了。

## 四、主体性

"主体"是一个多义词，在哲学上指对客体有认识和实践能力的人，是客体的存在意义的决定者。而客体是主体实践活动和认识活动指向的对象。主体与客体是一对关系范畴，一提到主体就意味着在主客体关系中起决定作用的方面；而一提到客体就意味着在主客体关系中被决定的方面。在一般人的观念中，主体、客体不过是人与物的哲学说法。这种认识虽然不能说绝对错误，但起码不准确。人与物是存在论范畴。也就是说，"人"是人这一存在的物类的称谓，"物"是对所有存在物的称谓。人与物之间没有必然联系。如果把主客体关系理解为人与物的关系，那也一定是发生了决定与被决定关系的人与物的关系。另外，人也并非天然地就是主体，没有进入主客体关系的"人"就不是主体。同样，没有进入主客体关系的"物"也不是客体。而主体性则是指人在实践过程中表现出来的能力、作用、地位，即人的自主、主动、能动、自由、有目的地活动的地位和特性。

显然，"主体性"是源自西方哲学的概念，我们用"主体性"来说明自然国学的特征是在比较的意义上说的。我们知道，主客二分是西方自古希腊以来的认识论传统。这一认识论传统在近现代以来随着人类科技力量的发展获得了巨大发展。人类建立了庞大的科学学科群。近现代科学学科群虽然数量庞大，但有一个共同特点，即都是关于认识客体的客观知识。在西方主客二分的认识论传统背景下，一切认识对象都是被当作客体，即消极的、被动的，可以按照主体的意志加以限制和改

## 第四章 元气论与自然国学的基本特征

造的对象来处理的。也就是说在主客二分的认识论背景下,认识主体对认识客体具有绝对的决定作用,认识客体没有任何的能动性,其存在的唯一价值就是根据主体的需要,报告其自身的"本质"和"规律"。近现代科学即便以人体自身为研究对象时采取的仍然是与其他客体同样的方法,把人体当作纯粹的客体,考问其自然的秘密。在这一点上,近现代科学对其研究对象都是一样的,可谓一视同仁。所以,近现代科学都是关于认识客体的纯粹的客观知识的客体性科学。这是由西方哲学只把进入主客体关系中且具有决定性的人看成主体,而把客观世界以及虽然进入主客体关系中却处于被决定地位的人看成客体的哲学观念造成的。近现代科学所拥有的强大力量,彰显了人类的主体性。但对认识客体而言,则毫无"主体性"可言。这样,世界就分裂为具有绝对主体性的人类和没有任何主体性只有作为满足人类需求的手段价值的物质客体。这种科学的哲学价值理念是危险的,其中蕴含着人与自然彻底分裂,并可能导致人类自身覆灭的种子。

与近现代科学纯粹的"客体性"相比,自然国学明显地具有"主体性"的特征。这里的"主体性"主要是指作为自然国学的研究对象不仅具有"客体性",同时也具有"主体性"。这样的说法,对经受过近现代哲学和科学洗礼的人来说是难以理解的。这与近现代科学与自然国学完全不同的哲学理念有关。新文化运动以来,源自西方的近代科学文化和哲学世界观为国人接受,而传统的哲学世界观失去了统治地位,传统学术暗而不彰,造成了人们理解的困难。

我们已经反复申明,元气论自然观是自然国学的哲学基础。元气化生的天地万物是有生命的存在,元气是生命活动的动力源泉,元气也是生命的表征。"有气则生,无气则死,生者以其气。"(《管子·枢言》)元气论自然观从整体上说就是生命世界观。世界不仅是为人而存在的客体物质世界,整个世界都是有生命、有价值的存在。而按照元气论自然观的说法,元气化生阴阳,阴阳化生五行,五行化生万物,万物皆禀受阴阳、五行而生。天地之间万物生命的直接来源是阴阳、五行,

元气论：自然国学的哲学与方法论基石

最终来源是元气。从万物发生的生成论来说，万物之间都具有或远或近的亲缘关系，万物都是有生命的存在。

套用西方哲学的语言，可以说元气论自然观认为天、地、人都是主体。传统说法以天地人为"三才"，即三种有才干、有能力的存在。当然，也就是主体性的存在。元气论自然观并不仅把世界看成是自然的世界，而且看成是价值和意义的世界。赋予世界价值与意义的是天、地和人。《易传》说："天地之大德曰生。"这句话告诉我们，天地是生化的主体，也是德性的主体。天地能生化孕育万物，天地最大的德性是化育万物，万物是有生命的存在。天地能化育万物，而人能辅助天地的化育之德，所以，除了天地之外，人也是主体。《周易》泰卦《象》曰："天地交，泰；后以财成天地之道，辅相天地之宜，以左右民。"天地之气相互交感，万物因禀受天地阴阳之和气而安泰平和。君王（后）则能变化剪裁天地之道，辅助天地完成化育万物的目的，改善人们的生活，使之和谐安宁。虽然这里具体讲的是君王是财（通"裁"）成辅相的主体，而从更一般的角度看，也就是人有财成辅相的能力。因为君王也是人，不过是天下或一国的共主。《中庸》则直接讲人有赞天地化育之能。"能尽物之性，则可以赞天地之化育。可以赞天地之化育，则可以与天地参矣。""可以与天地参"就是说人可以参与到天地生化万物的大化流行中去，而成为与天地并立的"叁"（三）。"叁"即"参"，人与天地并称"三才"。人虽然不能生化万物，但能辅助天地去生化万物，所以也是"主体"。天地是生化的主体，人是赞化的主体。

除了天地人之外，万物在宇宙中处于何种位置呢？依元气论自然观，万物为元气化生，万物也是有生命的存在。任何生命体都具有排除外部干扰，按照自己的目标运行的性质。可以说，生命体具有自主运动的本性。老子说："生而不有，为而不恃，长而不宰。是谓玄德。"这虽然是对"道"的赞美之辞，说道创生了万物而不占有，有所作为而不居功，使万物成长而不主宰，但从反面看，万物是具有自我运行、自我发展能力的，否则就无所谓"不有""不恃""不宰"。老子说："道常

## 第四章 元气论与自然国学的基本特征

无为而无不为。侯王若能守之，万物将自化。"这就明确地指出了万物具有自我生化的能力了。

系统论哲学揭示了系统的目的性原理。系统目的性原理是指组织系统在与环境的相互作用中，在一定范围内其发展变化不受或少受条件变化或途径的影响，坚持表现出某种趋向预先确定的状态的特性。目的论是古已有之长期争议的问题。近代机械论哲学占统治地位后，目的论作为唯心主义遭到了评判。但机械论对生命现象的解释无法令人满意。系统科学的兴起，赋予了目的性概念以全新的科学解释，使之重新成为一个重要的科学概念。目的性行为是以负反馈为基础的。按照控制论的观点，目的性行为也就成了负反馈控制的行为的同义语。这样，"目的"概念就变成了一个科学概念，由原来似乎只适用于生物界得以延展，用来描述一般非生物系统类似人所具有的目的性行为。系统论已经指出系统在自然界中是普遍存在的，系统组织的行为具有目的性也是普遍的。系统组织的目的性行为可以理解为自主性行为。元气生成的"万物"自然是系统组织，万物自然具有合目的性的自主性行为。系统论的目的性原理为万物的自化提供了科学的证据。从自然存在论的角度看，元气论自然观所理解的"万物"在一定意义上可以说是自主生化的"主体"，而不是近现代科学意义上的纯粹只是主体认识和实践的对象客体。可以说，"万物"是自化的主体。万物也具有"主体性"。

自然国学是以改善自然生化秩序，使自然的生化更符合人类与自然整体的生化利益为目的的。虽然自然国学笃信天地是至善的，天地生化万物的行为就是其至善之德的体现，但不等于天地万物在运化之中不会出现差错和失误或者自然运化本身必定符合人类利益。人可以通过智力和体力来调整自然万物运化中出现的偏差或者在顺应自然整体大化流行的总体趋势下，局部地改变万物的运化方向以符合人类的利益并且不伤害万物。这就是人的赞化自然万物的能动性，是人的主体性的体现。自然国学是用来行动的科学，是改变自然和人自己的力量，而不是仅仅停留于头脑中的玄想或口头上的谈资。

## 元气论：自然国学的哲学与方法论基石

自然国学的实践性使得西方哲学和近现代科学中的主体与客体的范畴也适用于自然国学中的人与物的关系。就人是赞化天地万物的发起者而言，自然国学中的人是实践主体；就自然万物是人赞化的对象而言，自然国学中的自然万物是实践客体。但自然国学中的实践主体和客体的关系与近现代科学中的主体和客体的关系完全不同。后者的客体是完全消极、被动的客体，而前者则是具有自主性的积极的客体。也就是说，在近现代科学实践中的主体具有绝对的主宰性，可以完全依据主体的需要来改造客体，而不考虑客体自身的性质；而自然国学实践中的主体则不是绝对的主宰，必须在充分尊重客体本性的前提下来实施其影响。或者是改变客体异常的运化状态，或者是在顺应整体运化的前提下，局部改变自然万物的运化方向以实现人类和自然运化的整体利益。

在自然国学的视野中，天地是生化的主体，人是赞化的主体，万物是自化的主体。虽然万物不具有像天地人那样的能动性，但它是自身运化的主宰，依然可以视为主体。由于作为自然国学实践对象的自然万物具有主体性，因此，自然国学要求作为赞化主体的人的实践必须顺行。这是因为整个宇宙以及其中的万物是一个大生命体，宇宙万物的大化流行依时间的方向向前演进而不能逆转和重复。因此，人的能动性之发挥只能在"顺"的条件下发挥。换言之，时间一维，只能顺行。顺行是否意味着随波逐流？当然不是，那样也无所谓人的能动性了。顺行说的是人的能动性之发挥是在充分尊重自然万物运化的大方向的基础上，来选择行为的方式、时间、地点等，既使人的行动结果即符合人的利益，又不违反自然万物的大化流行。举例说，自然万物的大化流行好比奔腾不息的东流之水，人不能使之停止或逆流，但可以在整体上不改变东流之势的前提下，使之改变流向。这样既达到了服务于人的目的，又与大化流行的总体方向不悖。

依刘长林先生，顺行可分为内外两个方面。从外的方面说，就是"与天地合其德，与日月合其明，与四时合其序"。在"合"中利用天

## 第四章 元气论与自然国学的基本特征

地之德、日月之明、四时之序，达到人的目的。这本身就需要智慧、修养和积极奋发的行动，包括利用天时，捕捉和创造有利时机。乾卦九三《文言》说："知至至之，可与几也。知终终之，可与存义也。"知道机会到来了，就积极参与其中，行动起来，就可以抓住时机。知道应该结束的时候就果断地结束，就可以保存道义的原则。从人的方面说，就是充分发掘和尽力延长生命整体的潜能。

刘长林先生认为，"顺概念的应用也有一定的范围和条件，超出了就会产生消极的后果。'顺'的使用范围就在于广义生命整体，即自然整体。为维护事物之自然整体的规定，对于事物之自然整体性规律和整体过程只能顺不能逆，只能随不能抗。而离开了自然整体范畴，人的实践活动不需要维护事物之自然整体的规定，只要遵循某种自然规律，即可取得成功，无所谓顺或不顺。这样的实践活动允许使对象发生根本性的变化，甚至破坏，如各种物理化学实验和在其基础上实现的生产活动。"①

刘长林的这种讲法指明了自然国学顺行思维运用的范围，为人类的实践的全面性提供了理论说明。不但在维护自然整体性之外的近现代科学的实践需要破坏事物的性质和完整性，就是古人的实践也不完全都是维护自然整体性的，也有以破坏事物完整性为前提的服务于人的实践。不承认这一点，就会限制人的实践，夸大自然国学理想性的方面，使之因缺乏现实性而陷入乌托邦。但自然国学所主张的顺应自然之道的实践方式，在总体上是正确的，是应该为人类接受和坚持的，只有维护好自然整体的和谐，人类才有美好的希望和未来。

建立在元气论自然观基础上的自然国学视天地为创生主体，人为赞化主体，万物为自化主体，也就是说在宇宙中存在三种主体。因而与近现代科学仅以人类主体为目的的实践不同，自然国学的实践不仅要满

---

① 刘长林.《中国象科学观——易、道与兵、医》.584页.社会科学文献出版社，2008.

足人类自身的利益，同时还要满足天地万物的利益，至少不能以损害天地万物的利益为代价。损害了天地万物的利益，在短时间内可能会满足人类的利益，但从长远看，终究还是会损害人类的利益。因为人与天地万物是同源共生的，人作为宇宙中的一部分是不能脱离宇宙整体而存在的，而只能依赖于宇宙整体而生存。整体的破坏终将导致局部的破坏。因此，从维护宇宙自然整体性利益的角度看，自然国学及其倡导的赞化精神不仅是为了人类，而且是为了自然整体，为了宇宙中的所有"主体"，自然国学才是真正的主体性科学。

这里仅以中医学说明自然国学的主体性。任何医学都是以祛除疾病，维护人体健康为目的的。中医、西医都不例外。但是由于世界观、自然观、价值观的差异，中西医学对待疾病、病人的态度却截然不同，决定了中西医学不同的治疗学思想和治疗方法。一般而言，现代医学是把疾病看成是人的自然机体由于内外因素的作用而出现了问题，医学的作用就是运用各种可能的技术把造成疾病的内外致病因素祛除，达到治疗疾病的目的。在这样的医学思想指导下，医生和医学技术是医学主体，而病人、疾病及致病因素是医学客体。在医学主客体之间主体是医学活动的决定者，而客体特别是作为病人的客体则是医学活动的接受者，是纯粹的客体。至多是向医生报告病情的自然现象的揭示者。在医学实践活动中的病人与其他实践活动中的物质客体并没有本质的差别。这并不是说在现代医学实践中，医生不尊重病人作为人的主体地位。医生与病人都是同样的人，具有平等的道德和法律地位。只是说在疾病治疗这件事上，病人除了报告自己的病情之外，只需要被动地接受医生的医学处置就可以了。医生不认为病人可以参与疾病的治疗，因为疾病是自然事件，病人不是专家，不具备这方面的知识。医生运用他的医学知识和各种可能的技术手段，把疾病治好，把健康的身体交付病人，就可以了。

中医学认为医学实践中的病人并不是消极被动的客体性存在，而是积极主动的主体性存在。其主体性表现在两个方面：第一，人的有机

## 第四章 元气论与自然国学的基本特征

生命体和万物一样是自化主体,具有自身的生化规律和抗病能力。中医将人体机体的抗病能力称为"正气",正气的存在及其强弱是疾病预后的关键。正气强疾病容易痊愈,正气弱则病程缠绵,正气亡则不治。第二,人是形与神的统一体,精神驾驭形体,形体承载精神。病人的精神状态对疾病的转归具有重要的影响。因此,在治疗疾病时,必须充分发挥病人的正气和精神的作用,才可能达到治疗目的。病人不是消极的客体,而是积极参与治疗的主体。自然国学认为人是赞化的主体,在中医学里医生同样也是赞化的主体,医生不能掌控病人的命运,医生及医学要发挥作用,必须在充分利用和发挥病人的正气和精神的前提下才行。《素问·汤液醪醴》说得好:"病为本,工为标,标本不得,邪气不服。"病人是根本的,医工是其次的,医工得不到病人的配合,疾病是不能治愈的。《素问·五脏别论》也说:"病不许治者,病必不治,治之无功矣。"病人不同意治疗的,疾病一定治不好。即便勉强治疗也不会有结果。扁鹊说过病有六不治,其中:"信巫不信医,六不治也。"

《素问·五常政大论》说:"无失正,绝人长命。"这是告诫医家,在治疗疾病时不能伤及正气,恐怕会葬送病人生命。又告诫医家要知道医学使用的界限,适可而止,不要妄图去取代自然的运化功能。

帝曰:其久病者,有气从不康,病去而瘠,奈何?

岐伯曰:昭乎哉圣人之问也!化不可代,时不可违。夫经络以通,血气以从,复其不足,与众齐同,养之和之,静以待时,谨守其气,无使倾移,其形乃彰,生气以长,命曰圣王。故《大要》曰:"无代化,无违时,必养必和,待其来复。"此之谓也。

黄帝问道:有久病的病人气血运行已经顺畅了,但没有恢复健康,大病已去而身体羸瘦,怎么治疗呢?岐伯说:问的问题太重要了!人体自然的生化不能以人力代替,四时的规律不能违背。经过治疗病人的经络已经畅通了,气血运行也顺畅了。恢复病人体力不足的方法与大家是

元气论：自然国学的哲学与方法论基石

一样的：要调养、调和，静静地等待时间之神的作用，谨慎守护好正气，不要使之发生震荡倾移，病人的身体就会日渐康复，生命之气就会长久，这就是圣王之治啊！所以，古代的医学经典《大要》说："不能代替自然的运化，不能违背四时的规律，一定要调养、调和，等待正气的自然恢复。"说的就是这个道理啊。

《灵枢·终始》篇论述了在针刺治疗中发挥病人精神作用的重要性：

深居静处，占神往来，闭户塞牖，魂魄不散，专意一神，精气之分，毋闻人声，以收其精，必一其神，令志在针，浅而留之，微而浮之，以移其神，气至乃休。

深居静室之中，仔细观察病人精神的变化，关闭门窗，使魂魄不外散，专心于病人的精气神变化，不要为外人所干扰，收拢集中病人和医生自己的精神，专心在针刺上，使用浅而留针的方法，或者微而浮针的方法，来改变病人的精神，直至精气到来产生了治疗效果而止。可见，在针刺治疗时，病人和医生的精神是疗效的关键。《素问·玉版论要》总结认为："道之至数，五色脉变，揆度奇恒，道在于一。神转不回，回则不转，乃失其机，至数之要，迫近以微，著之玉版，命曰合玉机。"意思是医道的关键在于"一"也就是"神"。人的精神自如运转而不阻滞是生命活动进行的前提，一切治疗的手段和方法都以恢复精气神的正常运转为最后目的。

我们在与现代科学的比较中，提出自然国学的基本特征为整体性、功能性、时间性和主体性。这些基本特征之间并非各自孤立而是相互关联的，都是从元气论自然观中衍生出来的。元气是大无外、细无内的具有自主生化力的广义生命存在，决定了元气生成的天地万物必然是一个统一的整体，是在时间中展开的流行过程，就决定了自然国学的整体性、功能性、时间性和主体性这四个基本特征。

# 参考文献

[1] 杨万里. 诚斋易传[M]. 上海：商务印书馆，1936.

[2] 重庆市中医学会，编注. 新辑宋本伤寒论[M]. 重庆：重庆人民出版社，1955.

[3] 黄帝内经·素问[M]. 北京：人民卫生出版社，1956.

[4] 陈旉. 农书[M]. 北京：农业出版社，1956.

[5] 张介宾. 景岳全书[M]. 上海：上海科学技术出版社，1959.

[6] 王明编. 太平经合校[M]. 北京：中华书局，1960.

[7] 王夫之. 尚书引义[M]. 北京：中华书局，1962.

[8] 中国科学院哲学研究所中国哲学史组，编. 中国哲学史资料选辑（两汉之部）[M]. 北京：中华书局，1962.

[9] 许慎. 说文解字[M]. 北京：中华书局，1963.

[10] 灵枢经[M]. 北京：人民卫生出版社，1963.

[11] 银雀山汉墓竹简：孙膑兵法[M]. 北京：文物出版社，1975.

[12] 王夫之. 读四书大全说[M]. 北京：中华书局，1975.

[13] 王夫之. 张子正蒙注[M]. 北京：中华书局，1975.

[14] 马克思，恩格斯. 马克思恩格斯选集：第三卷[M]. 北京：人民出版社，1976.

[15] 张载. 张载集[M]. 北京：中华书局，1978.

[16] 方以智. 物理小识[M]. 台北：台湾商务印书馆，1978.

[17] 段玉裁. 说文解字注[M]. 上海：上海古籍出版社，1981.

[18] 程颢，程颐. 王孝鱼，点校. 二程集[M]. 北京：中华书局，1981.

[19]周凤梧,张奇文,丛林.名老中医之路:第三辑[M].济南:山东科学技术出版社,1982.

[20]张岱年.中国哲学大纲[M].北京:中国社会科学出版社,1982.

[21]朱熹.四书章句集注[M].北京:中华书局,1983.

[22]郭霭春,郭洪图,编.八十一难经集解[M].天津:天津科学技术出版社,1984.

[23]陈鼓应.老子注释及评介[M].北京:中华书局,1984.

[24]孔颖达.周易正义见十三经注疏(上册)[M].北京:中华书局,1984.

[25]孔颖达.尚书正义见十三经注疏(上册)[M].北京:中华书局,1984.

[26]吴廷翰.容肇祖,点校.吴廷翰集[M].北京:中华书局,1984.

[27]焦循.孟子正义:诸子集成本1[M].上海:上海书店,1986.

[28]王弼,注.老子道德经:诸子集成本3[M].上海:上海书店,1986.

[29]王先谦,注.庄子集解:诸子集成本3[M].上海:上海书店,1986.

[30]戴望.管子校正:诸子集成本5[M].上海:上海书店,1986.

[31]韩非.王先慎,集解.韩非子集解:诸子集成本5[M].上海:上海书店,1986.

[32]王先谦,注.荀子集解:诸子集成本2[M].上海:上海书店,1986.

[33]高诱,注.吕氏春秋:诸子集成本6[M].上海:上海书店,1986.

[34]孙武.曹操,等,注.孙子十家注:诸子集成本6[M].上海:上海书店,1986.

[35]王符.汪继培,笺.潜夫论:诸子集成本8[M].上海:上海书店,1986.

[36]刘安.高诱,注.淮南子注:诸子集成本7[M].上海:上海书店,1986.

[37]王充.论衡:诸子集成本7[M].上海:上海书店,1986.

[38]王星贤,点校.宋黎靖德编.朱子语类[M].北京:中华书局,1986.

[39]程宜山.中国古代元气学说[M].武汉：湖北人民出版社，1986.

[40]萧天石:道家养生学概要[M].郑州：中州古籍出版社，1988.

[41]宋应星.王咨臣，熊飞，注.宋应星学术著作四种[M].南昌：江西人民出版社，1988.

[42]黄寿祺，张善文.周易译注[M].上海：上海古籍出版社，1989.

[43]王廷相.王孝鱼，点校.王廷相集[M].北京：中华书局，1989.

[44]李存山.中国气论探源与发微[M].北京：中国社会科学出版社，1990.

[45]李志林.气论与传统思维方式[M].上海：学林出版社，1990.

[46]王沐.内丹养生功法指要[M].北京：东方出版社，1990.

[47]黄永堂.国语全译[M].贵阳：贵州人民出版社，1990.

[48]赵凌云.简明金匮要略校释及临床应用[M].北京：中国科学技术出版社，1990.

[49]周桂钿.中国传统哲学[M].北京：北京师范大学出版社，1990.

[50]小野泽精一，福永光司，山井涌.气的思想[M].李庆，译.上海：上海人民出版社，1990.

[51]周敦颐.周敦颐集[M].北京：中华书局，1990.

[52]罗钦顺.困知记[M].北京：中华书局，1990.

[53]柳宗元.柳河东全集[M].北京：中国书店，1991.

[54]苗力田，编.亚里士多德全集：第二卷[M].北京：中国人民大学出版社，1991.

[55]董仲舒.春秋繁露[M].北京：中华书局，1992.

[56]薛安勤，靳明春，译注.孔子家语今注今译[M].大连：大连海运学院出版社，1993.

[57]陈澔，注.礼记集说[M].北京：中国书店，1994.

[58]陆流.气道[M].上海：上海三联书店，1994.

[59]春秋三传.北京[M]：中国书店，1994.

[60]刘河间，张子和，李东垣.金元四大医学家名著集成[M].北京：中

国中医药出版社，1995．

[61] 冯友兰．中国哲学史新编[M]．北京：人民出版社，1995．

[62] 魏宏森，曾国屏．系统论——系统科学哲学[M]．北京：清华大学出版社，1995．

[63] 魏伯阳．长生阴真人，注．周易参同契//汤一介，主编．道学精华：上[M]．北京：北京出版社，1996．

[64] 嵇康．嵇中散集//汤一介，主编．道学精华：上[M]．北京：北京出版社，1996．

[65] 郭教礼，主编．张介宾，原撰．类经评注[M]．西安：陕西科学技术出版社，1996．

[66] 王玉生，主编．张介宾，原撰．类经图翼·类经附翼评注[M]．西安：陕西科学技术出版社，1996．

[67] 赵敦华．西方哲学通史：第一卷[M]．北京：北京大学出版社，1996．

[68] 张载．王夫之，注．汤勤福，导读．张子正蒙[M]．上海：上海古籍出版社，2000．

[69] 沈括．梦溪笔谈[M]．上海：上海书店出版社，2003．

[70] 黄怀信．鹖冠子汇校集注[M]．北京：中华书局，2004．

[71] 刘长林．中国象科学观——易、道与兵、医（修订版）[M]．北京：社会科学文献出版社，2008．

[72] 刘长林．中国系统思维——文化基因探视（修订本）[M]．北京：社会科学文献出版社，2008．

[73] 吕坤．吕坤集[M]．北京：中华书局，2008．

[74] 王夫之．思问录·俟解·黄书·噩梦[M]．北京：中华书局，2009．

[75] 贾思勰．缪启愉，缪桂龙，译注．齐民要术译注[M]．上海：上海古籍出版社，2009．

[76] 僧祐编撰．弘明集[M]．北京：中华书局，2011．

[77] 张超中．《黄帝内经》的原创之思[M]．北京：中国医药出版社，2013．

# 索 引

(按汉语拼音顺序排列)

## A

阿那克萨戈拉 89
阿那克西曼德 98
阿那克西美尼 98
埃利亚学派 98～100 159

## B

巴门尼德 99 159
白虎汤 224
蚌蛤 176
扁鹊 211 267
柏拉图 115 116 159 163
伯阳父 12 13 17

## C

曹操 243
陈旉 207 208 243 259 260

陈梦家 6
《诚斋易传》 86
程颢 57 58
程宜山 3
褚澄 223
《春秋繁露》 33 43
慈石 176 194

## D

大承气汤 224
《大学》 193
《道德经》 18 19 21 22
德谟克利特 99
《地镜图》 194
董仲舒 31 33～38 43 107 141 180
都江堰 225 231
段玉裁 8 122 225 253

273

## E

恩格斯 134　135　179　186　198

## F

方以智　112

飞腾八法　259

《封建论》　45

冯友兰　23　24　31

茯苓　176

## G

高诱　102　111

公孙丑　28

管仲　17

《管子》　25　74　75　78　107　108　111　121　147　205　227

鲧　231

《郭店楚简》　193

郭沫若　25　109　147

郭齐勇　60

《国语》　10　15

虢文公　10　11　13

## H

韩非子　158

韩愈　44　45

河上公　118

鹖冠子　27

《鹖冠子》　27　43

赫拉克利特　71　98

《弘明集》　44

淮南王刘安　31　33

《淮南子》23　31　39　41

皇甫谧　195

《黄帝内经》　4　36　94　143

惠施　27　108～110　149

慧远和尚　44

浑天仪模型　42

## J

嵇康　43　44

《吉斋漫录》　86

稷下学　25　28　29

《甲乙经》　195

贾思勰　214　243　259

剑柲铭文　10

金元四大家　97

晋大夫庆郑 14

晋惠公 14

菊花 145

## K

孔颖达 142 174 175

孔子 17 19 28 33 78 85
  148 188 195 218 226
  227

孔子家语 129

## L

老聃 18 19

老莱子 18

老子 18~26 31 32 41 52
  54 71~75 82 86 87
  102 104~109 116 121
  130 131 135 141 147
  161 164 166 187 191
  200 204 209 220 226
  237 262

《老子》 118 166 253

李存山 6 15 98 108 109

李东垣 97

李时珍 145

灵龟八法 219 259

《灵素商兑》 196

《灵宪》 40 41 43 46 52

令尹 16

刘长林 80 107 108 133 138
  149 151 172 180 187
  191 213 214 235 236
  237 251 254 255 264
  265

刘禹锡 44 47~51 53 62 84

留基伯 99

柳下惠 15

柳宗元 44~48

六书 6 7

鲁闵公 15

鲁僖公 15

吕坤 104

《吕氏春秋》 176 178 207
  227 230 243

《论语》 28

《论衡》 38 129

罗钦顺 107

罗振玉 225

## M

马王堆 19

马一龙 208

孟子 28　29　30　76　77　126
　　　147　195　227　259

《梦溪笔谈》 55　56　111

## N

《内丹养生功法指要》 202

《内经》 36　37　95　97　102
　　　122　123　129　134　141
　　　144　155　180　187　189
　　　191　192　197　203　206
　　　211　219　223　229　230
　　　240　241　253　257~259

《难经》 43　211

## P

彭祖 29　30

蒲辅周 224

普里高津 134

## Q

《齐民要术》 214

岐山 12

《千字文》 47

前川捷三 6

秦越人 211

屈原 45　46

## S

桑菊饮 224

《伤寒论》 224　250

邵雍 58

申叔豫 16

申喜 177

沈括 55~57　111

舜 76　227　231

《说文》 9　11　24　92　102
　　　109　113　122　190　225
　　　246　252　253

《说文解字》 8　9　54

《说文解字注》 8

宋襄公 14

宋应星 104　203

孙膑 214　215

孙武 214

孙子 214　222　227　228　247

《孙子兵法》 222　247

## T

《太极辩》 60　62　85

《太极图》 141～143

《太极图说》 141～143

《太平经》 44　201

太史儋 18

泰勒斯 71　98

《天对》 44　45

《天论》三篇 47

《天说》 44　45　47

《天问》 45

菟丝子 176

## W

王弼 106　118

王冰 208

王充 36～40　102　107　118　129

王夫之 63～66　71　107　112

王沐 202

王树人 161　166

王廷相 60～65　71　85　86　104　112　119

王祯 220　243

王仲宣 195

蘧子冯 16

魏伯阳 209

吴少怀 224

吴廷翰 86

## X

夏父弗忌 15　16

萧天石 205

《行气玉佩铭》 147

徐大椿 223

许慎 8　252　253

《玄数》 143

荀子 28　29　30　125　126　134　135　147　158　187　194　195　227

## Y

亚里士多德 89　99　115　165

扬雄 143

杨万里 86　107

叶天士 224

伊奥尼亚 98　99

《易传》 19　48　78　81　83
　　　 85　135　136　141　158
　　　 173　200　204　208　209
　　　 216　217　218　255　262

《易经》 83　126　166　170
　　　 173　205　216　217　245
　　　 246

《易纬》 41　42　83　85

《殷周文字释丛》 121

幽王 12

于省吾 6　7

余云岫 196

禹 225　227　231

## Z

展禽 15　16

张超中 97

张岱年 109　149

张衡 40～42　46　52

张介宾 97　203～208　230

张锡纯 203

张载 50～55　57　58　60
　　 62～65　71　84　85　87
　　 88　94　102　103　105
　　 107　111　115　119　126
　　 127　132　157　163

张湛 107

张仲景 144　145　195　203　223

《中国古代元气学说》 3

《中庸》 51　127　262

钟子期 176

周敦颐 58　141～143　145

周桂钿 3　4

周内史叔兴 14

周宣王 11

《周易》 51　53　54　55　78～82
　　　 116　122　126　133　135
　　　 136　142　152　166　175
　　　 180　253　255　262

《周易参同契》 209　210

朱芳圃 121

朱熹 50　57～60

《朱子语类》 58

竹林七贤 43

庄子 19　26　27　29　73～75
　　 107　108　111　119　147

   154　155　170

《庄子》　25　74　84　87　91
  101　105　108　119　200

子庚　16

子贡　28　195

子午流注　219　259

子舆　27

《自然辩证法》　179

《左传》　10

# 自然国学丛书第一辑

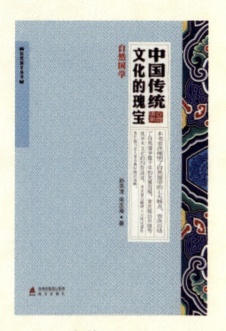

定价：30元

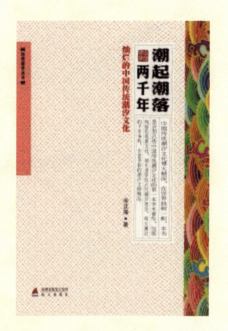

定价：25元

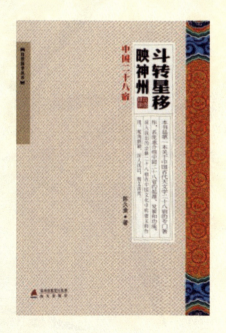

定价：20元

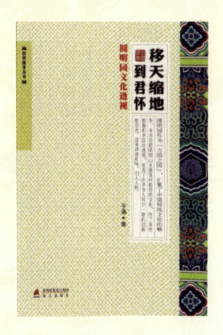

定价：30元

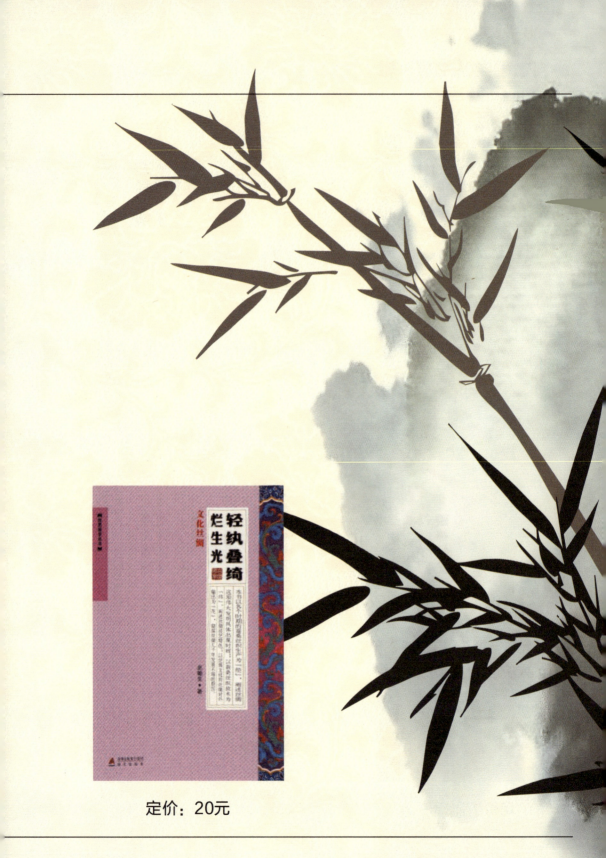

定价：20元

■ 自然国学丛书第一辑

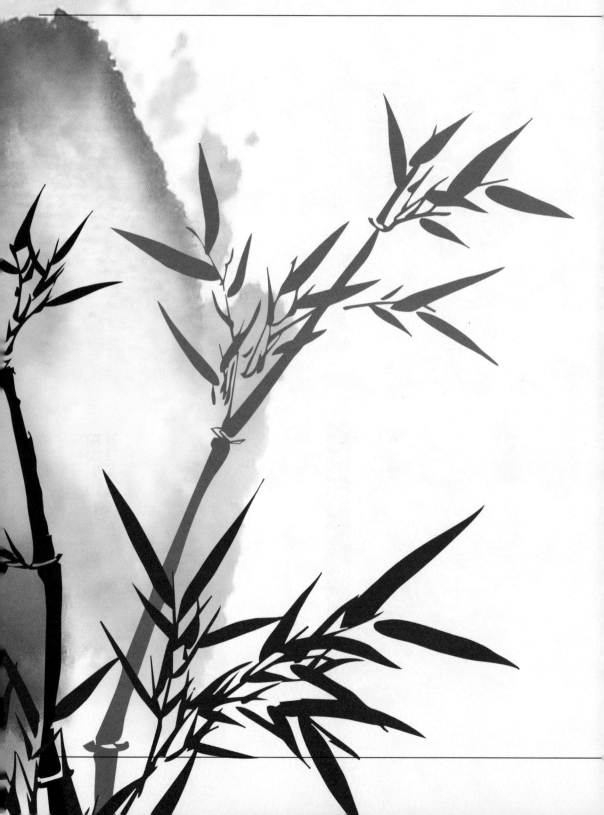

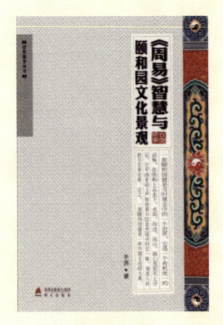

定价：25元

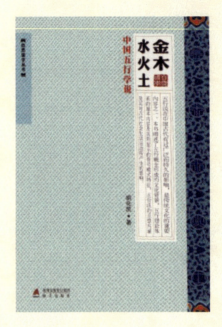

定价：25元

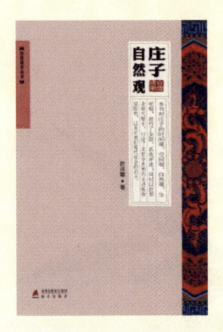

定价：25元

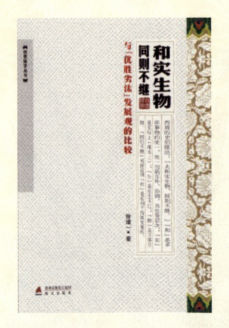

定价：25元

# 自然国学丛书第二辑

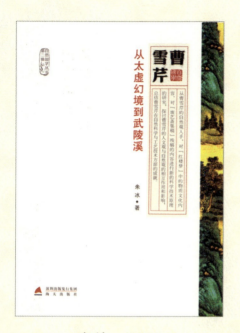

定价：36元

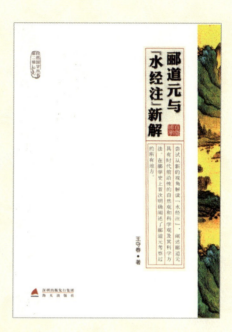

定价：32元

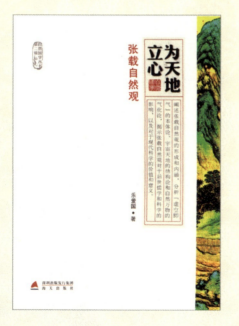

定价：26元

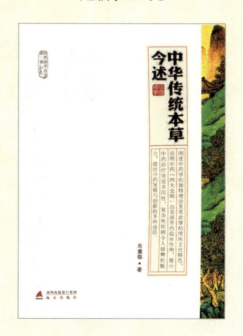

定价：28元

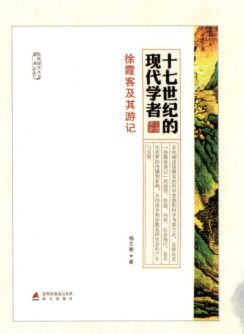

定价：26元

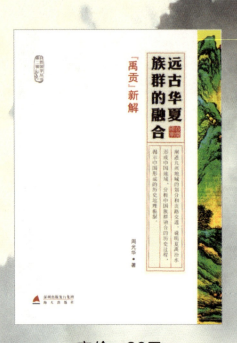

定价：28元

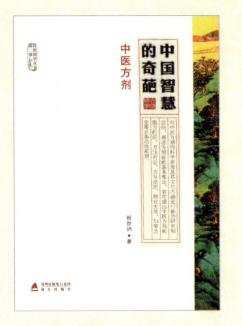

定价：26元

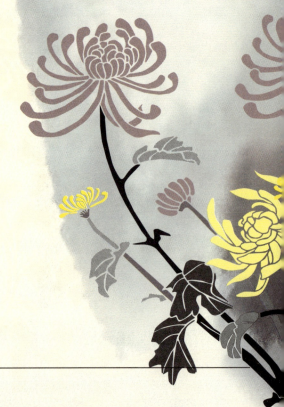

# 自然国学丛书第三辑

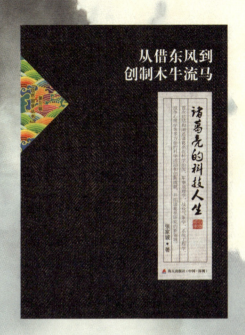

定价：26元

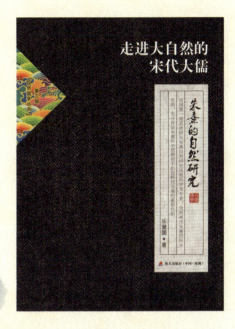

定价：32元

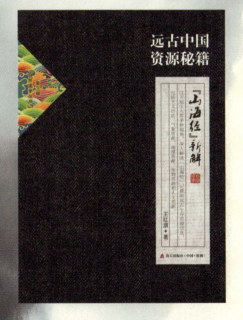

定价：30元

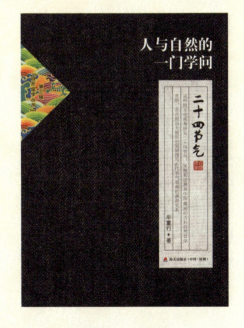

定价：28元

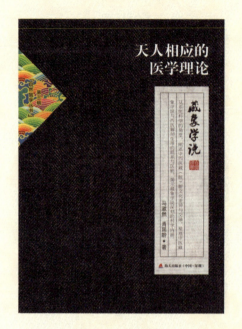

定价：28元

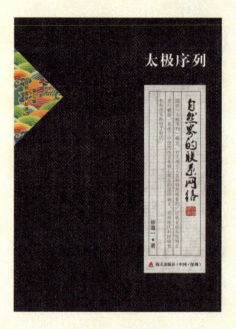

定价：26元

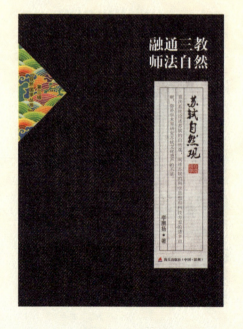

定价：30元

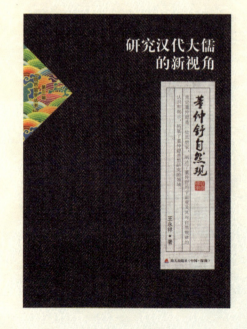

定价：26元

# ■ 自然国学丛书第四辑

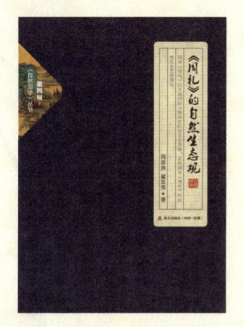

定价：30元

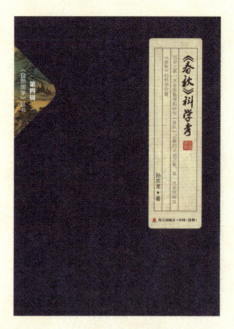

定价：32元

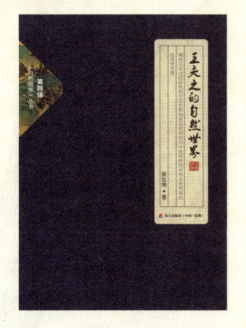

定价：30元

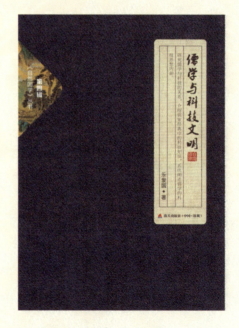

定价：32元

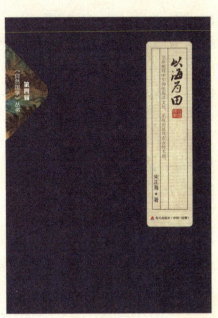

定价：38元

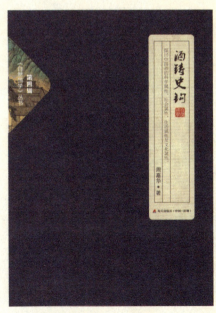

定价：39元

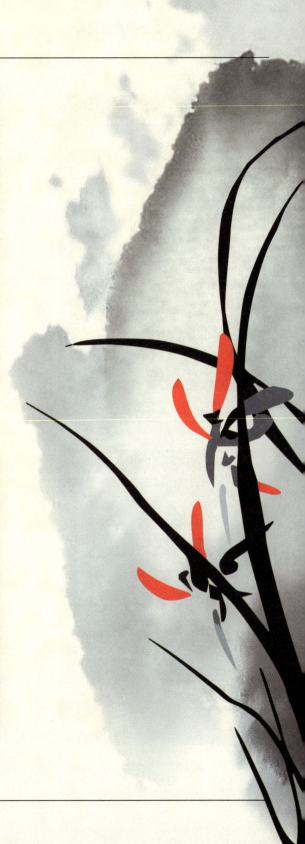

# 自然国学丛书第五辑

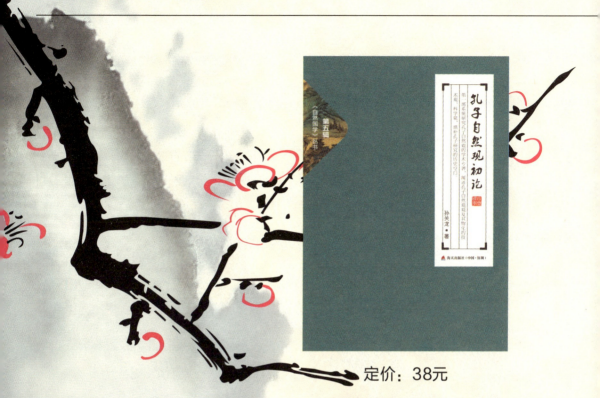

定价：38元

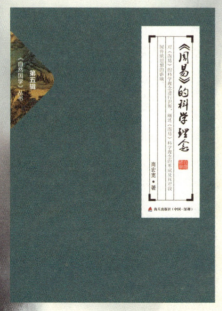

定价：38元

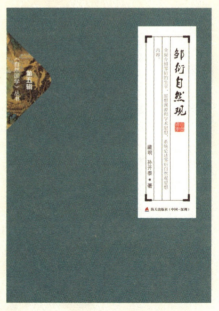

定价：30元

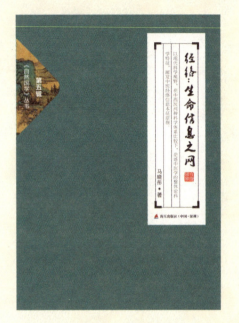
定价：30元

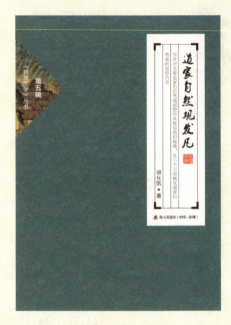
定价：38元

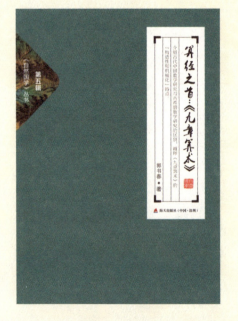
定价：30元

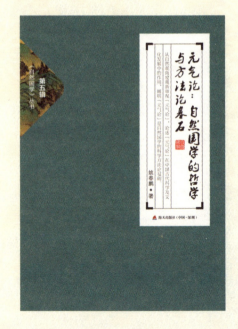
定价：44元